Deepak Chopra
Kimberly Snyder

# Entdecke deine Schönheit

## Der revolutionäre Weg, gesünder und energievoller zu leben

Aus dem Amerikanischen von Horst Kappen

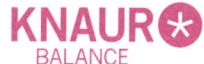

KNAUR
BALANCE

Die amerikanische Originalausgabe erschien 2016 unter dem Titel »*Radical Beauty. How to transform yourself from the inside out*« bei Harmony Books.

Besuchen Sie uns im Internet:
www.knaur-balance.de

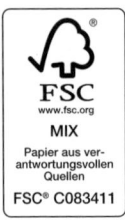

Deutsche Erstausgabe
© 2016 Deepak Chopra und Kimberly Snyder
This translation published by arrangement with Harmony Books, an imprint of the Crown Publishing Group, a devision of Penguin Random House LLC.
Für die deutschsprachige Ausgabe: © 2017 Knaur Verlag
Ein Imprint der Verlagsgruppe Droemer Knaur GmbH & Co. KG, München.
Alle Rechte vorbehalten. Das Werk darf – auch teilweise – nur mit Genehmigung des Verlags wiedergegeben werden.
Redaktion: Michaela Zelfel
Covergestaltung: atelier-sanna.com, München
Coverabbildung: © StockFood / Panella, Alexandra
Abbildungen: Fotos im Innenteil und auf den inneren Umschlagklappen von Kimberly Snyder und John Pisani – sofern nicht anders angegeben.
Ornament im Innenteil von Shutterstock.com
Satz: Adobe InDesign im Verlag
Druck und Bindung: CPI books GmbH, Leck
ISBN 978-3-426-67550-2

5 4 3 2 1

*Dieses Buch ist Ihnen gewidmet, die Sie jetzt diese Zeilen lesen,*
*und der einzigartigen Schönheit, die in Ihnen ist.*
*Mögen Sie sie gänzlich annehmen und bejahen.*

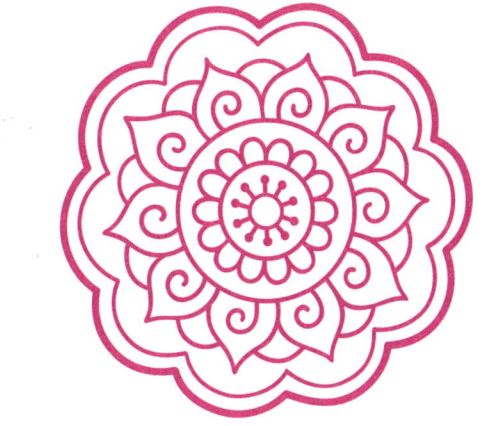

# Inhalt

# Einführung:
# Ursprüngliche Schönheit –
# ein revolutionärer Blickwechsel

*Du bist eine Wildblume von unübertrefflicher Schönheit.*
*Eine jede Seele trägt in sich das einmalige Siegel göttlichen Segens.*
*Auf der ganzen Welt gibt es keinen Menschen, der dir vollkommen gliche.*
*Darauf kannst du mit Recht stolz sein!*

Paramahansa Yogananda

Beginnen wir mit einer Szene, die sich jeden Tag wohl Tausende Male irgendwo im Land abspielt. Vielleicht erkennen Sie sich darin ja wieder? Zwei Frauen kommen durch die Kosmetikabteilung eines großen Kaufhauses und machen an einem der Stände halt. Vielleicht hat die Verkäuferin sie mit dem neuesten Make-up oder einer wundertätigen Hautcreme geködert. Vielleicht hat auch ein Blick in den Spiegel auf der Verkaufstheke dieses Verweilen bewirkt.

Eine der Frauen ist dreiundzwanzig, in der Blüte ihrer Jugendjahre. Dennoch runzelt sie bei ihrem eigenen Anblick die Stirn. Sie ist mit ihrem Haar unzufrieden, vielleicht ist es die Schuld des neuen Friseurs, den sie ausprobiert hat. Ihre Haut wirkt matt, und seit sie angefangen hat, Boulevardzeitschriften zu lesen, stört sie sich an ihren dünnen Wimpern und ihrem Hals, den sie weder schmal noch lang genug findet, um dem Idealbild zu entsprechen. Mit einem Seufzer setzt sie sich und erkundigt sich nach dem neuen Produkt. Jedenfalls ist das Thema Schönheit für sie keineswegs passé, und nur zu bereitwillig lässt sie sich dazu einladen, auch andere neue Produkte auszuprobieren, die gerade im Trend liegen.

Die andere Frau ist Mitte vierzig und hat auf einem der Hocker in der Nähe Platz genommen. Aus den Augenwinkeln beobachtet sie voller Neid die junge Frau mit ihrem glatten Gesicht, in dem die Jahre noch keine Spuren hinterlassen haben. Als sie sich selbst im Spiegel sieht, entgeht ihrem Blick kein Makel, keines der neuen Fältchen, die sich da abzuzeichnen beginnen, sei es real oder nur eingebildet. In ihren Augen hat sie schon Mühe genug damit, vorzeigbar zu bleiben, von Schönheit ganz zu schweigen. Und um ihr unsicheres Gefühl zu besänftigen, braucht sie jede Menge Kosmetik.

Es ist diese Art von Szene, die wir aus Ihrem Leben verbannen wollen und aus dem Leben einer jeden Frau – gleich welchen Alters –, die Zeit, Energie und Leidenschaft in die Suche nach Schönheit investiert. Nie wieder sollen Sie wegen Ihres Aussehens verunsichert sein. Für die meisten Frauen ist Schönheit gleichbedeutend mit dem Gefühl, liebenswert und begehrt zu sein. Auch das soll Sie nie wieder bekümmern. Schönheit, Liebe, Attraktivität sind Ihre natürliche Mitgift – und das wollen wir Ihnen beweisen. Was Sie erwartet, ist eine Reise in das noch überschattete Land Ihrer Schönheit, in deren Verlauf Ihr inneres Licht wieder erstrahlen soll – ein Licht, das aus jedem Kind leuchtet und das im Lauf der Jahre irgendwann zu schwinden beginnt. Aber nicht Ihre Schönheit ist verblasst, denn sie wird für immer Ihr Geburtsrecht sein. Was geschwunden ist, sind Ihr Optimismus, Ihr Selbstvertrauen und Ihre Zuversicht. Dieses Buch soll Ihnen zeigen, wie Sie all das wiedererlangen können. Das Licht der Schönheit wird dann erneut in Ihnen zu leuchten beginnen, ganz von selbst und auf ganz natürliche Weise, ohne je wieder zu verlöschen.

## Was ist Schönheit?

*Schönheit* ist ein Wort, das uns im täglichen Leben unausweichlich begegnet. Wenn Sie sich in Ihrer Apotheke umsehen, entdecken Sie dort ganze Regalwände voller Produkte, die versprechen, Ihrer Schönheit dienlich zu sein. Zahllose Zeitschriften und Internetseiten widmen sich dem Thema, erklären uns, wie wir am besten abnehmen, den für uns perfekten Lippenstift finden, ein verführerisches Star-Make-up auflegen oder dem neuesten Frisurentrend nacheifern. Die Vorstellung von Schönheit ist etwas, das in unserer Kultur eine enorm wichtige Rolle spielt. Wir sind geradezu besessen davon. Aber was genau ist Schönheit, und was bedeutet das Wort gerade für Sie?

Die Medien bombardieren uns mit Bildern und Botschaften von Schönheit mit dem Ziel, bestimmte Produkte zu verkaufen. Wenn Sie diesen Botschaften Glauben schenken, könnten Sie geneigt sein zu denken, dass sich Schönheit über Äußerlichkeiten definiert – »perfekt« geformte Gesichtszüge, eine angesagte Frisur und eine Figur, die dem gerade geltenden Schönheitsideal entspricht (zum Beispiel rappeldürr zu sein und dabei einen wohlgerundeten Po sein Eigen zu nennen). Wenn wir nicht von Natur aus diese »Schönheits«-Attribute besitzen, wird uns weisgemacht, dass kein Weg daran vorbeiführt, uns die Schubladen mit Make-up und Hautpflegeartikeln vollzustopfen, während wir uns das Haar mit Strähnchen, Blowouts und Chemikalien zurechtstylen. Nicht minder obligatorisch ist für viele der Besuch des Fitnessstudios, in dem wir einen erklecklichen Teil unserer freien Zeit zubringen, um mit Hilfe der neuesten Workouts den perfekten Body zu formen. In Bezug auf kosmetische Produkte und Prozeduren hat man uns gelehrt, dem Motto »Viel hilft viel« zu vertrauen. Schönheit ist für uns zu einer kostspieligen und schweißtreibenden Angelegenheit geworden.

Leider bleibt diese Definition von Schönheit beim äußeren Anschein stehen. Wo aber Schönheit zur bloßen Imagefrage wird, gleicht sie leeren Kalorien: Auf den ersten Blick verlockend, hinterlassen sie am Ende ein schales Gefühl. Neu ist das alles nicht. Während aber auch unser Schönheitsbegriff dem Wechsel der Mode unterliegt und ein Schönheitsideal das andere ablöst, bleibt doch eines unverändert bestehen: die Faszination, die für uns vom Thema Schönheit ausgeht. Seit vielen Jahrhunderten, seit den frühesten Anfängen der Zivilisation, bewundern und begehren die Menschen Schönheit. Im alten Ägypten und Babylonien verwendete man einfache Kajalstifte, um die Augenpartie dramatisch zu betonen, im antiken Griechenland legten die Frauen Rouge auf, das sie aus zerdrückten Maulbeeren gewannen. Und in Asien fand man auf jahrhundertealten Bögen aus Reispapier Abbildungen von Frauen mit porzellangleichem Teint und seidig glänzendem Haar.

Zwar variiert von Kultur zu Kultur, welche körperlichen Attribute in welcher Ausprägung als schön gelten, doch zeichnen sich dabei auch ein paar allgemeingültige Vorstellungen ab. Eine davon besagt, dass Schönheit ein rares und vergängliches Gut sei, das auf die Jugendzeit beschränkt und einem kleinen, genetisch privilegierten Teil der Bevölkerung vorbehalten ist. Einer anderen, in vielen Kulturen verbreiteten Ansicht zufolge ist Schönheit ein relativer Begriff, der erst durch den Vergleich zustande kommt. Haare oder Augen einer Frau gelten demnach erst dann als schön, wenn sie die Haare oder Augen einer anderen Frau an Schönheit übertreffen. Eine Vorstellung, die eine ebenso bedauerliche wie unnötige Rivalität in Gang hält, die unter Frauen leider noch immer viel zu häufig anzutreffen ist.

## Ein neuer Ansatz: ursprüngliche Schönheit

Im 21. Jahrhundert angekommen, scheint es nötig, dass wir uns einen neuen Begriff davon bilden, was wir unter wahrer Schönheit verstehen wollen. Für die Autoren dieses Buches lautet dieser Begriff *ursprüngliche Schönheit*. Was ist damit gemeint? Ursprüngliche Schönheit hat nichts mit modischem Make-up, wechselnden Trends und unklaren Konkurrenzverhältnissen unter Frauen zu tun. Ursprüngliche Schönheit reicht über die physische Ebene hinaus und umfasst alle Aspekte Ihres inneren und äußeren Seins. Sie ist von universeller Gültigkeit und zugleich etwas durch und durch Individuelles. Sie speist und unterstreicht Ihre Anziehungskraft, Ihre Vitalität, die Gesundheit Ihres ganzen Körpers, von seinen inneren Organen bis hin zu seinem äußeren Erscheinungsbild. Sie erlangen diese ursprüngliche Schönheit, wenn Sie das größte Potenzial Ihrer natürlichen, wahren Schönheit verwirklichen, in dem zugleich Ihre größte Authentizität zum Ausdruck kommt. Das bedeutet aber nichts anderes, als dass ursprüngliche Schönheit unser aller Geburtsrecht ist.

Natürlich gibt es Make-ups, Haar- und Hautpflegemittel, die hervorragend geeignet sind, Ihre Augenpartie zu betonen oder Hautunreinheiten auszugleichen. Aber das bleiben äußere Maßnahmen ohne nachhaltigen Effekt, und es gibt weitaus mehr, was Sie tun können, um Ihre naturgegebene innere Schönheit zur Geltung zu bringen. Um nichts anderes geht es bei unserer Idee von ursprünglicher Schönheit. Anstatt an der Oberfläche zu kratzen, geht sie in die Tiefe.

Schönheit und Ebenmaß sind universale Kräfte, die überall in der Natur in Erscheinung treten, ob im anmutigen Wuchs einer Weide oder in der mächtigen Gestalt einer Eiche. Beide sind schön auf ihre eigene Weise. Die Natur ist verschwenderisch in der Vielfalt ihrer Formen, und das gilt nicht minder für uns Menschen. Im weiten Reich der Natur besitzt ein jedes Wesen, ein jedes Phänomen seine reine, unvergleichliche Schönheit, und sie zeigt sich nicht nur in spektakulären Wasserfällen und dramatischen Sonnenuntergängen, sondern ebenso in jedem einzelnen Blütenblatt einer noch so unscheinbaren Rose. In den allergewöhnlichsten Dingen lässt sich diese wunderbare Harmonie wiederfinden: im Fruchtfleisch einer frisch aufgeschnittenen Grapefruit ebenso wie in der marmorierten Oberfläche eines Kieselsteins oder im Blattgerippe eines Gummibaums. In jedem beliebigen Naturgebilde können wir diese Schönheit entdecken, wenn wir nur darauf achten.

*Du bist Teil der Natur und hast das Recht auf die vollkommene Entfaltung deines natürlichen Schönheitspotenzials: deine ursprüngliche Schönheit.*

Sie sind auf der Welt, um Ihren Anteil an der universalen Schönheit zu verwirklichen. Wenn Sie sich Ihr ganzes Schönheitspotenzial erschließen – und damit zugleich ein höchstmögliches Maß an Energie, Vitalität und Gesundheit –, bringen Sie sich damit in Einklang mit dem Universum. In vollendeter Schönheit kommt sein innerstes Wesen zum Ausdruck. Ohne jedes Zutun fällt der Regen, mühelos wogen die Wellen des Meeres in ihrem Auf und Ab und spülen die Muscheln an den Strand, wo sie in ihren herrlichen Formen und Farben im Sand liegen bleiben. Ebenso mühelos gelangen auch Sie zunehmend zum authentischen Ausdruck Ihres Wesens, wenn sich Ihre ursprüngliche Schönheit verwirklicht.

Jeder von uns ist einzigartig, und niemand hat Grund, sich mit anderen zu vergleichen. Für zu viele Menschen geht der Schönheitsbegriff aber mit Vergleichen einher, so dass sie darüber Gefühle von Minderwertigkeit entwickeln. Dabei entsteht jedes Mal eine Kluft, ein Widerspruch zwischen dem, was ist, und dem, was sein soll, zwischen Realität und Ideal. Ursprüngliche Schönheit lässt keinen Raum für Vergleich und Konkurrenz. Wie jeder Mensch sind auch Sie auf dieser Welt, um sich in Ihrer ganzen Schönheit zu offenbaren, und keines anderen Menschen Schönheit kann der Ihren jemals abträglich sein. Wohl aber können Sie zur Schönheit eines anderen Menschen beitragen, indem Sie sich diese Einsicht zu eigen machen und damit zum Teil Ihrer eigenen Schönheit werden lassen. Denn wenn Sie sich Ihrer eigenen Schönheit gewiss sind, können Sie sich neidlos an fremder Schönheit erfreuen – welch befreiend neuer Blick!

»In Ihnen spiegelt sich göttliche Schönheit wider. Es gibt nichts Schöneres als Natürlichkeit, ohne den Versuch, etwas zu sein, das Sie nicht sind, sondern allein der authentische, unverhüllte Ausdruck Ihrer selbst. Wir alle kennen die Fotos von Schauspielern, Schauspielerinnen und Models, die das gesellschaftliche Ideal verkörpern sollen. In Wirklichkeit sind wahrscheinlich viele von ihnen in Bezug auf ihre Attraktivität zutiefst verunsichert, da ihr Kurswert von den Launen eines Publikums abhängt, das sie weder kennen noch einschätzen können. Genauso aussehen zu wollen wie die Medienstars heißt, etwas sein zu wollen, was Sie nicht sind. Wenn Sie aber etwas anderes sein wollen als Sie selbst, dann können Sie nicht zu Ihrer Schönheit finden, die von Natur aus der wahrste Ausdruck Ihrer selbst und allein Ihrer selbst ist.« – Deepak Chopra, *The Path of Love*

## Die sechs Säulen ursprünglicher Schönheit

Ausgegangen sind wir von einer ermutigenden Vision. Unser nächster Schritt muss die praktische Umsetzung sein, die Entwicklung einer Methode, durch die allein eine Vision zur lebendigen Wirklichkeit wird. Ursprüngliche Schönheit ruht auf sechs Säulen. Gemeinsam tragen sie die Lehre von einer gesunden Lebensweise, die Ihrer Schönheit zu ihrem höchsten Ausdruck verhelfen soll. Daraus ergibt sich eine Reihe praktischer Leitsätze, gesunder Gewohnheiten und Lebensrhythmen, die nicht nur Ihnen, sondern letztlich der Schönheit und Gesundheit des ganzen Planeten zugutekommen.

Im Ayurveda, der traditionellen indischen Heilkunst, gibt es ein Sprichwort, in dem der harmonische Zusammenhang aller Naturerscheinungen zum Ausdruck kommt: »Wie im Makrokosmos, so im Mikrokosmos. Wie im Großen, so im Kleinen.« Ein gesunder Körper kann nur Teil eines gesunden Planeten sein. Was für den einen gut ist, das ist es auch für den anderen. So, wie Umweltverschmutzung, biochemische Manipulation und Giftmülldeponien das ökologische Gleichgewicht der Natur stören, nimmt auch Ihre Schönheit Schaden, wenn Sie mit einer falschen Ernährung Ihr Verdauungssystem überlasten und vergiften, schadstoffhaltige Schönheitsprodukte verwenden oder ungesunde Schlaf- und Lebensgewohnheiten pflegen.

Beginnen Sie während Ihrer Lektüre der sechs Säulen mit jenen konkreten Maßnahmen und Veränderungen in Bezug auf Ihre Lebensweise, die Ihnen am sinnvollsten erscheinen. Ob Sie erst einmal nur hineinschnuppern oder gleich aufs Ganze gehen wollen: Sie werden immer das richtige Maß für sich finden, solange es *Ihr* Maß ist. Nach und nach wird es Ihnen gelingen, sich Ihr größtmögliches Schönheitspotenzial zu erschließen, das Ihnen von nun an immer und überall zur Verfügung stehen soll. Hier nun ein kurzer Überblick über die sechs Säulen ursprünglicher Schönheit und den Gewinn, den Sie sich von einer jeden erwarten dürfen.

### Erste Säule: Versorgung von innen

Schönheit muss von innen kommen, daher haben Ihre Ernährung und Verdauung darauf entscheidenden Einfluss. Alles, was Sie zu sich nehmen, wird zur Grundlage für den Aufbau der Zellen Ihres Körpers, Ihrer Haare und Ihrer Haut.

In diesem Teil erhalten Sie Hinweise zu einer Ernährungsumstellung, die Ihnen zu einer optimalen Verdauung verhilft, eine ausgewogene Ernährungsbilanz ermöglicht und Ihre Nährstoffaufnahme verbessert. Das führt zu einem klareren, glatteren und strahlenderen Teint, einem flacheren Bauch, einem besseren Muskeltonus im ganzen Körper, einem dauerhaft höheren Energieniveau und – mit der Zeit – zu gesünderem und glänzenderem Haar.

### Zweite Säule: Versorgung von außen

Hier geht es um die wirksamsten Inhaltsstoffe zur äußeren Ernährung der Haut und um tägliche Hautpflegerituale, mit denen Sie die Gesundheit Ihrer Haut optimal fördern können. So vermeiden Sie Schadstoffe, die Ihre Haut strapazieren und über die Haut vom Körper aufgenommen werden, in Blutbahn und Leber gelangen und damit zur allgemeinen Schadstoffbelastung des Organismus beitragen.

Richtig ausgeführt, können einfache Pflegerituale wie die *Abhyanga*-Ölmassage das Nervensystem beruhigen und ausgesprochen regenerierend wirken, unter anderem durch den Abbau von Dauerstress, der auch zur Faltenbildung beiträgt. Tägliche Pflegerituale können für Ihre Organe eine echte Verjüngungskur bedeuten und Ihrer Haut ihre Vitalität und Frische zurückgeben. Zu den sehr wirksamen Veränderungen der Lebensgewohnheiten, wie sie hier vorgestellt werden, gehört auch die Entgiftung über eine manuelle Unterstützung des Lymphsystems von außen.

### Dritte Säule: Optimaler Schönheitsschlaf

Der Schlafrhythmus ist ein wesentlicher Bestandteil unseres Konzeptes der ursprünglichen Schönheit. Daher ist dieser Teil ganz diesem wichtigen Aspekt Ihrer Lebensführung gewidmet und bietet etliche Tipps und Hilfsmittel für einen erholsameren Schlaf.

Ein gesunder Schlaf verbessert die Hautdurchblutung, was wichtig für die Unterstützung der täglichen Regeneration Ihrer Haut ist. Außerdem beugt er der Entstehung dunkler Augenränder und Stress vor. Stressabbau trägt zu gesünderen Essgewohnheiten und einer besseren Verdauung bei, was wiederum das Hautbild verbessert und Hautirritationen weniger häufig auftreten lässt. Hier erlernen Sie ebenfalls Techniken für einen optimalen Schlaf, der die Produktion von Wachstumshormonen fördert, die ihrerseits die Kollagenproduktion ankurbelt, wodurch Ihre Haut elastisch und widerstandsfähig bleibt.

## Vierte Säule: Im Einklang mit der Schönheit der Natur

In diesem Teil geht es darum, wie wir ein engeres Verhältnis zur Natur entwickeln und mehr im Einklang mit ihr leben können. Auch das ist ein sehr wichtiger Aspekt auf dem Weg zur Entfaltung Ihrer natürlichen Schönheit. Wir zeigen Ihnen, wie Sie Ihren Energiefluss den Rhythmen der Natur angleichen, indem Sie Ihren Tagesablauf auf die Sonnen- und Mondzyklen der verschiedenen Jahreszeiten abstimmen. Mit dieser Ausrichtung am makrokosmischen Geschehen nutzen Sie dessen Kräfte, um ganz allgemein Ihr Energieniveau zu erhöhen und Ihre Vitalität zu steigern.

Sie erfahren auch, wie Sie giftige Chemikalien, elektromagnetische Strahlung und andere Umweltbelastungen in Ihrem persönlichen Umfeld vermeiden können, um deren negativen Einfluss auf Ihren Hormonhaushalt und Biorhythmus möglichst gering zu halten. Weiterhin geht es um einfache Übungen wie die »Erdung«, also die Kontaktaufnahme mit dem Boden, die Ihnen mit Hilfe negativer Ionen erlaubt, Ihre Körperfunktionen in der Balance zu halten, und freie Radikale neutralisiert.

## Fünfte Säule: Schön durch Bewegung

In diesem Teil beschäftigen wir uns eingehend mit der Frage, welche Art von Bewegung am besten geeignet ist, Ihre natürliche Schönheit, Anmut und Spannkraft zu fördern, und welche Art körperlicher Betätigung Sie vermeiden sollten, weil Sie den Alterungsprozess eher beschleunigt. Mit Ihrem Workout können Sie es nämlich auch übertreiben, und exzessives

Training kann Ihren Körper unter oxidativen Stress setzen. Wenn Sie auf dem Weg zu einem sportlich trainierten Körper konkrete und sichtbare Ergebnisse erzielen wollen, geht es nicht darum, wie viele Stunden Sie im Fitnessstudio zubringen. Ausgewogenheit ist auch hier das A und O.

Wir zeigen Ihnen wirkungsvolle Atemtechniken und einfache Yoga-übungen, mit denen Sie Ihre Vitalität steigern und den Entgiftungsprozess unterstützen können. Diese Übungen können den inneren Heilungsprozess anregen und auf Ihren ganzen Körper verjüngend wirken, vom Verdauungssystem über den Blutkreislauf bis hin zur Gesundheit Ihrer Haut und Ihres Haares.

## Sechste Säule: Spirituelle Schönheit

Nicht zuletzt dreht sich alles darum, wie Selbstliebe, eine Lebensführung, die der Stimme des Herzens folgt, und ein friedvoller Geist Ihre natürliche Schönheit von innen heraus nähren, Ihre Aura und Anziehungskraft unterstreichen. In ihrer übersäuernden und entzündungsfördernden Wirkung stehen ständiger Ärger, Sorgen und Ängste in nichts dem Konsum von Junkfood und industriell verarbeiteten Lebensmitteln nach.

Um dem schädlichen Einfluss negativer Gefühle zu entgehen, gibt es nichts Besseres als Meditation. Über das Meditieren kommen Sie zur Urquelle der Schönheit. Ob wir diese Quelle als höheres Wesen, Seele oder wahres Selbst bezeichnen, ist dabei nicht von Belang. Wohl aber ist von Bedeutung, sich mit dieser Quelle in innerer Verbindung zu spüren und die Meditation als Zugang dazu in den Alltag zu integrieren. Spirituelle Schönheit verleiht Ihrem Sein und Ihrem Lebensziel eine neue Dimension. Es gibt nichts Schöneres, als aus der eigenen Ganzheit heraus leben zu können. Im Erstrahlen dieses inneren Lichtes vollendet sich die wahre Einheit von Körper, Seele und Geist.

Alle sechs Säulen tragen gemeinsam zu einer rundum gelungenen Lebensweise bei, die Ihnen erlaubt, Ihre Schönheit in ihrer höchsten und reinsten Form zum Ausdruck zu bringen. Auf Ihrem Weg dahin möchten wir Sie begleiten und Ihre Freude über die vielen positiven Veränderungen, die Sie auf ihm erwarten, mit Ihnen teilen: ein Zuwachs an Energie, an Ausgeglichenheit, an lebendigem Kontakt zu sich selbst – ganz zu schweigen von den äußeren Veränderungen in Form glatter und reiner Haut, gesunden Haares und glänzender Augen. Die vielleicht wichtigste Veränderung jedoch ist der Zuwachs an Selbstvertrauen, die Fähigkeit, zu der wahren Schönheit, die in Ihnen angelegt ist, Zugang zu finden und mit ihr in Verbindung zu sein. Wenn Sie diese Veränderungen spürbar und sichtbar an sich selbst erleben, wird Ihnen das Ansporn genug sein, auf Ihrem Weg zu bleiben. Und je weiter Sie auf ihm kommen, desto mehr werden Sie Ihre ganz besondere, nur Ihnen eigene Ausdrucksform der ursprünglichen Schönheit in der Welt verwirklichen.

In Liebe,
Deepak und Kimberly

# Erste Säule: Versorgung von innen

In diesem Teilabschnitt werden wir Ihnen das Wissen vermitteln, welche Lebensmittel am besten geeignet sind, Ihre ursprüngliche Schönheit zu entfalten. Dabei wollen wir Ihnen einen ganz neuen Blick auf Nahrungsmittel eröffnen. Unser Ansatz macht Schluss mit peniblem Kalorienzählen und dem Glauben, dass Essen eine angstbesetzte Angelegenheit sein müsse, bei der Sie sich strikt zu kontrollieren haben. Schönheit und Genuss gehören zusammen, und der größte Genuss liegt im Gefühl der inneren Erfüllung. Wir nennen unser Konzept der ursprünglichen Schönheit daher auch Ernährung von innen. Sie besteht aus einer Reihe von Strategien, die Sie in Ihren täglichen Mahlzeiten-Rhythmus integrieren können. Zusätzlich verraten wir Ihnen einige Geheimnisse, die Ihre Schönheit auf wirkungsvolle und ganz natürliche Weise unterstützen.

Auch für die Zusammensetzung unserer Nahrung gibt es keine allgemein verbindliche Regel, ursprüngliche Schönheit ist kein Rechenexempel. Tabellen mit genauen Angaben, in welchem Verhältnis wir Kohlenhydrate, Fette und Eiweiß zu uns zu nehmen haben, gehören der Vergangenheit an. Heute wissen wir, dass jeder Organismus diese Nahrungskomponenten auf individuelle Weise verwertet. Vor- und Nachteile eines Nahrungsmittels lassen sich also nicht pauschal benennen. Es geht vielmehr um die persönliche Balance, um das Zusammenwirken aller Bestandteile im Gesamtbild unserer Ernährung. Man bezeichnet das auch als Synergie, ein dynamisches Geschehen, das sich in jeder einzelnen Zelle wiederfindet.

Wir möchten Sie dazu ermutigen, Mode-Diäten und einseitigen Ernährungstrends für immer Lebewohl zu sagen. Viele von ihnen verteufeln einzelne Inhaltsstoffe oder sogar einen bestimmten Grundnährstoff, sei es Zucker, Salz, Fett, Kohlenhydrate oder wie immer der Übeltäter heißen mag. Die umgekehrte Strategie besteht darin, ein Wunder-Lebensmittel anzupreisen, das angeblich schön, schlank und gesund macht und mit dem wir überdies gegen Krankheit und Alter gefeit sind. Ob aber Verteufelung oder Verherrlichung: Solche Simplifizierungen sind Hirngespinste, ganz abgesehen davon, dass sie ständig einander ablösen.

Wir wollen hier gründlicher vorgehen, indem wir Ihnen zeigen, wie Sie Ihr Essverhalten auf Dauer verändern können. Schon vermeintlich kleine Veränderungen Ihrer Gewohnheiten können erheblich dazu beitragen, Ihr Bewusstsein zu steigern, und Ihnen ganz neue Möglichkeiten eröffnen. Hätte die Titanic ihren Kurs nur um wenige Grad korrigiert, wäre ein großes Unglück zu vermeiden gewesen. Und über eine Strecke von einhundert oder eintausend Meilen macht eine geringfügige Kurskorrektur eine Menge aus.

Genauso kann eine kleine Korrektur in Ihrer Lebensweise über Monate und Jahre enorm viel Gutes bewirken. Der beste Zeitpunkt, damit zu beginnen, ist jetzt. Es ist so leicht, Ihr Wohlbefinden zu verbessern und zu Ihrer ursprünglichen Schönheit zurückzufinden. Worauf warten Sie also noch? Machen Sie sich einfach mit Babyschritten auf den Weg und bleiben Sie dabei in Ihrem persönlichen Wohlfühl-Tempo: Auf diese Weise werden Sie schon bald ermutigende Erfahrungen machen, und es wird sich weder unbehaglich noch mühselig für Sie anfühlen. Beginnen Sie mit kleinen Umstellungen und bauen Sie dann langsam und ohne Zwang auf ihnen auf. Schritt für Schritt. Sie werden es schaffen!

# Umstellung 1:
# Lösen Sie sich von Vorurteilen
# in Bezug auf das Essen

## Die vier häufigsten Gründe für die Auswahl unserer Lebensmittel

Die meisten Menschen entscheiden sich für ein Lebensmittel aus einem (oder mehreren) von vier Gründen. Je nach persönlichem Hintergrund, Verhältnis zum Essen und individueller Zielsetzung gibt es dabei ganz unterschiedliche Prioritäten.

### Erster Auswahlgrund: Geschmack

Der Hauptgrund, warum wir bestimmte Dinge essen, ist natürlich ihr Geschmack. Durch jahrelang eingeübte Ernährungsgewohnheiten sind wir alle konditioniert, nach dem zu greifen, was wir als besonders schmackhaft empfinden. Für das Problem der Fettleibigkeit, das insbesondere in den USA alarmierende Ausmaße angenommen hat, werden häufig der übermäßige Verzehr von Fett und Zucker sowie eine insgesamt zu hohe Kalorienzufuhr verantwortlich gemacht. Ebenso gut könnten wir die Ursache in unserem Verlangen nach Salz und Zucker finden, wovon unser Fast- und Junkfood nur so strotzt. Die Werbung hat uns darauf programmiert, dass uns beim bloßen Gedanken an süße oder salzige Leckereien das Wasser im Mund zusammenläuft – oder welche pikanten Geschmackskreationen es immer sind, die unseren Gaumen kitzeln sollen. Gewiss, die Geschmäcker sind verschieden, und viele Menschen bleiben dabei den Lieblingsspeisen ihrer Kindheit treu, sie vermitteln etwas Vertrautes und Tröstliches.

Leider sind es oft gerade die »verbotenen« Lebensmittel wie die gehaltvollen Hamburger und Milchshakes der Fastfood-Ketten, die einem Großteil der amerikanischen Bevölkerung ganz besonders munden – einer Mehrheit, die in ihrer Speisenauswahl auf ein paar eingefahrene Geschmacksgewohnheiten festgelegt bleibt. Das intensive Geschmackserlebnis rangiert hier vor der noch so gut belegten Bedenklichkeit eines häufigen Konsums von besonders salz-, zucker- und fetthaltigen Speisen.

Die Tatsache, dass Sie jetzt dieses Buch in Händen halten, zeigt jedenfalls, dass Sie interessiert sind, mehr über die Nährstoffversorgung durch unsere Lebensmittel zu erfahren. Wenn Sie sich gerne die eine oder andere Gaumenfreude gönnen, mag Ihnen ein Leben ohne diese Genüsse jetzt noch als hart erscheinen. Aber Sie können uns glauben, dass das nicht so bleiben wird. Zunächst einmal müssen Sie keineswegs »unfehlbar« sein. Sie können sich auch in Zukunft etwas gönnen. Außerdem kann (und wird) sich Ihr Appetit mit der Zeit verwandeln. Auch wenn es Sie jetzt noch zu stark salz- oder zuckerhaltigen Fertigprodukten hinzieht, werden Sie nach ein paar kleineren Veränderungen Ihrer Essgewohnheiten einen Hang zu anderen Speisen entwickeln, weil sich auch die biochemischen Prozesse in Ihrem Körper verändern. Seine Fähigkeit zur Selbstreinigung nimmt zu, und Sie spüren das in Form einer gesteigerten Vitalität, die Sie auch in Ihrem Ausdruck lebendiger und dynamischer werden lässt. Zugleich legen sich damit die Heißhungerattacken, von denen Sie in der Vergangenheit möglicherweise heimgesucht wurden, ganz von selbst.

## Zweiter Auswahlgrund: Kaloriengehalt

Bei der Essensauswahl gilt der zweite Gedanke meist der Frage, wie eine Mahlzeit auf der Waage zu Buche schlägt. Nach einer raschen Konsultation der Ernährungsphilosophie, der wir uns gerade verschrieben haben, gelangen wir zur Bewertung eines jeden nur erdenklichen Lebensmittels anhand einer schlichten Unterscheidung: Macht es dick oder nicht? Je nachdem, wie ernährungsbewusst wir bisher waren, überschlagen wir vielleicht auch die Nährwertangaben auf der Verpackung und kalkulieren den Gehalt an Kalorien, Kohlenhydraten, Zucker, Eiweiß und so weiter. Nicht wenige unterziehen sich tagein, tagaus dieser mühsamen Rechenarbeit.

Die Vorstellung, dass der Schlüssel zum Abnehmen in einer einfachen Formel liegt – »Kalorienverbrauch größer als Kalorienzufuhr« –, hat etwas so Bezwingendes, dass sie sich im allgemeinen Bewusstsein als erwiesene Tatsache festgesetzt hat. In Wahrheit ist diese Formel ein-dimensional. Jeder Mensch hat einen anderen Körper, und jeder Körper verdaut anders. Unser Konzept der ursprünglichen Schönheit will Ihnen eine tauglichere Formel an die Hand geben, mit der sich das Kalorien-zählen erübrigt.

## Chemische Zusätze können dick machen

Aus aktuellen Forschungsergebnissen geht deutlich hervor, dass das Zählen von Kalorien und anderen Nährstoffeinheiten kein verlässliches Mittel zur Gewichtskontrolle ist. Eine in der Zeitschrift *Nature* veröffentlichte Studie besagt, dass chemische Zusätze in Fertiggerichten und Junkfood die Bakte-rienbesiedlung des Darms beeinflussen können, was möglicherweise Ent-zündungsvorgänge auslöst, die ihrerseits eine Gewichtszunahme nach sich ziehen können. Verlassen Sie sich also lieber auf die Natur als den zuverläs-sigsten Ratgeber in Sachen Ernährung und Schönheit. Und das bedeutet: je naturbelassener ein Lebensmittel, umso gesünder, je stärker verarbeitet, desto ungesünder.

## Dritter Auswahlgrund: Gesundheit

Unabhängig von ihren Auswirkungen auf die Figur wählen wir bestimm-te Nahrungsmittel auch deshalb aus, weil wir sie für gesund halten. Ein Beispiel ist das berühmte Glas Milch, das wir trinken, weil wir darin eine gesunde Kalziumquelle sehen (was übrigens nicht jedem bekommt, wie wir später noch sehen werden). Natürlich ist Ihre Gesundheit ein guter Grund, bestimmte Lebensmittel zu bevorzugen und andere zu meiden, doch leider gibt es eine Menge Verwirrung und Fehlinformationen dar-über, was wirklich gesund ist und was nicht. In diesem Abschnitt wollen wir der Verwirrung ein Ende bereiten.

Unter dem Strich gilt: Naturbelassene, biologisch erzeugte Lebensmit-tel *sind* gesund. Das menschliche Verdauungssystem hat sich über einen Zeitraum von Jahrmillionen im ständigen Austausch mit der Umwelt bewährt. Als Jäger und Sammler haben uns unsere Ahnen ein unschätzbares Erbe hinterlassen: die Fähigkeit, aus einer größtmöglichen Vielfalt von Nahrungsmitteln Energie zu gewinnen – wir sind die erfolgreichsten Allesfresser auf dem Planeten. Zum einen ist diese Fähigkeit in unseren Genen begründet, zum anderen in den Tausenden unterschiedlicher Bakterienarten, die unseren Verdauungstrakt besiedeln. Soweit der Wissenschaft bekannt ist, gibt es keine andere Spezies, die sich eines so breitgefächerten Nahrungsangebots bedient wie der *Homo Sapiens*.

Der Vorteil daran ist, dass wir – solange sie bestimmte Komponenten und Nährstoffe in ausgewogener Form enthält – mit nahezu jeder Kost zurechtkommen, die unserem Lebensraum, unserem Bedarf und unseren Vorlieben entspricht. Der Nachteil besteht in der großen Bandbreite von Möglichkeiten, unseren Körper zu missbrauchen. Koalas können nur überleben, solange ihnen ihre einzige Nahrungsquelle, nämlich die Blätter bestimmter Eukalyptusbäume, zur Verfügung steht. Menschen dagegen können sich an eine sehr ungesunde Ernährung gewöhnen und – wenn auch auf Kosten ihrer Gesundheit – damit jahrzehntelang überleben. Die Quintessenz einer gesunden Ernährung ist also, mit dem Erbe unserer Vorfahren so weise wie möglich umzugehen und den Missbrauch zu vermeiden, zu dem uns Junk- und Fastfood verleiten, inklusive all der Hilfs-, Zusatz- und Aromastoffe, die in einer großen Zahl industriell erzeugter Lebensmittel, wie sie abgepackt in den Regalen der Supermärkte stehen, enthalten sind.

## Vierter Auswahlgrund: Aufwand

Schließlich lassen wir uns bei der Entscheidung, was wir zu uns nehmen, davon leiten, wie schnell und einfach eine Mahlzeit zuzubereiten ist. In unserer schnelllebigen Gesellschaft bieten Fertig- und Mitnahmegerichte eine willkommene Möglichkeit der Zeitersparnis. Ob Döner oder Burger, ob Pizza to go oder Salatteller aus dem Supermarkt, ob Mikrowellenmenü oder Paella aus dem Tiefkühlregal: *Convenience Food* ist für viele Menschen, Singles wie Familien, die Ernährungsform der Wahl.

Auch wenn das Bewusstsein für die Vorzüge natürlicher, biologisch angebauter Lebensmittel wächst – Walmart ist der größte Anbieter von

Bioprodukten in den USA –, für unzählige Amerikaner sind Schnellgerichte weiterhin das A und O. Unter den Fastfood-Ketten serviert allein McDonald's etwa jede zehnte Mahlzeit, die in diesem Land verzehrt wird. Wir werden die Zeit nicht zurückdrehen. Anders als in einem indischen, italienischen oder südamerikanischen Dorf, in dem noch alte Traditionen gepflegt werden, kommen bei unserer Lebensweise nicht mehr alle Mitglieder einer Großfamilie zu einer gemeinsamen Mahlzeit zusammen – die in der Regel von den Frauen zubereitet wird, nachdem sie ihre tägliche Einkaufsrunde beim Bäcker, Gemüsehändler und vielleicht auch Metzger absolviert haben. Die Rollenverteilung innerhalb der modernen Gesellschaft hat sich zu sehr gewandelt, als dass diese traditionelle Lebensform noch anderes und mehr sein könnte als eine romantische Phantasie. Für uns kann die Frage daher nur lauten, wie sich die zeitsparende und dennoch frische Zubereitung eines schmackhaften und nahrhaften Gerichts auf eine Weise bewerkstelligen lässt, die alle zufriedenstellt und niemanden überanstrengt.

## Neue Gründe für die Auswahl unserer Lebensmittel

So viel also zu den üblichen vier Hauptgründen unserer Essensentscheidungen, zu denen es, wie wir meinen, bessere Alternativen geben muss. Wir hoffen, dass Sie mit Hilfe dieses Buches eine völlig neue Grundlage für Ihre Lebensmittelauswahl in Betracht ziehen, nämlich die Entfaltung Ihrer wahren, lebendigen Schönheit. Die Auswahl der Lebensmittel hat nicht nur tiefgreifenden Einfluss auf Ihre Gesundheit, sondern auch auf die Qualität Ihres Gewebes und damit auch auf Ihr äußeres Erscheinungsbild. Ursprüngliche Schönheit und Gesundheit gehören untrennbar zusammen.

Diesen Zusammenhang zu verstehen hat etwas Befreiendes und Ermutigendes zugleich. Es liegt bei Ihnen. Tagtäglich, mit jeder Mahlzeit, die Sie zu sich nehmen, haben Sie es in der Hand, diese Einsicht in die Tat umzusetzen. Wonach Sie im Supermarkt greifen, was Sie sich auf den Teller füllen und auch die Art und Weise, wie Sie Ihr Essen zubereiten und verspeisen: All das sind Weichenstellungen auf dem Weg zu ursprünglicher Schönheit.

Leider herrscht über den Zusammenhang zwischen Ernährung und Schönheit weitgehend Unklarheit, und trotz aller Bücher zum Thema fällt es vielen schwer, die entsprechenden Konzepte umzusetzen. Da wird zu künstlichen Süßstoffen gegriffen, um die Lust auf Zucker zu überlisten, obwohl die Süßungsmittel noch ungesünder sind als der gefürchtete Zucker. Wegen ihrer vielen Kohlenhydrate und ihres natürlichen Zuckergehaltes sind Bananen verpönt, stattdessen greift man zu abgepackten Eiweißriegeln mit stark verarbeiteten Zutaten wie Molkenproteinisolaten, fraktioniertem Palmkernöl und Invertzuckersirup.

*Du bist nicht, was du isst, sondern wie du es verdaust.*

Wenn auch Sie sich im Labyrinth der Ernährungsphilosophien verloren fühlen, ist das also nicht verwunderlich. Angesichts all der oft widersprüchlichen Informationen entwickeln viele Menschen eine geradezu furchtsame Haltung gegenüber natürlichen Lebensmitteln und wenden sich lieber vermeintlich »sicheren« Produkten der Nahrungsmittelindustrie zu, deren Etiketten sie die akkurat aufgelistete Nährstoffzusammensetzung entnehmen können. Sie gewöhnen sich daran, ihren ständig aufgeblähten Bauch zu übersehen, das Gerumpel im Gedärm zu überhören und auch das saure Aufstoßen zu ignorieren, bemüht, vor anderen die peinliche Tatsache zu verbergen, dass sie keineswegs mehr täglich die Toilette aufsuchen. Dann wundern sie sich über ihre dunklen Augenringe, über Hautirritationen und rote Flecken, ihr zunehmend sprödes und stumpfes Haar.

In Wahrheit hängt all das miteinander zusammen. Unsere Nahrung und mit ihr die gesamte Basis für ihre Umsetzung und Aneignung – kurz: unsere *Verdauung* – muss daher unser Thema sein. Der Ayurveda, das älteste uns bekannte Heilsystem, misst der Verdauung unter der Bezeichnung *Agni* eine zentrale Bedeutung für Gesundheit und Schönheit bei.

Wir sind nicht das, was wir essen, sondern wie unser Körper es verdaut, also was er davon wie aufnimmt, umsetzt und zu seiner Versorgung verwertet. Zahlen allein werden niemals ein zutreffendes Bild von diesem komplexen Geschehen vermitteln können.

## Chronische Erkrankungen und vorzeitiges Altern – weder naturgegeben noch unabwendbar

In traditionellen Gesundheitslehren wie dem Ayurveda oder der Traditionellen Chinesischen Medizin haben auf Zahlen beruhende Diätempfehlungen keinen Platz. Auch im Westen erfreuen sich beide Systeme seit einigen Jahrzehnten zunehmender Beliebtheit, nicht zuletzt, weil die Menschen hier immer dicker werden und aufgrund ihrer ungesunden Lebensweise leichter erkranken und schneller altern. Andererseits ist es die Überalterung der Gesellschaft, die im Verbund mit schädlichen Lebensgewohnheiten zu einer rapiden Verschlechterung der Volksgesundheit führt. Etwa bis zur Zeit des Zweiten Weltkriegs waren die Haupttodesursachen noch Infektionskrankheiten wie Tuberkulose, Grippe, Lungenentzündung und Cholera. Degenerative Erkrankungen, mit denen eine Schädigung der Gewebsstruktur oder -funktion einhergeht, wie Typ-2-Diabetes, waren eher selten. Zu Beginn des 20. Jahrhunderts war ein Patient mit Angina pectoris, dem typischen Brustschmerz bei der koronaren Herzkrankheit, für einen Arzt der Allgemeinmedizin noch ein höchst ungewöhnlicher Anblick.

Seither hat eine dramatische Verschiebung stattgefunden. Mit der Verbesserung von Hygiene und medizinischer Versorgung ist der Anteil der Infektionserkrankungen stark zurückgegangen. Die nicht übertragbaren, chronischen und degenerativen Erkrankungen hingegen nehmen jetzt unter den Todesursachen die Spitzenplätze ein. Bei den am meisten verbreiteten Zivilisationskrankheiten – wie Herzerkrankungen, Fettleibigkeit, Typ-2-Diabetes und einigen vermeidbaren Formen von Krebs – lassen sich die Anfänge schon Jahre vor dem ersten Auftreten der Symptome vermuten.

Seit langem ist bekannt, dass die Entstehung von Hautkrebs mit dem Ausmaß der UV-Belastung in der Kindheit in Zusammenhang steht, auch wenn die Krankheit in den meisten Fällen erst im Erwachsenenalter ausbricht. Umgekehrt bieten eine gesunde Ernährung und sportliche Betätigung in frühen Jahren einen guten Schutz vor dem späteren Auftreten einer Osteoporose. Es erscheint inzwischen mehr als wahrscheinlich, dass ein ähnlicher Zusammenhang für die meisten chronischen Erkrankungen gilt, und bei manchen Krankheitsbildern wie Autismus, Schizophrenie und Alzheimer fällt der Zeitraum für eine wirkungsvolle Prävention und Therapie möglicherweise in die ersten Lebensjahre oder gar -monate.

Heute wird uns zunehmend bewusst, wie stark sich unsere Lebensweise auf unsere ganze Gesundheit auswirkt. Laut der Weltgesundheitsorganisation WHO waren im Jahr 2012 nicht übertragbare Krankheiten, allen voran Herz-Kreislauf-Erkrankungen, Krebs, Diabetes und Lungenerkrankungen, weltweit für 68 Prozent aller Todesfälle verantwortlich. James Pacala von der University of Minnesota meint dazu: »Zwar treten in manchen Familien gehäuft Herzerkrankungen auf, aber in Wahrheit ist es eine Anhäufung ungesunder Verhaltensweisen wie Rauchen, übermäßiges Essen und Bewegungsmangel. Und wer in dieser Hinsicht in die Fußstapfen seiner Eltern tritt, kann erwarten, irgendwann auch ihre gesundheitlichen Probleme zu bekommen.«[1]

Die meisten degenerativen Erkrankungen sind alles andere als naturgegeben. Wenn das zuträfe, wären sie auch in früheren Geschichtsabschnitten mit der gleichen Häufigkeit aufgetreten. Wenn die Bedingungen andere werden, wie Ernährungsweise, Hygiene, Luft- und Wasserqualität, werden auch die Krankheiten andere. Im Verlauf der letzten fünfzig Jahre ist der Anteil der »unnatürlichen« Krankheiten förmlich explodiert, weil viele Menschen die elementaren Regeln der Gesundheitsvorsorge missachten: ausgewogene Ernährung, ausreichende Bewegung und Abbau von Stress. Unsere durchschnittliche Lebenserwartung ist zwar gestiegen. Zugleich aber ist die Lebens*qualität* vieler Menschen gesunken – während sie ihre ungesunde Lebensweise mit Hilfe einer Vielzahl von Medikamenten und Therapien aufrechterhalten, deren Nebenwirkungen sie zusätzlich in Kauf zu nehmen haben.

Chronische Erkrankungen sind ebenso wenig »natürlich« wie die vielen Formen vorzeitigen oder beschleunigten Alterns, ob es sich in matter Haut, trüben Augen oder ständiger Müdigkeit zeigt. Auch wenn uns diese Symptome der Voralterung überall begegnen, sind sie keineswegs unausweichlich. Gewiss wird unsere Haut im Lauf der Jahrzehnte faltiger und runzliger; deshalb muss es aber nicht vorzeitig geschehen. Während manche Frauen schon mit dunklen Augenringen, Krähenfüßen und dünner werdendem Haar zu kämpfen haben, noch bevor sie dreißig sind, gibt es andere, die sich ihre Lebensenergie, ihre klaren Augen, eine gesunde, elastische Haut und straffe Muskulatur bis weit über die fünfzig bewahren können. Zwar spielen die Gene dabei eine Rolle, zu einem großen Teil jedoch können wir das Tempo des Alterungsprozesses durch unsere Lebensweise selbst bestimmen.

Vorzeitiges Altern, wie es sich auch am Zustand der Haare und der Haut ablesen lässt, kann man als das Erlahmen der Selbstheilungskräfte des Körpers betrachten. Indem Sie Ihrer Ernährung eine gesunde Strategie zugrunde legen, führen Sie dem Immunsystem, dem Selbstheilungspotenzial und damit der Schönheit Ihres Körpers neue Kräfte zu. Mit der richtigen Auswahl Ihrer Nahrungsmittel können Sie sich in jedem Alter Ihre natürliche Schönheit und Gesundheit bewahren.

# Umstellung 2:
## Unterstützen Sie Ihre natürlichen Körperfunktionen

Beim zweiten Veränderungsschritt geht es darum, sich mit der natürlichen Fähigkeit Ihres Körpers zur Selbsterneuerung vertraut zu machen. Leben *ist* beständige Erneuerung, und folglich gilt das auch für Schönheit. Auch wenn Sie ihn nicht wahrnehmen können, ist in Ihrem Körper doch ein ständiger Erneuerungsprozess im Gange. Einige Zelltypen wie die Zellen der Darmzotten, die der Nährstoffaufnahme dienen, oder die Geschmacksknospen in Ihrem Mund werden innerhalb weniger Tage ersetzt, während die Zellerneuerung in anderen Körperteilen wie zum Beispiel den Knochen sehr viel mehr Zeit beansprucht. Aber auch in den noch so stabil wirkenden Teilen Ihres Körpers findet ein ständiger Austausch von Molekülen statt, in jeder einzelnen Zelle. Einige Forscher gehen davon aus, dass das durchschnittliche Zellalter im Körper eines Erwachsenen sieben bis zehn Jahre beträgt. Das bedeutet aber nicht, dass Sie so lange warten müssen, um Resultate zu sehen. Vielmehr ist alles in Ihrem Körper relativ neu, selbst Ihr so dauerhaft und unveränderlich erscheinendes Knochengerüst. In Wirklichkeit erneuern Sie sich unablässig. Und das ist eine ausgesprochen gute Nachricht, denn sie bedeutet, dass Sie noch heute damit beginnen können, sich buchstäblich kerngesunde neue Zellen zuzulegen.

Ihre roten Blutkörperchen, die auch Ihre Haut mit Sauerstoff versorgen, durchströmen nahezu 100 000 Kilometer Arterien, Venen und Kapillargefäße, bevor sie – nach einer Lebensdauer von nur etwa 120 Tagen – in Ihrer Milz abgebaut werden. Beim Lebenszyklus der Zellen unserer Leber – dieses so bedeutsamen Filters für Schadstoffe, Pestizide und pharmazeutische Wirkstoffe – sind sich die Forscher offenbar nicht ganz einig. Je nach Quelle umfasst der Zeitraum, in dem sich die Leberzellen komplett erneuern, zwischen 150 und 500 Tage.

# Die Beschaffenheit Ihrer Haut

Ein frisches, gleichmäßiges Hautbild ist für jede schönheitsbewusste Frau von großer Bedeutung. Darüber hinaus ist Ihre Haut aber gewissermaßen die Visitenkarte Ihrer Gesundheit. Wenn Sie es auf diese Weise betrachten, wird das Erscheinungsbild Ihrer Körperhülle für Sie zur Botschaft Ihrer Zellen, die Ihnen viel über Ihren Körper und seine Befindlichkeit verrät.

## Die Regeneration von Haut und Haar

Die Beschaffenheit Ihrer Haut und Ihrer Haare ist, wie gesagt, die Visitenkarte Ihrer Gesundheit. Nach der Umstellung ihrer Lebensweise, wie unser Konzept sie empfiehlt, haben schon viele Menschen an sich selbst erfahren, wie ihr glanzloses, schütteres Haar an Kraft und Fülle gewann. Aber dazu braucht es Geduld. Gerade beim Haar können Sie keine Verwandlung über Nacht erwarten. Anders bei der Haut: Die oberste Hautschicht erneuert sich etwa alle vier Wochen. Es ist also sehr wohl möglich, dass Sie schon einen Monat nachdem Sie sich für eine gesündere Lebensweise entschieden haben, die Ergebnisse in Form eines klareren und vitaleren Hautbildes sehen. Es kann auch durchaus sein, dass Ihre Haut schon nach wenigen Tagen ein »frischeres« Aussehen annimmt, weil Ihr Körper entschlackt und sich die Blut- und Nährstoffversorgung Ihrer Haut verbessert.

Die Regeneration Ihres Haares dagegen kann, je nachdem, wie lang es ist, zwischen drei und sechs Jahren in Anspruch nehmen. Durchschnittlich wächst es zehn bis zwölf Millimeter im Monat. Sie können zwar jetzt damit beginnen, Ihre Haarwurzeln besser zu versorgen, müssen aber eine ganze Weile warten, um die Ergebnisse in Form von gesünderem und schönerem Haar zu sehen.

Bevor wir Ihnen konkrete Hinweise zur Umstellung geben, möchten wir Sie um eine kurze Einschätzung Ihres Hauttyps beziehungsweise Ihres Hautbildes bitten.

### Haben Sie trockene Haut?

Trockene Haut kann ein Hinweis auf eine tiefgreifende Dehydratation sein, gegen die Sie von innen und außen etwas unternehmen sollten – und zwar mit Hilfe richtig temperierter Getränke und Speisen (mehr zum Thema in *Umstellung 5*) sowie geeigneter Hautpflegemittel. Eventuell nehmen Sie gute »Schönheitsfette« nicht in der richtigen Auswahl und in ausreichender Menge zu sich. Auch eine mangelhafte Zufuhr oder Verwertung anderer Nährstoffe kann eine Rolle spielen.

### Haben Sie fettige Haut?

Übermäßig fettige Gesichtshaut kann darauf hindeuten, dass Ihre Leber überlastet ist und Unterstützung braucht. Möglicherweise ist auch Ihr Stoffwechsel oder Ihre Nährstoffaufnahme gestört. Leiden Sie unter Darmträgheit? Eventuell ist Ihre Ernährung zu fettreich und enthält zu viele »schlechte« und stark erhitzte Fette. Möglicherweise weist sie auch zu viele verstopfungsfördernde, allergieauslösende oder unverdauliche Anteile auf.

### Haben Sie unreine Haut?

Hautirritationen können ein Hinweis auf eine zu hohe Schadstoffbelastung Ihres Körpers sein. Vielleicht sind Ihre Ausscheidungsorgane überlastet, so dass Sie stärker über die Haut »entschlacken«. Auch an eine starke Verschleimung durch zu häufigen Verzehr schwer verdaulicher und verstopfungsfördernder Lebensmittel (wie Milchprodukte) wäre zu denken. Möglicherweise ist auch Ihr Verdauungssystem nicht ganz in Ordnung.

### Haben Sie gerötete Haut?

Gerötete und gereizte Haut oder Hautausschläge können darauf hindeuten, dass Sie häufig Dinge essen, die allergische Reaktionen hervorrufen oder Entzündungsprozesse auslösen. Denkbar ist auch, dass die Nahrung, die Sie zu sich nehmen, Ihr System zu stark »befeuert«. Im Ayurveda kennt man dieses Phänomen als innere »Überhitzung« oder ein Übermaß an *Pitta,* das dort als Hauptgrund für beschleunigtes Altern gilt.

Wenn Sie sich mit Ihrem Hauttyp beziehungsweise Ihrer Hautbeschaffenheit in einer dieser Beschreibungen wiederfinden, ist das kein Grund zur Sorge. Es geht uns nur darum, dass Sie zu Beginn Ihrer Diätumstellung eine realistische Einschätzung des Status quo vornehmen. All diese Hautprobleme sind mit einer langfristigen Umstellung der Ernährung und Lebensweise in den Griff zu bekommen. Legen wir also los.

## Kurbeln Sie Ihre Nährstoffzirkulation an

Tatsächlich sind es zwei Kreislaufsysteme, die in Ihrem Körper zusammenarbeiten, um ihn gesund zu erhalten: der Blutkreislauf und der Lymphkreislauf. Mit dem Lymphsystem werden wir uns an anderer Stelle befassen (siehe *Umstellung 7*). Hier konzentrieren wir uns zunächst ganz auf die Frage, welche Lebensmittel besonders geeignet sind, Ihren Blutkreislauf in seinen Funktionen zu unterstützen.

Eine optimale Nährstoffzirkulation ist für jeden Organismus von elementarer Bedeutung. Denken Sie an einen stattlichen Apfelbaum. Seine Wurzeln reichen tief in den Boden, um dort Wasser und Mineralstoffe aufzunehmen und sie durch den knorrigen Stamm und die breit ausladenden Äste bis hin zu den Knospen der kleinsten Zweige und schließlich in die langsam reifenden Früchte zu transportieren. Ohne dieses weitverzweigte Versorgungssystem blieben die Äpfel ohne die Nährstoffe, die sie zum Reifen brauchen, und wären gewiss nicht so schön saftig und aromatisch.

Dasselbe gilt auch für uns Menschen. Unser Blutkreislauf sorgt dafür, dass die Nährstoffe zielgerichtet in jeden Winkel des Körpers gelangen – bis hin zu den Haarwurzeln, um jedes einzelne Haar auf Ihrem Kopf mit dem zu versorgen, was es braucht. Auf die gleiche Weise gelangt Sauerstoff zu den zahllosen Zellen Ihres Körpers und ermöglicht so eine gesunde Zellfunktion und -erneuerung. Auch die Gewebeheilung ist ein komplexer Vorgang, der auf diesem Zirkulationssystem beruht. Zugleich erfolgen auf diesem Wege der Abbau von Fett, das in Ihren Fettzellen eingelagert ist, und ein ständiger Abtransport von Schadstoffen.

Kehren wir noch einmal zu unserem Gleichnis vom Apfelbaum zurück. Die »Früchte« einer von innen kommenden Schönheit sind die sichtbaren Teile Ihres Körpers. Aber es wäre zu viel von Ihrem Körper verlangt, gesundes, volles Haar und eine schöne, ebenmäßige Haut aufzuweisen, wenn er nicht über ein gut funktionierendes Versorgungs- und Entsorgungsnetz verfügt.

## Schnelltest Zirkulation

Nehmen Sie einmal Ihre Fingernägel in Augenschein. Sind die kleinen weißen Halbmonde an der Nagelbasis gut zu erkennen? In diesem Fall werden die Nähr- und Vitalstoffe in Ihrem Körper wahrscheinlich gut zirkulieren. Sind die Halbmonde teilweise oder ganz unsichtbar, kann das bedeuten, dass Ihre Zirkulation nicht optimal ist. In jedem Fall gibt es aber eine Menge, was Sie tun können, um Ihre Zirkulation zu verbessern, was zugleich Ihrer Schönheit zugutekommt. Schauen Sie sich also, während Sie unsere Vorschläge umsetzen, in nächster Zeit immer mal wieder Ihre Fingernägel daraufhin an, ob die Halbmonde stärker hervortreten und Ihnen damit anzeigen, dass Sie mit Ihren Bemühungen auf dem richtigen Weg sind.

Schadstoffe, Verschleimung, arterielle Ablagerungen und Schlacken können Ihr Versorgungssystem verstopfen und die Zirkulation behindern. Durch die dünnen Wände der winzig kleinen und engen Kapillargefäße dringen Nährstoffe und sauerstoffreiches Blut und gelangen so zu benachbartem Gewebe. Zugleich nehmen sie Abfallstoffe auf, die über das Blut abtransportiert und schließlich aus dem Körper ausgeschieden werden. Entsteht in diesem Kreislauf ein Stau, wird auch die Nährstoff- und Sauerstoffversorgung behindert, worunter Ihr Haar, Ihre Haut und Ihre Nägel zu leiden haben. Ansammlungen von Schadstoffen belasten Ihren gesamten Organismus und beschleunigen den Alterungsprozess. Forschungen konnten dies zum Beispiel für Schwermetalle belegen, die nur eine der vielen Giftstoffklassen darstellen, die wir über unsere Nahrung und unser Trinkwasser aufnehmen.

Ein schönes Äußeres ist aber nicht der einzige Aspekt ursprünglicher Schönheit, der von einer optimalen Nährstoffzirkulation abhängt. Auch Ihre persönliche Aura, Ihre energetische Präsenz ist Teil dieser Schönheit und auf innere Versorgungsprozesse angewiesen. Ist Ihnen schon einmal ein Mensch begegnet, der so voller Lebendigkeit und Intensität war, dass Sie sich wie magisch von ihm angezogen fühlten? Vom Licht in seinen Augen und seinem einnehmend natürlichen Lächeln? Von der Anmut und lebendigen Ausdruckskraft in seinen Gesten und seinem Gang? Jeder von uns fühlt sich von dieser Art von Energie angezogen. Energie stammt aus Verbrennungsvorgängen, die nicht ohne Sauerstoff ablaufen können. Auch *Prana* – oder Lebenskraft – zirkuliert in uns über das Blut – oder *Rakta*. Je besser die Zirkulation in Ihrem Organismus funktioniert, umso mehr Sauerstoff steht seinen Zellen zur Verfügung und umso deutlicher werden Sie spüren, wie die Energie auf natürliche Weise in Ihnen fließt. Und Ihre zunehmende Schönheit ist wiederum der natürliche Ausdruck dieses Zuwachses an positiver Energie.

## Verbessern Sie die Sauerstoff- und Nährstoffversorgung Ihres Körpers

Vielleicht haben Sie bei dem Wort »Herz-Kreislauf-System« bisher vor allem an die Gesundheit Ihres Herzens gedacht; es hat aber auch sehr viel mit Ihrer Schönheit zu tun. Mit jedem Herzschlag gelangt sauerstoff- und nährstoffreiches Blut zu jeder Zelle Ihres Körpers und versorgt so auch Haut, Haare und Fingernägel mit allem, was sie brauchen, um gesund und schön zu sein.

### Lebensmittel für eine optimale Zirkulation

Hier nun eine Reihe von Lebensmitteln, die Ihr Herz-Kreislauf-System besonders wirkungsvoll unterstützen. Sie wirken allerdings nicht auf die Schnelle. Von einer Handvoll Blaubeeren können Sie sich nicht prompte und spektakuläre Ergebnisse erwarten. Wenn Sie aber damit beginnen, diese Lebensmittel nach Ihrem eigenen Gusto in Ihren täglichen Speiseplan zu integrieren, werden Sie allmähliche, aber dafür langfristige Erfolge in Form reinerer Haut, kräftigeren Haares und eines gesteigerten Energieniveaus erleben.

Blaubeeren, Erdbeeren, Weintrauben und Kirschen: Abgesehen von einer Aromenvielfalt, wie nur die Natur sie uns schenkt, sind diese Früchte außerdem reich an Flavonoiden, die Ihr Herz und Ihre Blutgefäße vor zellschädigenden freien Radikalen schützen.

Zitrusfrüchte: Mit ihrem hohen Gehalt an Vitamin C schützen sie Ihre Arterien vor Ablagerungen. Sie wirken basisch auf Ihren Stoffwechsel (siehe die »Zweite Schönheitsgleichung« in *Umstellung 3*) und entschlackend auf den ganzen Organismus. Unter den »Schönheitsfrüchten« sind Zitronen mit ihren vielseitigen Verwendungsmöglichkeiten *der* Klassiker. Drücken Sie eine halbe oder ganze Zitrone in ein Glas Wasser aus oder verwenden Sie den Saft als Grundlage für Salatsaucen. Greifen Sie auch zu Grapefruits, Limonen, Orangen und Pomelos.

Bienenpollen: Sie sind reich an Eiweiß, Mineralstoffen und Antioxidantien. Außerdem enthalten sie Rutin, ein Flavonoid mit antioxidativer Wirkung, das Blut- und Kapillargefäße schützt und die Durchblutung verbessert. Bienenpollen besitzen einen leicht honigartigen Geschmack, ohne dabei besonders süß zu sein. Am besten besorgt man sie sich bei einem Imker aus der Region (zum Beispiel auf dem Wochenmarkt) und hält sich einen kleinen Vorrat davon im Kühlschrank. Bienenpollen sind eine ideale Zutat für Smoothies. Sie können sie aber auch einfach so essen. Nehmen Sie einen Teelöffel davon und kauen Sie sie gründlich. Aber: Wie bei jedem noch ungewohnten Lebensmittel sollten Sie auch hier vorsichtig zu Werke gehen, das heißt mit sehr kleinen Mengen beginnen und darauf achten, wie Ihr Körper reagiert – das gilt natürlich umso mehr, wenn Sie allergisch gegen Pollen oder Honig sind. In diesem Fall sollten Sie lieber verzichten.

Avocados: Die nahrhaften Früchte enthalten einfach ungesättigte Fettsäuren, die für eine weiche Haut sorgen und die Durchblutung verbessern. Außerdem sind sie reich an Folsäure, Vitamin B und Ballaststoffen.

Chia-Samen: Chia-Samen sind eine hervorragende Quelle für Omega-3-Fettsäuren, die für eine bessere Blutzirkulation sorgen. Sehr wichtig ist, die Samen vor dem Verzehr gut aufquellen zu lassen, damit die Inhaltsstoffe ihre ganze Schönheitswirkung entfalten können. Weichen Sie dazu einen Teil Samen in neun Teilen Flüssigkeit (Wasser, Mandel- oder Kokosmilch) mindestens eine halbe Stunde lang ein. Chia-Samen haben außerdem einen hohen Anteil an löslichen und unlöslichen Ballaststoffen. Mit Chia-Pudding liegen Sie immer richtig, nicht nur weil er einfach lecker schmeckt und eine perfekte Konsistenz hat, sondern überdies sättigt und entschlackt.

Bitterschokolade: Dunkle Schokolade enthält Flavonole, die ebenfalls zur Verbesserung der Blutzirkulation beitragen. Geben Sie etwas rohes Bio-Kakaopulver in Ihren Nachmittagssmoothie. Und wenn es schon ein Schokoriegel sein soll, dann achten Sie auf einen hohen Kakao- und geringen Zuckeranteil. Milchschokolade und weiße Schokolade enthalten wenig oder keine Flavonole und sind daher nicht zu empfehlen. Dunkle Schokolade dagegen ist auch eine hervorragende Mineralstoffquelle, und ein kleines Stückchen davon hält Ihre Lust auf Süßes im Zaum.

Docosahexaensäure (DHA): Die von Algen produzierte, mehrfach ungesättigte Fettsäure hilft, Triglyzeridwerte und Blutdruck zu senken, wirkt blutverdünnend und trägt so zu einer optimalen Blutzirkulation bei. Zwar ist unser Körper in der Lage, DHA aus Omega-3-Fettsäuren zu synthetisieren; um jedoch die Versorgung sicherzustellen, kann man auch zu entsprechenden Präparaten greifen. Fische beziehen ihre DHA aus Algen. Anstatt also möglicherweise ranzig schmeckende Fischölkapseln zu sich zu nehmen, können Sie auch ein direkt aus Algen gewonnenes Präparat wählen. (Mehr Informationen zu DHA in der »Ersten Schönheitsgleichung« in *Umstellung 3*.)

»Wärmende« Gewürze: Ingwer und Cayennepfeffer bringen Ihren Stoffwechsel in Schwung und sind sehr gute Mittel gegen Verstopfung. Sie verbessern die Blutzirkulation und halten Ihre Arterien und Blutgefäße elastisch. Sie sollten stets etwas Cayennepfeffer griffbereit halten, um damit beispielsweise Wraps und Sandwiches zu würzen. Bewahren Sie frischen Ingwer im Kühlschrank auf, wenn möglich in Augenhöhe, wo er leicht in den Blick fällt und nicht so schnell in Vergessenheit gerät. Reiben Sie ihn in Pfannengerichte oder geben Sie ihn geschnitten in Tees und Suppen.

### Der Glowing-Green-Smoothie (GGS)

Der Glowing-Green-Smoothie am Morgen ist ein grundlegender Bestandteil der Detox-Philosophie von Kimberly Snyder. Er ist giftgrün ... und einfach köstlich. Seinen hervorragenden Geschmack verdankt er einer ausgewogenen Mischung aus Gemüse, Obst und Zitronensaft, und er strotzt nur so von Ballaststoffen, Antioxidantien, Mineralien, Vitaminen und zahllosen anderen Nährstoffen. Er versorgt Sie nicht nur nachhaltig mit Energie, sondern ist auch der ultimative Gesundheits- und Schönheitsspender. Er verbessert das Hautbild, kräftigt das Haar, sorgt für klare Augen, stärkt die Abwehr und verleiht insgesamt mehr Vitalität.

Wie bei allen Smoothies kommen in den Glowing-Green die ganzen Früchte und Gemüsesorten, dadurch gehen keine wertvollen Ballaststoffe verloren. Ballaststoffe schlagen nicht mit weiteren Kalorien zu Buche, bieten aber einen zusätzlichen Schönheits- und Entgiftungseffekt. Sie zügeln Ihren Appetit auf natürliche Weise, entschlacken und senken den Blutzuckerspiegel. Wenn Ihre Zeit morgens zu knapp ist, um den Smoothie täglich frisch zuzubereiten, können Sie sich mehrere Portionen auf einmal mixen und diese für zwei oder drei Tage im Kühlschrank aufbewahren. Es ist auch möglich, den Glowing-Green-Smoothie portionsweise einzufrieren. (Sie sollten ihn aber frühzeitig für den nächsten Morgen aus dem Eisfach nehmen.) Hauptsache, Sie machen ihn zum Teil Ihres täglichen Morgenrituals!

## Glowing-Green-Smoothie

*Für etwa 1,5 Liter (3 bis 4 Portionen)*

2 Tassen kaltes (möglichst frisch gefiltertes) Wasser
7 Tassen Blattspinat, gehackt
6 Tassen Romanasalat, gehackt
1–½ Tassen Staudensellerie, geschnitten
1 Birne, entkernt und gewürfelt

1 Apfel, entkernt und gewürfelt
1 reife Banane, geschält und geschnitten
2 Esslöffel Zitronensaft, frisch gepresst
½ Tasse Koriander (optional)
½ Tasse Petersilie (optional)

Wasser, Spinat und Romanasalat in den Mixer geben und auf niedriger Stufe pürieren. Staudensellerie, Birne, Apfel, Banane, Zitronensaft und, falls gewünscht, Koriander und Petersilie grob zerkleinert hinzufügen. Alles auf höchster Stufe fein pürieren.

Allgemein gilt für Smoothies: Stellen Sie Ihre Gemüse- und Obstsorten möglichst abwechslungsreich und saisongerecht zusammen und besorgen Sie sich diese so frisch wie möglich. Verzichten Sie dabei auf Melonen, weil diese für sich allein verzehrt besser verdaulich sind. Zitronensaft sollte dagegen immer auf der Zutatenliste stehen. Verwenden Sie möglichst immer biologisch erzeugte Produkte.

Einen Hinweis zu den Mengenangaben in den Rezepten finden Sie unter *Rezepte für Ihre Schönheit* im Anhang dieses Buches.

**Knoblauch:** Knoblauch enthält den Wirkstoff Allicin, der im ganzen Körper die Zirkulationsprozesse unterstützt und entstauend wirkt. Knoblauch ist ein natürlicher Blutverdünner, der auch die Durchblutung der Extremitäten verbessern kann. Roh verzehrt ist er besonders wirksam, pressen Sie ihn daher in Dips und Salatsaucen. Aber auch erhitzt entfaltet er noch seine positiven Wirkungen, verwenden Sie ihn also ebenfalls zum

Kochen. Radieschen, Zwiebeln und Lauch wirken ebenfalls durchblutungsfördernd.

**Kürbiskerne und Mandeln:** Sie enthalten große Mengen an Vitamin E, das für einen ungehinderten Blutfluss wichtig ist, und sind hervorragende Lieferanten von Mineralstoffen wie Kalzium und Zink.

**Vollkorngetreide:** Ballaststoffreiche, glutenfreie Lebensmittel wie Naturreis senken den Cholesterinspiegel, indem sie Gallensäure binden und über den Verdauungsvorgang aus dem Körper ausleiten. Gallensäuren dienen der Fettverdauung und werden in der Leber aus Cholesterin gebildet. Da die Ballaststoffe des vollen Korns dem Körper Gallensäure entziehen, muss die Leber deren Produktion erhöhen und verbraucht dabei Cholesterin. Auf diese Weise wird der Cholesterinspiegel gesenkt. Weichen Sie Ihre Körner über Nacht ein, um sie leichter verdaulich zu machen und die Nährstoffaufnahme zu verbessern.

## Lebensmittel, die eine optimale Zirkulation behindern

Umgekehrt gibt es Lebensmittel, die Sie meiden sollten, weil sie einen negativen Effekt auf die Zirkulation haben und den Alterungsprozess im ganzen Körper beschleunigen. Verzehren Sie sie in Maßen oder streichen Sie sie ganz von Ihrem Speiseplan.

**Hocherhitzte Pflanzenöle:** Wenn man sie erhitzt, produzieren Pflanzenöle große Mengen freier Radikale, die Ihrer Schönheit abträglich sind. Freie Radikale sind im Prinzip »beschädigte« Atome oder Moleküle mit ungepaarten Elektronen. Es wird vermutet, dass sie für den Alterungsprozess verantwortlich sind, indem sie die Zellen schädigen. Verwenden Sie zum Backen und Braten lieber Kokosöl, das zum großen Teil aus mittellangen Ketten von Fettsäuren besteht, die hocherhitzbar und nicht nur bekömmlich sind, sondern auch den Stoffwechsel ankurbeln.

**Milch und Milchprodukte:** Innerhalb der veganen Ernährung (wie auch in einigen Gegenden Asiens) gibt es keine Milchprodukte. Veganer argumentieren unter anderem damit, dass Milchprodukte keine Ballaststoffe enthalten, schleimbildend und für manche Menschen schwer verdaulich sind. Schätzungen zufolge haben 30 bis 50 Millionen Amerikaner eine Laktose-Intoleranz, und bei vielen Menschen, die aus unterschiedlichen Gründen auf Milchprodukte verzichten, normalisiert sich anschließend die Verdauung.

Kimberly Snyder ist der festen Überzeugung, dass Kuhmilch für den menschlichen Organismus unverträglich ist und seinen Ernährungsanforderungen nicht gerecht wird. Man kann darüber streiten, ob wir konditioniert sind, zu glauben, dass Milchprodukte automatisch gesund seien. Jedenfalls gilt das nicht für jeden von uns. Viele Menschen befürchten, dass ohne Milch ihre Kalziumversorgung nicht sichergestellt ist und ihnen deswegen Osteoporose droht. Aber das ist ein Irrtum. Klinische Studien zeigen, dass Milch und Milchprodukte nur geringen oder gar keinen Einfluss auf Dichte und Festigkeit des Knochenapparates haben. Laut anderen Studien ergibt sich aus dem regelmäßigen Konsum von Milchprodukten dagegen ein höheres Risiko, an bestimmten Krebsformen zu erkranken.

Im Übrigen gibt es eine große Auswahl an pflanzlichen Alternativen, die Sie als Kalziumquellen in Ihren Ernährungsplan aufnehmen können: Rosenkohl, Weißkohl, Blattkohl, Brauner Senf (Sareptasenf), Sellerie, Spinat, Mangold, Rübstiel sowie Orangen und Sesam/Tahin.

Co-Autor Deepak Chopra respektiert die Forschungsergebnisse und kritischen Stimmen zum Milchkonsum, gibt aber zu bedenken, dass sowohl in Indien als auch in der westlichen Welt Milchprodukte seit Jahrhunderten Teil der traditionellen Kost sind. Getreu unserem Grundsatz, dass kein Nahrungsmittel verteufelt werden sollte, sind wir der Ansicht, dass im Zweifelsfall die persönliche Erfahrung der beste Ratgeber ist. Achten Sie also möglichst sensibel darauf, wie Ihr Körper auf verschiedene Lebensmittel reagiert. Aus medizinischer Sicht gibt es jedenfalls keine Bedenken gegen den Verzicht auf Milchprodukte, solange Ihrem Körper (teils über die Nahrung und teils über das Sonnenlicht) in ausreichender Menge Vitamin D zur Verfügung steht, das er zur Kalziumverwertung benötigt. Es wäre vielleicht auch den Versuch wert, Milchprodukte für zwei Wochen fortzulassen, um zu sehen, ob sich damit Ihre Verdauung verbessert und Ihr Energieniveau erhöht.

Verarbeitetes Soja: In den Vereinigten Staaten ist Soja inzwischen weitgehend gentechnisch verändert. Damit zählt es zu den wichtigsten Allergieauslösern unter den Nahrungsmitteln und ist für viele Menschen unverträglich. Vielleicht denken Sie bei Soja vor allem an Tofu; tatsächlich sind aber Derivate und hochgradig verarbeitete Formen von Soja in allen erdenklichen verpackten Lebensmitteln enthalten. Wenn Sie sich zum Beispiel die Zutatenliste von Energie- oder Proteinriegeln durchlesen, werden Sie in den meisten von ihnen »Soja-Proteinisolat« entdecken, ein fragmentiertes und stark verarbeitetes Sojaderivat. Wenn Sie kein Soja in Bioqualität bekommen, das weder von gentechnisch verändertem Saatgut noch dessen Derivaten stammen darf, sollten Sie lieber ganz darauf verzichten. Stattdessen können Sie auf biologisch erzeugtes Miso, Tempeh oder Nattō ausweichen, lauter hervorragende Sojaprodukte, mit denen Sie Ihren Speisezettel anreichern können. Durch den langen Fermentierungsprozess sind sie sogar noch leichter verdaulich und besser vom Körper aufzuschließen.

Gluten: Gluten oder Klebereiweiß macht in Weizen, Gerste und Roggen den größten Proteinanteil aus. Wie Soja gehört Gluten zu den wichtigsten Nahrungsmittelallergenen. Es kann zu Blähungen, aber auch zu Darmentzündungen führen und Autoimmunerkrankungen hervorrufen oder verschlimmern. Eine schwere Form der Glutenunverträglichkeit ist die Zöliakie. Jedoch können auch Menschen, die nicht unter dieser Erkrankung leiden, empfindlich auf Gluten reagieren. Insbesondere Weizen wird überdies exzessiv mit Pestiziden behandelt und oft auf ausgelaugten, mineralstoffarmen Böden angebaut. Wenn Sie Blähungen oder andere Verdauungsprobleme haben, können Sie versuchen, sich für zwei Wochen glutenfrei zu ernähren, um zu sehen, ob sich die Symptome bessern und Ihnen mehr Energie zur Verfügung steht. Meiden Sie unter den glutenfreien Lebensmitteln aber minderwertige und verarbeitete Produkte und greifen Sie stattdessen zu Bio-Vollwertkost.

**Zigaretten, Kaffee, Alkohol:** Nein, Zigaretten sind natürlich kein Nahrungsmittel, sollen hier aber wegen ihrer massiven Auswirkungen auf Ihre Gesundheit und Schönheit erwähnt werden. Zusammen mit Koffein und Alkohol behindern sie die Zirkulationswege im Körper und haben wesentlichen Anteil an vorzeitiger Alterung.

**Tierische Fette:** Schränken Sie Ihren Konsum von rotem Fleisch und Milchprodukten, aber auch von künstlichen Transfetten wie (minderwertiger) Margarine möglichst ein oder wählen Sie zumindest besonders magere Fleischsorten aus. Ob Cholesterin tatsächlich so schädlich ist, wie in den vergangenen Jahrzehnten behauptet, ist eine Frage, die heute vielfach diskutiert wird. Es kann trotzdem nicht schaden, sich beim Verzehr von tierischem Fett zurückzuhalten, zumal sich arsenhaltige pharmazeutische Wirkstoffe, Kolibakterien und Hormone darin anreichern können.

---

**»Flüssiges Gold« – das Zirkulationselixier**

Hier ein Mixgetränk, mit dem Sie Bienenpollen auf sehr schmackhafte Weise in Ihren Speiseplan integrieren können. Bereiten Sie sich diesen Energiespender am späten Vormittag oder Nachmittag zu und genießen Sie ihn schluckweise.

1 Esslöffel Chia-Samen
1–1½ Tassen Kokoswasser
1 reife geschälte Banane
1 Esslöffel Bienenpollen (plus/minus, je nach persönlichem Geschmack*)

Die Chia-Samen mindestens 30 Minuten in Wasser quellen lassen. Anschließend alle Zutaten im Mixer vermengen.

* Beginnen Sie aber wie gesagt mit sehr geringen Mengen, um sicherzugehen, dass Sie Bienenpollen vertragen. Bei einer Pollenallergie sollten Sie von einem Verzehr ganz absehen.

## Verdauung und Alterungsprozess

Nicht nur für eine gute Zirkulation, sondern auch für eine ausreichende Zell- und Gewebeversorgung ist eine optimale Verdauung entscheidend. Feste Abfallstoffe scheidet der Körper über den Verdauungstrakt aus. Ist dieser Ausscheidungsprozess mehr oder weniger stark behindert, kann das zu einer Ansammlung von Giftstoffen im Körper führen. Eine Selbstvergiftung des Körpers kann die Folge sein, wenn Giftstoffe über die (geschädigte) Darmwand in die Blutbahn gelangen (gemeinhin bezeichnet als Leaky-Gut-Syndrom).

Auch Leber, Nieren, Lungen und Haut sind Organe mit Ausscheidungsfunktionen, die sie umso besser erfüllen können, je weniger gestaut die Darmpassage ist. Als enterohepatischen Kreislauf oder auch Darm-Leber-Kreislauf bezeichnet man das enge anatomische und funktionale Zusammenwirken von Leber und Magen-Darm-Trakt. Aus einer Studie geht hervor, dass die Einnahme von probiotischen Bakterienkulturen zur Unterstützung der Darmflora auch die Leberfunktion unterstützt.

Auch zwischen Darmgesundheit, Leberfunktion und Hautbild besteht ein enger Zusammenhang. Viele Menschen, die unter Darmträgheit leiden, berichten, dass mit dem Abklingen ihrer Verdauungsbeschwerden auch hartnäckige Teintprobleme wie Akne oder fettige Haut verschwinden, deren Ursache möglicherweise eine überlastete Leber war. Laut einer weiteren Studie findet sich bei Akne zehnmal häufiger eine bakterielle Fehlbesiedelung des Dünndarms, mit deren Regulierung auch eine wesentliche Besserung des Hautbildes einhergeht. Bereits 1961 hat der Arzt Robert Siver in einer Studie den Zusammenhang an dreihundert Akne-Patienten untersucht. Bei achtzig Prozent der Probanden zeigten sich wesentliche Besserungen des Hautbildes, wenn sie ein handelsübliches Präparat mit probiotischen Bakterienkulturen einnahmen. Auch neuere Untersuchungen zeigen, dass bei zusätzlicher Einnahme von Probiotika eine herkömmliche Akne-Therapie besser anschlägt. Umgekehrt bleiben Nahrungsergänzungsmittel wie Biotin (Vitamin $B_7$), Vitamin C oder Zink (das gegenwärtig bei Akne empfohlen wird) bei

Haar- und Teintproblemen wirkungslos, solange die Verdauung nachhaltig gestört ist, weil der Darm sie dann nicht richtig verwerten kann.

Eine gut funktionierende Verdauung erleichtert Ihnen auch das Abnehmen und hilft dabei, Ihr Wunschgewicht zu halten. Hingegen ist gut dokumentiert, dass Fettleibigkeit vielfach mit einer erheblich beeinträchtigten Darmfunktion einhergeht. Stark übergewichtige Menschen verdauen schlechter, verwerten die Nahrung weniger gut, leiden häufiger an Magen-Darm-Erkrankungen, weisen nicht selten eine anfällige oder krankhaft veränderte Darmflora sowie ein geschwächtes Immunsystem auf und sind in ihrem Wohlbefinden allgemein stärker beeinträchtigt.

Wenn Sie unter Verstopfung leiden, sollten Sie Ihrer Gesundheit und Schönheit zuliebe unbedingt etwas dagegen tun. Ein weiteres unliebsames Symptom eines trägen Darms sind Blähungen. Und es ist alles andere als angenehm, wenn bei der Einladung zum Abendessen die Nähte des Kleides nachzugeben drohen oder in der Mitarbeiterversammlung der zu enge Hosenbund unsere ganze Aufmerksamkeit auf sich zieht, weil die sich ausdehnende Leibesmitte mehr Raum beansprucht, als unsere Kleidung vorsieht.

Blähungen sind ein Hinweis darauf, dass mit Ihrer Verdauung etwas nicht in Ordnung ist. Zum Glück haben wir viele Empfehlungen für Sie parat, wie dem Problem ein für alle Mal beizukommen ist.

## Wirkungsvolle Mittel, mit denen Sie Ihre Verdauung unterstützen und Blähungen für immer verbannen

Mit den nun folgenden Tipps können Sie Ihre Verdauung auf Trab bringen, Verstopfung beheben, etwas gegen unregelmäßige, schmerzhafte oder unvollständige Entleerung tun, Blähungen für immer beseitigen und ganz allgemein Ihr Energieniveau erhöhen.

## Sind Sie chronisch dehydriert?

Vielen Menschen ist gar nicht bewusst, dass sie unter chronischer Dehydratation leiden. Viele Schönheitsprobleme wie dünner werdendes Haar und trockene Haut werden durch eine anhaltende Austrocknung des Körpers verursacht oder zumindest verschlimmert. Dehydratation kann dazu führen, dass Ihre Nieren und andere Organsysteme Wasser zurückhalten. Stoffwechselabfallprodukte werden dann unter Umständen nicht mehr ausreichend ausgeschwemmt. Es kommt zu einem Rückstau und vorzeitiger Alterung.

Vielleicht müssen Sie mehr trinken, als Sie glauben, um für einen ausgeglichenen Wasserhaushalt zu sorgen. Das gilt vor allem dann, wenn Sie in einem trockenen Klima leben, beim Workout viel schwitzen, Alkohol trinken, Kaffee in beträchtlichen Mengen konsumieren oder einer Diät mit einem hohen Eiweißanteil folgen (Ihr Körper benötigt dann mehr Wasser, um den im Eiweiß enthaltenen Stickstoff über die Nieren auszuscheiden).

Wie viel Wasser brauchen Sie also? Das hängt von Ihrer Größe ab, von Ihrem Gesundheitszustand, Ihrem Wohnort und davon, wie viel Sie sich bewegen. Als Faustregel gilt die sehr allgemeine Empfehlung, dass Sie pro Kilogramm Körpergewicht täglich 35 Milliliter Wasser trinken sollten. Bei einem Gewicht von 60 Kilogramm benötigen Sie also gut zwei Liter Wasser am Tag. Achten Sie darauf, dass Ihr Urin klar und hellgelb bleibt, und trinken Sie immer genug, bevor Sie starken Durst entwickeln.

Halten Sie auch stets eine Flasche mit zimmerwarmem Wasser bereit: auf Ihrem Schreibtisch, in der Handtasche, im Auto. Wenn Sie Smoothies und Gemüsesäfte trinken, führen Sie sich auch darüber Flüssigkeit zu. Saftiges Obst und Gemüse wie Gurken und Sellerie erfüllen den gleichen Zweck. Wenn Sie Alkohol trinken, der dehydrierend wirkt, sollten Sie am folgenden Tag umso mehr Wasser trinken. Auch während des Alkoholkonsums, ebenso davor und danach, ist es wichtig, mit reichlich Wasser seiner dehydrierenden Wirkung entgegenzuwirken.

## Probiotische Bakterienkulturen

Hochwertige Probiotika können dazu beitragen, Ihre Darmflora ins Gleichgewicht zu bringen und damit Ihre Verdauung zu verbessern. Denken Sie bei der Auswahl eines Produktes aber daran, dass es hier nicht um Zahlensuperlative geht. Achten Sie also nicht nur auf die Anzahl der Bakterien, sondern auf ein möglichst breites Spektrum von Bakterienstämmen. Am besten eignen sich im Boden vorkommende Bakterienarten *(soil-based organisms/SBO),* weil nur sie den Angriff Ihrer Magensäure unbeschadet überstehen und sich so dauerhaft in Ihrem Darm ansiedeln können. Sinnvoll ist auch ein Kombinationspräparat aus Probiotika und Präbiotika, also aus Bakterienkulturen plus geeigneter Bakteriennahrung.

## Ballaststoffe

Um Ihre Versorgung mit Ballaststoffen zu verbessern, sollten Sie generell viel Gemüse essen, und zwar möglichst zu jeder Hauptmahlzeit. Die Bakterien, die uns als sogenannte Darmflora bei der Verdauung unserer Nahrung behilflich sind, ernähren sich ihrerseits von den für uns unverdaulichen Ballaststoffen. In unserem Verdauungstrakt gibt es zwischen 500 und 2000 dieser Mikroorganismen mit ganz unterschiedlichem Nährstoffbedarf. Es ist also wichtig, sich möglichst abwechslungsreich zu ernähren und sich dabei die ganze Vielfalt des pflanzlichen Nahrungsangebots aus Gemüse, Getreide und Obst zunutze zu machen. Damit Ihnen keine Ballaststoffe verlorengehen, sollten Sie sich stets vollwertig ernähren. Essen Sie also ganze Früchte, anstatt Fruchtsaft zu trinken, kaufen Sie Naturreis statt weißen Reis und ziehen Sie zuckerhaltigen Müslis zum Beispiel reines Haferschrot vor. So decken Sie auf sehr viel gesündere Weise Ihren Ballaststoffbedarf als mit entsprechenden Zusätzen.

## Wie Sie mehr Ballaststoffe zu sich nehmen und dabei Blähungen vermeiden

Bei der Ernährung von innen geht es vor allem um eine möglichst naturbelassene Vollwertkost mit hohem Gemüseanteil. Wenn Sie mehr Gemüse und vegetarische Gerichte auf den Tisch bringen und zwischendurch gesunde Mixgetränke wie den Glowing-Green-Smoothie (siehe oben) trinken, nehmen Sie dabei automatisch auch mehr Ballaststoffe auf. Etwas Besseres können Sie für Ihre Gesundheit gar nicht tun. Ballaststoffe helfen zu entschlacken, transportieren Giftstoffe aus dem Körper und verhelfen so Ihrer Schönheit zu ihrer natürlichen Strahlkraft. Erhöhen Sie allerdings Ihre Ballaststoffzufuhr zu abrupt, kann es in der Umstellungsphase verstärkt zu Blähungen kommen.

Um eine stärkere Gasbildung zu vermeiden, sollten Sie viel Wasser trinken. Ballaststoffe bestehen überwiegend aus unverdaulichen Kohlenhydraten. Sie sind hervorragend dazu geeignet, Ihren Mahlzeiten mehr Volumen zu geben, ohne ein Völlegefühl zu bewirken und mit zusätzlichen Kalorien zu Buche zu schlagen. Ballaststoffe nehmen allerdings viel Wasser auf. Ein Ungleichgewicht von Ballaststoffen und Flüssigkeit im Körper kann zu einer verlangsamten Darmpassage führen, die wiederum eine vermehrte Gasbildung und somit Blähungen mit sich bringt. Trinken Sie daher viel Wasser (Zimmertemperatur!), jedoch zwischen den Mahlzeiten. Zu den Mahlzeiten viel zu trinken empfiehlt sich nicht, weil dadurch die Magensäfte verdünnt werden, was den Verdauungsprozess verlangsamt und folglich wiederum blähungsfördernd wirkt.

Zumindest anfänglich und während der Umstellung Ihrer Ernährung ist gedämpftes Gemüse bekömmlicher als Rohkost, weil die Ballaststoffe auf diese Weise bekömmlicher sind. Da auch der Glowing-Green-Smoothie »Vollwertkost« ist, sollten Sie ihn langsam genießen und dabei jeden Schluck »kauen«. Sie werden sich sehr schnell an die ballaststoffreichere Kost gewöhnen und sich nicht nur entschlackter fühlen, sondern darüber hinaus mit einem strafferen und flacheren Bauch belohnt werden!

### Warmes Wasser

Ein Glas warmes Wasser am Morgen (mit etwas Zitronensaft) kurbelt die Verdauung an und sorgt für eine bessere Ausscheidung. Dieses kleine Morgenritual ist außerdem gut für Ihren Wasserhaushalt, der wie gesagt von großer Bedeutung ist. Eine gute Idee ist es auch, früher aufzustehen, um für den Toilettengang die nötige Ruhe zu haben. Ihr Darm mag es nämlich nicht, unter Zeitdruck zu geraten. Geben Sie ihm also, nachdem Sie Ihr Glas warmes Wasser getrunken haben, ausreichend Zeit, um zu entspannen und »loszulassen«.

### Meiden Sie Schwerverdauliches

Besonders industriell erzeugte Fertigware, Gebratenes und Frittiertes sowie Milchprodukte machen Ihrem Verdauungsapparat zu schaffen.

*Entgiftung bedeutet Verschönerung.*

### Legen Sie zwischen den Mahlzeiten Pausen ein

Lassen Sie zwischen den Mahlzeiten mindestens drei Stunden verstreichen, anstatt sich »durch den Tag zu futtern«. Auf diese Weise wird die Nahrung gründlicher verdaut. Blähungen entstehen auch dadurch, dass Ihr Verdauungstrakt ständig neue Zufuhr erhält, mit deren Verarbeitung er dann kaum noch nachkommt. Vereinfachen Sie auch Ihre Mahlzeiten, indem Sie sie mit weniger Zutaten zubereiten.

### Verwenden Sie verdauungsfördernde Gewürze

Stärken Sie Ihr *Agni,* das »Verdauungsfeuer« im Ayurveda, durch Gewürze wie Kurkuma, Kreuzkümmel, schwarzen Pfeffer und Ingwer. Sie können sie Pfannengerichten, Suppen oder Salaten hinzufügen oder sich Ihren eigenen Gewürztee daraus zubereiten.

### Nehmen Sie vor den Mahlzeiten Verdauungsenzyme ein

Sie sind als Kapseln oder Dragees erhältlich, helfen bei der Aufspaltung der Nahrung und unterstützen so den Verdauungsprozess und die Verwertung der Nährstoffe. Es gibt eine ganze Reihe verschiedener Verdauungsenzyme, die je nach Präparat unterschiedlich kombiniert sind. In einer groben Einteilung gilt: Proteasen spalten Proteine, Lipasen spalten Fette, und Amylasen spalten Kohlenhydrate.

### Meiden Sie kohlensäurehaltige Getränke

Auch ganz normales Sprudelwasser kann Blähungen verursachen oder verschlimmern.

### Dünsten Sie Ihr Gemüse

Essen Sie während der Ernährungsumstellung Ihr Gemüse lieber gedünstet als roh. Die Ballaststoffe werden auf diese Weise bekömmlicher.

### Essen Sie langsam und nicht zu üppig

Die letztere Empfehlung klingt eigentlich selbstverständlich, aber gerade hastiges Essen verleitet zu Völlerei. Wenn Sie Ihre Mahlzeiten vor dem Computer in sich hineinschlingen oder, nach einem langen Arbeitstag ausgehungert zu Hause angekommen, in Rekordzeit eine Riesenportion verdrücken, kennen Sie das Problem und wissen, dass zu schnelles Essen mit zu üppigem Essen oft Hand in Hand geht. Lassen Sie sich also Zeit – und in Ihrem Magen genügend Platz, um mit einer Mahlzeit fertig zu werden. So beugen Sie einmal mehr Blähungen vor.

### Reduzieren Sie in jeder Mahlzeit den Fettanteil

Fett wird langsamer verdaut als Eiweiß und Kohlenhydrate und kann, wenn Sie zu viel davon auf einmal verzehren, ein unangenehmes Völlegefühl und Blähungen nach sich ziehen. Zwar sollte Ihr täglicher Ernährungsplan die richtige Menge an den richtigen Fetten vorsehen, aber eben auch nicht mehr (Näheres dazu in *Umstellung 3:* »Erste Schönheitsgleichung«). Meist kommen Sie beim Kochen mit wenig Öl aus. Erwägen Sie, sich eine Pfanne mit keramischer Antihaftbeschichtung (nicht

Teflon!) zu besorgen, die beim Braten nur wenig Fettzugabe erfordert und leicht zu reinigen ist.

### Weichen Sie Hülsenfrüchte und Getreide über Nacht ein

Phytinsäure, Oligosaccharide (eine Zuckerart) und Enzymhemmstoffe, die in Getreide und Hülsenfrüchten enthalten sind, binden Mineralstoffe und verhindern so deren Aufnahme durch den Körper. Das Einweichen kann diesen Effekt aufheben, verbessert die Nährstoffaufnahme und beugt Blähungen vor.

### Wählen Sie Ihr Gemüse mit Bedacht

Kreuzblütler wie Brokkoli, Blumenkohl und Rosenkohl sowie Blattgemüsesorten sind außerordentlich nährstoffreich, können aber aufgrund der in ihnen enthaltenen Zucker- und Stärkearten blähend wirken. Dasselbe gilt für Grünkohl, der als ein neuerdings sehr beliebtes »Superfood« reich an Mineralien, Vitaminen und Aminosäuren ist, aber gemeinsam mit Brokkoli, Blumenkohl und Rosenkohl zur Familie der Kreuzblütler gehört. Wenn Sie also häufig unter Blähungen leiden – aber auch gerade dann, wenn Sie dabei sind, Ihre Ernährung umzustellen –, sollten Sie den Verzehr von Kohlgemüse einschränken und dafür mehr Blattgemüse (zum Beispiel auch als Salat) essen.

### Essen Sie Ananas

Die Tropenfrucht enthält das Enzym Bromelain, das bei der Eiweißaufspaltung hilft und verdauungsfördernd wirkt. Versuchen Sie Ananas als Obstanteil im Glowing-Green-Smoothie oder essen Sie eine Schale frisch geschnittene Ananas als zweites Frühstück.

### Meiden Sie scharfe und stark gewürzte Speisen

Besonders wenn Sie einen empfindlichen Magen haben, können scharfe Saucen und Gewürze wie Chilipulver, aber auch Knoblauch, Zwiebeln und Essig reizende und blähende Wirkung haben. Geben Sie dann frischen aromatischen Kräutern wie Basilikum, Oregano und Petersilie den Vorzug.

### Verwenden Sie keine Trinkhalme

Sie führen leicht dazu, dass Sie Luft verschlucken. Auch das Kauen von Kaugummi hat diesen Effekt und führt damit zur Luftansammlung im Bauch. Intensives Kauen ist für Ihren Körper außerdem ein Signal, Verdauungsvorgänge einzuleiten, weshalb ein »zweckloser« Kauvorgang, der keine verwertbare Nahrung liefert, eine Irreführung Ihres Verdauungssystems darstellt.

## Tägliche Entgiftung

Die meisten von uns verwenden viel Aufmerksamkeit auf die Frage, was sie ihrem Körper zuführen. Genauso wichtig wie eine ausreichende Versorgung ist jedoch eine effektive *Ent*sorgung. Um Ihr ganzes Schönheitspotenzial zu entfalten, müssen Sie Ihre Zellentgiftung konsequent unterstützen.

Physiologisch gesehen lassen sich zwei Klassen giftiger Substanzen unterscheiden: *exogene Toxine,* also Schadstoffe und Chemikalien, die wir aus der Umwelt aufnehmen, und *endogene Toxine,* also im Körper selbst anfallende natürliche Stoffwechselnebenprodukte. Ihre Zellen erneuern sich ununterbrochen in einem Prozess, der zwei entgegengesetzte Aspekte umfasst, den *Anabolismus* oder Aufbau von Stoffen und den *Katabolismus* oder Abbau von Stoffen. Das bedeutet, dass sich Ihr Körper Tag für Tag einer enormen Menge zellularer Abfallstoffe zu entledigen hat. Läuft dieser Entsorgungsprozess nicht effektiv genug ab, führt das zu einer Giftansammlung im Körper, die ihn stark belasten kann.

Entgiftung ist ein natürlicher Vorgang, der ganz ohne unser Zutun stattfindet. Dennoch können wir etwas tun, um seine Wirksamkeit zu erhöhen. Den täglichen Entgiftungsprozess zu unterstützen ist eine wichtige Maßnahme zum Erhalt schöner, reiner Haut und eines jugendlichen Erscheinungsbildes.

**Ist Ihr Körper mit Giftstoffen belastet?**
Welche der folgenden Symptome können Sie an sich beobachten?

- O   schwerer Kopf, Benommenheit
- O   häufige Magenverstimmungen oder Blähungen
- O   chronische Beschwerden oder Schmerzen
- O   Verstopfung und andere Verdauungsbeschwerden
- O   Körpergeruch
- O   schlechter Atem
- O   ständige Müdigkeit
- O   fahle, erschlaffende Haut
- O   starkes Verlangen nach Süßigkeiten
- O   Aufwachen mit verstopfter Nase
- O   belegte Zunge

Wenn drei oder mehr dieser Symptome auf Sie zutreffen, kann es sinnvoll sein, Ihrer körpereigenen Entgiftung ein wenig unter die Arme zu greifen.

## Die Leber, Ihr Schönheitsorgan

Die Leber ist unser wichtigstes Entgiftungsorgan, ein bis zu zwei Kilogramm schweres Kraftpaket, das ohne Unterlass arbeitet, um Ihr Blut von Giftstoffen zu reinigen, Bakterien zu eliminieren und Schadstoffe zu neutralisieren. Gut einen Liter Blut filtert sie in jeder Minute und kümmert sich dabei um all die chemischen oder pharmazeutischen Wirk-, Zusatz- und Konservierungsstoffe, Pestizide, Rückstände und zahllosen weiteren Substanzen, die Sie wissentlich oder unwissentlich Ihrem Körper zuführen. Nach ihrem Abbau entlässt die Leber sie in den Verdauungstrakt oder führt sie in wasserlöslicher Form den Nieren zu, über die sie mit dem Urin ausgeschieden werden.

Zusätzlich zu seinen Entgiftungsaufgaben ist dieses vielseitige Organ Hüter einiger Schönheitsessenzen, indem es neben Eisen, Kupfer und

Glukose auch die Vitamine A, B$_{12}$ und D speichert und bei Bedarf an das Blut abgibt. Überdies ist die Leber ein wichtiger »Fatburner«, da sie Gallensäure produziert, die eine wichtige Rolle bei der Fettverdauung und -resorption spielt.

Das führt uns zum Cholesterin, ein weiteres Thema, das uns die Bedeutung der Leber vor Augen führt. Der Zusammenhang zwischen Cholesterin und Herzinfarkt, heute die Haupttodesursache sowohl unter Frauen als auch unter Männern, wird seit Jahrzehnten diskutiert. Wir haben uns dabei an die Vorstellung gewöhnt, dass Cholesterin per se schlecht ist. Tatsächlich jedoch ist Cholesterin ein wichtiger Zellbestandteil und wird als solcher zum größten Teil vom Körper selbst produziert. Über diese Tatsache herrscht Einigkeit, weitgehend auch darüber, dass ein erhöhter LDL-Cholesterin-Spiegel, also der Anteil des »schlechten« Cholesterins im Blut, ein Gesundheitsrisiko darstellt. Strittig wird die Angelegenheit dagegen bei der *Bewertung* des Cholesterins, das wir mit der Nahrung zu uns nehmen. Es ist hinlänglich nachgewiesen, dass ein hoher (LDL-)Cholesterin-Spiegel im Blut ein Risiko für Herz-Kreislauf-Erkrankungen darstellt. Keineswegs ist dieser Erweis aber für das Cholesterin in Lebensmitteln erbracht.

Die Leber funktioniert wie eine Fettaufbereitungsanlage, die das Fett, das wir mit der Nahrung aufnehmen, in für den Körper verwertbares Fett umwandelt. Die Effektivität dieser Fettumwandlung ist genetisch bedingt. Manche Menschen ernähren sich cholesterinreich, ohne deshalb hohe Cholesterinwerte zu haben; sie dürfen sich also über eine robuste Leberfunktion freuen. Andere Menschen haben nicht so viel Glück und weisen selbst bei einer fettarmen Ernährung hohe Cholesterinwerte auf. Die meisten bewegen sich in dieser Hinsicht jedoch in einem mittleren Bereich, was bedeutet, dass mit der Nahrung aufgenommenes Cholesterin zu einem moderaten Anstieg des Cholesterinspiegels im Blut führt. Diese eher flache Anstiegskurve wird als das gesunde Maß betrachtet, hat aber die Tendenz, mit zunehmendem Alter steiler zu werden. Diese Tatsache kann wiederum erblich bedingt sein, nicht unwahrscheinlich ist aber auch, dass unter der Last unserer typischen fettreichen Ernährung im Laufe der Jahrzehnte die Leberfunktion abnimmt. Solange diese Fragen nicht eindeutig geklärt sind, kann es jedenfalls nicht schaden, auf Nummer sicher zu gehen, das heißt Lebensmittel zu bevorzugen, die reich an Omega-3-Fettsäuren sind, und weitgehend solche zu meiden, die viele »schlechte« Fette enthalten wie rotes Fleisch. »Gute« Fette, die sich günstig auf den Blutfettspiegel auswirken, finden sich zum Beispiel in Chia-Samen. Weiter unten (im Abschnitt »Die erste Schönheitsgleichung: Essentielle Fettsäuren«) werden wir noch näher auf das Thema eingehen.

Die von der Leber produzierte Gallensäure wird anschließend in der Gallenblase gespeichert und von dort an den Dünndarm abgegeben, wo sie an der Aufspaltung von Fetten beteiligt ist. Die Traditionelle Chinesische Medizin sieht in der Leber ein für die Zirkulation des Blutes und der Lebenskraft Chi zentral wichtiges Organ. Eine gesunde, gut funktionierende Leber gilt dort auch als Voraussetzung für Fruchtbarkeit und eine gesunde Menstruation.

Wenn die Leber überlastet ist, funktioniert sie nicht mehr richtig und kann ihre wichtigen Aufgaben nicht mehr vollständig erfüllen - von der Entgiftung über die Fettverbrennung bis zur Blutreinigung. Die Folgen spüren wir dann in Form von Energieverlust, vorzeitigen Alterns und einer Einbuße an Schönheit. Ist Ihre Leber hingegen in der Lage, den Körper effektiv von Giftstoffen zu befreien, zeigt sich das in einem schöneren und klareren Hautbild, einer besseren Versorgung der Haarwurzeln mit Nährstoffen und einem allgemein höheren Energieniveau.

Die wirklich gute Nachricht ist, dass die Leber ein sehr geduldiges Organ mit einer enormen Regenerationsfähigkeit ist. Solange sie nicht stark geschädigt ist, wie zum Beispiel bei einer Leberzirrhose, können wir sehr viel tun, um ihre Regeneration zu unterstützen, auch wenn wir sie in der Vergangenheit arg misshandelt haben sollten. Für Ihre Leber Sorge zu tragen ist also eine eminent wichtige Schönheitsaufgabe. Nach all den Tipps zur Unterstützung der Funktionen Ihres Magen-Darm-Traktes hier nun eine Reihe von Maßnahmen und Lebensmitteln, die bestens geeignet sind, Ihre Leber zu versorgen und bei ihrer Entgiftungsarbeit zu unterstützen.

## Meiden Sie Eiweißdiäten mit hohem Proteinanteil

Proteinreiche Diäten sind sehr populär geworden, weil sie schnelles Abnehmen versprechen, bergen aber auch Risiken, da sie den Alterungsprozess beschleunigen und die Entstehung von Krankheiten begünstigen können. Die meisten Menschen nehmen heute weit mehr Eiweiß zu sich, als ihr Körper benötigt. Forschungen zeigen, dass ein hoher Eiweißkonsum über einen längeren Zeitraum das Krebsrisiko erhöht, eine bestehende koronare Herzkrankheit rasch fortschreiten lässt, Skeletterkrankungen fördert sowie Nieren- und Leberfunktion beeinträchtigt. Zu viel Eiweiß kann also durchaus schädlich sein (vgl. auch den Abschnitt »Eiweiß/Protein« in *Umstellung 3*). Fazit: Übertreiben Sie es nicht und achten Sie auf ein bekömmliches Maß.

Auch beim Proteinstoffwechsel spielt die Leber eine Rolle. Sie verwandelt Aminosäuren in den Energieträger Glukose und entzieht dem Blut Ammoniak, ein natürliches Abfallprodukt des Proteinstoffwechsels. Außerdem produziert die Leber nicht-essentielle Aminosäuren. Ein Überangebot an Proteinen belastet die Leber. Reduzieren Sie vor allem den Anteil des tierischen Eiweißes in Ihrer Ernährung und bereiten Sie sich häufiger nährstoffreiche vegetarische Gerichte zu. Auf diese Weise helfen Sie Ihrer Leber dabei, ihre zentralen Aufgaben zur Förderung Ihrer Gesundheit und Schönheit optimal zu erfüllen.

## Schränken Sie Ihren Arzneimittelverbrauch ein

Greifen Sie nur dann zu rezeptfreien Medikamenten, wenn es wirklich nötig ist. Dazu gehören auch Schmerzmittel mit dem Wirkstoff Paracetamol, von dem Untersuchungen gezeigt haben, dass er die Leber stark belasten kann. Arzneimittel können in Notfällen und bei der Behandlung verschiedener Krankheitsbilder wertvolle Dienste leisten. Bedenken Sie aber, dass Ihre Leber die Wirkstoffe abbauen muss. Wenn Sie Kopfschmerzen haben, legen Sie sich hin und trinken Sie viel Wasser, anstatt sofort eine Tablette einzuwerfen. Ihre Leber wird es Ihnen danken. Sehr oft ist eine ausreichende Flüssigkeitszufuhr, die Vitamin-B-Versorgung mit Hilfe einer Banane oder eine Massage gegen den Stress ausreichend, um die Kopfschmerzen zu lindern. Sprechen Sie im Zweifel mit Ihrem Arzt, welche rezeptpflichtigen Medikamente wirklich notwendig sind.

## Ersetzen Sie industriell verarbeitete Lebensmittel möglichst durch Bioprodukte

All die Konservierungsstoffe, künstlichen Farbstoffe, Pestizide und anderen Chemikalien, die in Fertigprodukten enthalten sind, können die Stoffwechselvorgänge in der Leber empfindlich stören.

## Nehmen Sie mehr pflanzliche Nahrung zu sich

Essen Sie mehr Obst und vor allem Gemüse, was wichtig für die Versorgung Ihrer Leber ist. Das erreichen Sie leicht, indem Sie sich täglich den Glowing-Green-Smoothie mixen, zu den Mahlzeiten größere Salatportionen zubereiten und frisch geschnittene Rohkost zum Knabbern bereitstellen.

## Beginnen Sie Ihren Tag mit einem Glas warmem Zitronenwasser

Wasser hilft dabei, Schlacken aus dem Körper zu spülen, und unterstützt nicht nur Ihre Leber in ihren vielfältigen Aufgaben, sondern die Funktionen Ihres gesamten Organismus. Das warme Zitronenwasser reinigt und regt die Leber an, macht den Gallensaft dünnflüssiger und verhindert zugleich übermäßigen Gallenfluss. Es unterstützt die Verdauung und weist sogar eine ähnliche Molekularstruktur auf wie Speichel und Magensäure.

## Trinken Sie leberstärkenden Mariendistel-Tee

Aus mehreren, wenn auch noch vorläufigen Studien geht hervor, dass die Wirkstoffe der Mariendistel (insbesondere ein Flavonoid-Gemisch namens Silymarin) die Leber vor Schadstoffen schützen.

## Meiden Sie Gebratenes

Das gilt insbesondere für Lebensmittel, die in hocherhitztem Pflanzenöl frittiert wurden (wie Kartoffelchips). Solche mehrfach verwendeten, unter Umständen ranzigen Öle können Ihre Verdauungsorgane und insbesondere die Leber stark belasten. Auch von hocherhitztem Olivenöl ging in Labortests oxidativer Stress für die Leber aus. Verwenden Sie stattdessen lieber Kokosöl, das hohen Temperaturen standhalten kann.

## Folgen Sie den Empfehlungen der Traditionellen Chinesischen Medizin

Ihr zufolge liegt bei einer eingeschränkten Leberfunktion ein Mangel an »Yin« in der Leber vor. Haarverlust und fahle Haut sind die Folgen. Zur Stärkung der Leber empfiehlt diese uralte Heilkunde den Verzehr von Zucchini, Kürbis, Kartoffeln, Süßkartoffeln, Brechbohnen, Rüben, Champignons, Tomaten, Spinat, Karotten, Petersilie, Äpfeln, Bananen, Maulbeeren, Mango, Kokosnuss, Pfirsichen, Litschi, Melonen, Hafer, Tempeh und schwarzem Sesam.

## Essen Sie keine Leber, insbesondere keine Foie gras

Bei unserem Konzept der ursprünglichen Schönheit geht es mehr um eine ausgewogene Lebensweise als um das Befolgen starrer Regeln. Eine feste Regel gibt es aber doch, und die lautet: Lassen Sie die Finger von Gänseleberpastete, französisch *foie gras*. Das mag schick klingen, und manche schwören auf diese »Delikatesse«. Aber es handelt sich buchstäblich um die giftige Leber von Gänsen oder Enten, die vermutlich mit gentechnisch verändertem Mais gemästet wurden. Diese unnatürliche Art der Fütterung führt in den armen Tieren zur Ausbildung einer Fettleber, die zwar einen besonders cremigen und vollmundigen Geschmack haben mag, der aber nichts anderes als ein Krankheitssymptom ist. Auch wenn der Verzehr von Innereien unter Feinschmeckern inzwischen in Mode gekommen ist, sollten Sie diesem Trend nicht folgen und keine Leber essen, weder von Land- noch von Meerestieren. Wenn man weiß, dass die Leber das zentrale Entgiftungsorgan des Körpers und folglich voller Schadstoffe ist, bedarf es dazu eigentlich auch keiner besonderen Aufforderung mehr.

## Essen Sie mehr Grapefruits

Grapefruits sind reich an Vitamin C und Antioxidantien. Ihre natürlichen Inhaltsstoffe helfen Ihrer Leber dabei, giftige und krebserregende

Substanzen aus dem Blut zu filtern, und können sie auch beim Abbau pharmazeutischer Wirkstoffe unterstützen. In einer Laborstudie hat sich überdies gezeigt, dass Grapefruitsaft vor der erbgutschädigenden Wirkung herkömmlicher Krebspräparate schützen kann.

## Versuchen Sie es mal mit Rüben

Rübengemüse ist reich an Flavonoiden und entschlackenden Ballaststoffen und kann die allgemeine Leberfunktion verbessern.

## Essen Sie mehr Blattgemüse

Mit ihrem Gehalt an Chlorophyll und Tausenden von Pflanzenwirkstoffen können Blattgemüse wie Spinat und Romanasalat dabei helfen, Metalle, Chemikalien und Pestizide, die Sie mit der Nahrung aufnehmen, zu neutralisieren, und schützen so zusätzlich die Leber.

## Trinken Sie grünen Tee

Grüner Tee enthält besonders viele Antioxidantien in Form von Catechinen, die die Leberfunktion verbessern helfen.

## Essen Sie mehr Avocados

Avocados sind eine hervorragende Quelle für ein Antioxidans namens Glutathion, das Ihre Leber zum Ausfiltern von Gift- und schädlichen Abfallstoffen nutzt.

## Erhöhen Sie nach und nach den Anteil von Kreuzblütlern in Ihrer Nahrung

Kreuzblütler wie Brokkoli und Rosenkohl und vor allem Kohlrabi und Gartenkresse versorgen den Körper mit Glucosinolaten, organischen Verbindungen, die für eine höhere Konzentration von Verdauungsenzyme sorgen, die Gift-und Schadstoffe aus dem Körper ausleiten helfen. Wenn Sie zu Blähungen neigen oder gerade erst dabei sind, Ihre Ernährung umzustellen, sollten Sie sich bei diesen Gemüsen jedoch zurückhalten oder vorläufig noch auf sie verzichten.

### Verwenden Sie Kurkuma

Das Gewürz wirkt nicht nur entzündungshemmend, sondern kann auch bei der Entgiftung Ihrer Leber helfen, indem es die Gallensaftproduktion stimuliert und damit die Fettverdauung verbessert. Versuchen Sie Kurkuma als Gewürz in Ihrem Repertoire gesunder Gerichte, beispielsweise im Cremigen Masala-Gemüsestew (siehe *Anhang:* »Hauptgerichte«). Auch der nun folgende Leberstärkungstee wird mit Kurkuma zubereitet.

### Leberstärkungstee

Diesen stärkenden, entschlackenden und entzündungshemmenden Gewürztee können Sie sich zu jeder Tageszeit zubereiten, um Ihre Leber zu versorgen und in ihrer Funktion zu unterstützen.

1 Stück Ingwer, etwa halbe Daumengröße
1 Tasse frisch gefiltertes Wasser
Saft einer halben Zitrone
2 Teelöffel roher Honig (oder Kokosblütenzucker)
¼ Teelöffel Kurkumapulver
1 Prise Cayennepfeffer
1 Prise schwarzer Pfeffer

Den Ingwer in dünne Scheiben schneiden und in eine große Tasse geben. Das Wasser aufkochen, den Ingwer damit übergießen und etwa drei Minuten ziehen lassen. Alle übrigen Zutaten hinzufügen und gut umrühren. Genießen Sie diesen Tee, solange er noch warm ist.

### Knabbern Sie Walnüsse

Ebenso wie Avocados sind sie reich an Glutathion und Omega-3-Fettsäuren und unterstützen so die Reinigungsfunktion Ihrer Leber.

# Entgiftung und Alkohol

Natürlich wissen Sie es längst: Wenn Sie sich so weitgehend wie möglich entgiften wollen, sollten Sie Alkohol meiden. Niemand käme auf die Idee, Alkohol für ein Schönheitselixier zu halten. Aber Theorie und Praxis klaffen bekanntlich oft weit auseinander. Während es manchen leichtfällt, auf Alkohol gänzlich zu verzichten, möchten andere ein (oder zwei oder drei) Gläschen ab und an nicht missen und auch mal einen draufmachen (was allerdings, wenn es Ihnen ernstlich um Ihre Schönheit zu tun ist, immer seltener vorkommen sollte).

Alkohol ist ein Lebergift, schädigt also unmittelbar die Leberzellen und beeinträchtigt so die körpereigene Entgiftung. Außerdem wirkt er dehydrierend und lässt Ihre Haut weniger weich und frisch aussehen, vor allem am »Tag danach«. Zweifellos wirkt Alkohol auslaugend. Wenn Sie ihm aber schon zusprechen, sollten Sie dabei ein paar Dinge beachten.

## Meiden Sie Kongenere in Spirituosen

Sollten Sie noch nie von ihnen gehört haben, bedeutet das nicht, dass sie Ihnen nicht schon untergekommen sind. Kongenere sind Mischsubstanzen, die beim Gärungsprozess entstehen und geringe Mengen von Estern, Tanninen, Aldehyden, Aceton und Methanol enthalten können. Sie machen den Großteil des Geschmacks und Aromas hochprozentiger Getränke aus und sind wahrscheinlich für die typischen Katersymptome verantwortlich. Unter den geistigen Getränken enthalten die dunklen Sorten wie Whisky und Scotch mehr Kongenere als die klaren Sorten, können daher zu einem massiveren Kater führen und sind entsprechend schädlicher für den Organismus. Halten Sie sich also, wenn Sie auf Hochprozentiges nicht verzichten wollen, lieber an Wodka oder Gin.

## Halten Sie es schlicht

Am schlichtesten wäre wohl das klassische Schnäpschen im 2-cl-Glas, der sogenannte »Kurze« oder »Shot«. Wenn er nicht zu empfehlen ist, dann weil er gerne gekippt wird und die Übersicht beim Nachschub leicht verlorengeht. Eine bessere Wahl ist es da, an einem einfachen Drink aus

Wodka, Sodawasser und Limette langsam zu nippen. Meiden Sie zuckerhaltige Cocktails, bei denen zur toxischen Wirkung des Alkohols auch noch entzündungsfördernde Effekte hinzukommen. Sie lassen Ihre Haut schneller altern und geben ihr ein mattes Aussehen, sorgen für ein aufgedunsenes Gesicht und dunkle Augenringe. Nehmen Sie also Abstand von Mojito & Co. mit ihrem Rohrzuckeranteil, aber auch von anderen zuckrigen Getränken wie Orangensaft, Limonaden, Energy-Drinks und dergleichen mehr. Ihr Körper ist damit schlichtweg überfordert. Wenn Sie es gerne etwas süßer mögen, versuchen Sie Wodka mit verdünntem, ungesüßtem Cranberrysaft und etwas Stevia, Xylitol oder Kokosblütenzucker. Diesen Drink werden Sie zwar kaum in einer Bar bekommen, aber Sie können ihn für sich und Ihre Freunde zu Hause mixen, wenn Sie sie das nächste Mal zu sich einladen.

## Rot geht über Weiß

Da Rotwein mehr Antioxidantien als Weißwein enthält, ist er im Allgemeinen die bessere Wahl. Aber auch Rotwein kann zu Hautbrennen oder -jucken führen und in manchen Menschen einen Histaminausstoß bewirken. Eine bestehende Rosazea oder Hautrötungen können sich dadurch verschlimmern. Leider ist Wein meist mit Schwefel versetzt, und der im Wein enthaltene Zucker kann eine Candida-Infektion begünstigen und zu Störungen des Zuckerhaushaltes führen. Gilt für Sie keine dieser Einschränkungen, dann ist gegen Rotwein, in Maßen genossen, nichts einzuwenden.

## Überspringen Sie das Bier

Bier sollte nicht das Getränk Ihrer Wahl sein, um Ihren Feierabend einzuleiten (außer bei einem gelegentlichen Umtrunk mit Freunden vielleicht). Der zum Bierbrauen verwendete Hopfen hat eine gewisse Östrogenrelevanz, kann also Ihren Hormonhaushalt stören. Außerdem kann Bier stark blähend wirken und enthält häufig Gluten.

# Der Kater: Was dem vergifteten Körper jetzt guttut

Es ist also passiert. Sie hatten am Abend ein paar Gläser zu viel und wachen mit einem üblen Brummschädel auf. Auf die innere Stimme, die Ihnen riet, zwischendurch auch mal Wasser zu trinken und auf den letzten Cocktail lieber zu verzichten, wollten Sie ja nicht hören. Wer hätte auch gedacht, dass sich das so bitter rächt? Also, was nun?

Zunächst einmal sollten Sie reichlich Wasser (Raumtemperatur) trinken, um die verlorengegangene Flüssigkeit im ganzen Organismus zu ersetzen. Heißes Zitronenwasser, schluckweise getrunken, spült Ihre Leber durch. Fügen Sie etwas Ingwer hinzu, der die Verdauung anregt und dabei hilft, den Restalkohol in Ihrem Körper abzubauen. Auch Kokoswasser ist gut, da es Ihren Körper mit Kalium, Elektrolyten und Vitamin B versorgt und der Dehydratation entgegenwirkt.

Ein ballaststoffreiches Frühstück, zum Beispiel ein glutenfreies Avocado-Sandwich, bringt Sie wieder auf die Beine und ins Lot. Die im Brot enthaltenen Kohlenhydrate nehmen den überschüssigen Alkohol auf und helfen auch Ihrem schmerzenden Kopf. Versuchen Sie es auch mit einer Banane, die ebenfalls Kalium und B-Vitamine enthält und zu ersetzen hilft, was der Alkohol Ihrem Körper entzogen hat. Eine Banane in Haferbrei zerdrückt, ist geradezu ideal.

Als leichtes und wohltuendes Mittagessen empfiehlt sich ein vegetarisches (idealerweise glutenfreies) Sandwich oder ein Gemüse-Wrap mit Hummus. Auch ein großer Teller Linsen- oder Gemüsesuppe mit Naturreis kann Ihnen jetzt guttun. Oder versuchen Sie es mit vegetarischem Sushi. Weißkohl stabilisiert zusätzlich Ihren Blutzuckerspiegel: Eine gesunde Wahl ist daher Krautsalat, den Sie sich mit einer Sauce auf Tahini-Basis zubereiten können. Machen Sie aber einen Bogen um fettreiche Speisen (so verführerisch sie gerade jetzt sein mögen) und unterlassen Sie auch besser den beliebten »Schluck gegen den Kater«. Der Versuch, den Teufel mit dem Beelzebub auszutreiben, belastet nur zusätzlich Ihr Organsystem, und Ihr Körper braucht dann umso länger, um sich von den Folgen Ihrer alkoholischen Exkursion zu erholen.

# Umstellung 3:
# Ernähren Sie sich ausgewogen

Ob in Europa, Asien oder Afrika, Amerika oder Australien: Unsere Vorfahren haben sich über ihre Gesundheit und Schönheit nicht anhand von Nährstofftabellen oder Kalorienzähler-Apps den Kopf zerbrochen und waren weit davon entfernt, sich milligrammgenau die Anteile von Makro- und Mikronährstoffen in ihrer Nahrung auszurechnen. Natürliches Essverhalten hat mit minutiöser Nährstoffbuchhaltung, die nur zu leicht zur Obsession gerät, wenig zu tun. Unser Ziel ist vielmehr, wieder mehr der natürlichen Intelligenz des Körpers zu vertrauen und auf diese Weise seiner ursprünglichen Schönheit zum Ausdruck zu verhelfen.

Die genauen Inhaltsstoffe eines jeden Lebensmittels kennen zu wollen erfordert viel zu viel Mühe und Zeit, die Sie sich sparen können, wenn Sie einige wenige grundlegende Zusammenhänge oder Relationen kennen. Mit dem Wissen um diese Gleichungen schaffen Sie die besten Voraussetzungen für Ihren Körper, seine Gesundheit und Schönheit aus eigener Kraft zu erhalten und zu steigern – und es ist auf diese Weise viel leichter, bei der Stange zu bleiben! Fangen Sie einfach heute damit an, Ihre Ernährungsweise aus diesem großzügigeren Blickwinkel zu betrachten, bei dem nur ein paar grundlegende Regeln zu beachten sind, und befreien Sie sich getrost von der kleinlichen Tyrannei der Zahlen. Hier nun drei Top-Ernährungsgleichungen, die zu kennen Ihnen erlaubt, Ihr ganzes Schönheitspotenzial zu entfalten.

## Die erste Schönheitsgleichung:
## Essentielle Fettsäuren

Viele Menschen, die bemüht sind, abzunehmen oder ihr Gewicht zu halten, sind wie gebannt von der Vorstellung: bloß kein Fett! Aber für den Erhalt unserer Schönheit ist es von zentraler Bedeutung, dass wir die richtige Art von Fett in der richtigen Menge zu uns nehmen. Jeder Körper braucht Fett, um seine Haut ausreichend zu ernähren, ein gewisses Energieniveau aufrechtzuerhalten und seinen Hormonhaushalt zu regulieren. Nur so können wir geschmeidige Haut, glänzendes Haar und feste Fingernägel unser Eigen nennen.

Essentielle Fettsäuren – Fettsäuren also, die der Körper nicht selbst herstellen kann – erfüllen im Körper eine ganze Reihe von Funktionen, von denen unsere Gesundheit und Schönheit abhängen. Vor allem aber sind sie wichtig für eine schöne, glatte Haut. Sie sorgen für die Stabilität und Elastizität der Zellwände, wodurch Wasser und wichtige Nährstoffe besser zurückgehalten und umgekehrt Abfallstoffe besser ausgeleitet werden. Für die Gesundheit Ihrer Haut ist das von entscheidender Bedeutung. Hautzellen, die in der Lage sind, viel Wasser zu speichern, sorgen für ein gut hydriertes, jugendliches Hautbild. Die essentiellen Fettsäuren erfüllen hierbei eine Schlüsselfunktion, weil sie die Bausteine sind, die Ihre Hautzellen gesund erhalten und eine optimale Funktion der Zellmembranen sicherstellen. Auch Cellulite kann sich durch eine geschmeidigere und flexiblere Zellstruktur sichtlich bessern.

Besteht ein Mangel an diesen wichtigen Fettsäuren, führt dies zu trockener Haut, die mit der Zeit ihr gesundes, straffes Erscheinungsbild verliert und zunehmend erschlafft. Durch gesunde, von essentiellen Fettsäuren stabilisierte Zellwände werden fortwährend Abfallstoffe abtransportiert. Gerade auch beim Auskurieren von Akne kann das bedeutsam sein. Bei Akne denken Sie vielleicht spontan, dass hier eher eine Beschränkung der Fettzufuhr erwünscht sei. In Wahrheit ist die Aufnahme essentieller Fettsäuren gerade bei Akne sinnvoll. Sie sorgen für einen ausgeglichenen Fetthaushalt, so dass Ihre Haut nicht im Übermaß Talg produziert. Im richtigen Verhältnis sorgen die essentiellen Fettsäuren dafür, dass Abfallstoffe auf gesunde Weise über die Haut ausgeschieden werden, wodurch eine Verstopfung der Poren verhindert wird. Ein gestörter Fetthaushalt und ein Mangel an den richtigen Fetten hingegen führen zu einer unausgewogenen Talgproduktion und damit zu Hautausschlägen und -irritationen.

In diesem Abschnitt wollen wir uns mit den zwei Hauptgruppen Omega-6- und Omega-3-Fettsäuren beschäftigen. Eine übermäßige Zufuhr von Omega-6-Fettsäuren über Pflanzenöle gilt als entzündungs-fördernd, sie wirken dann als sogenannte »pro-inflammatorische Media-toren«. Dabei werden sie mit bestimmten Krankheitsbildern wie der ent-zündlichen Akne in Verbindung gebracht.

Viele Menschen sind sich gar nicht bewusst, dass latente Entzündungen ein grundsätzliches Gesundheitsproblem darstellen, das in unserer Ge-sellschaft allgegenwärtig ist. Wenn wir uns verbrennen oder schneiden, ist die Entzündungsreaktion ein natürlicher Teil des Heilungsprozesses, der sich als Erwärmung, Rötung und Schwellung der betroffenen Region bemerkbar macht. Abgesehen von ihrer Heilungsfunktion können Ent-zündungsprozesse im Körper aber auch aufgrund einer ständigen Irrita-tion durch Stress, ein »Leaky-Gut-Syndrom« oder Giftstoffansammlun-gen im Gewebe ablaufen.

Chronische Entzündungen sind daher ein Thema, das uns alle angeht und in den kommenden Jahren noch viel beschäftigen wird. Selbst ohne die typische Erwärmung, Rötung und Schwellung – und mitunter sogar völlig symptomfrei – können Entzündungen bestehen, die sogar bei der Entstehung von Herz-Kreislauf- und Autoimmunerkrankungen eine Rolle spielen. Es können aber auch freie Radikale anfallen, die eine Fal-tenbildung bewirken oder verschlimmern und generell zur Alterung der Haut und des gesamten Körpers beitragen.

Fettsäuren können Entzündungen aber nicht nur fördern, sondern ih-nen auch entgegenwirken. Omega-3-Fettsäuren helfen bei der Sauer-stoffversorgung des gesamten Körpers und sorgen so für eine gesunde Funktion der Zellen, Organe und roten Blutkörperchen. Sie wirken ent-zündungshemmend und versorgen die Haut mit Feuchtigkeit. Ein Man-gel an Omega-3-Fettsäuren kann ganz unterschiedliche Gesundheitspro-bleme verursachen – von Ekzemen über Allergien bis hin zur Depression.

Geringere Mengen der Omega-3-Fettsäuren werden vom Körper in Eicosapentaensäure (EPA) und Docosahexaensäure (DHA) umgewan-delt, die nicht nur für Herz und Gehirn wichtig sind (das Gehirn besteht zu sechzig Prozent aus Fett!), sondern sich auch positiv auf Psyche und Stimmung auswirken. Da diese Umwandlung von Omega-3-Fettsäuren in DHA und EPA individuell verschieden und nicht immer optional ist, empfiehlt sich die Einnahme aus Algen gewonnener Nahrungsergänzungsmittel. Fische beziehen den größten Teil ihrer Omega-3-Fettsäuren aus Algen. Gegenüber Fischölkapseln bieten die Algenpräparate den Vorteil, von möglichen Verunreinigungen und Zersetzungsprodukten frei zu sein.

Aber auch Omega-6-Fettsäuren spielen im Körper eine wichtige Rolle. Wie die Omega-3-Fettsäuren werden auch sie zum Teil in zwei andere Fettsäuren umgewandelt, Linolensäure (LA) und Gamma-Linolensäure (GLA). Omega-6-Fettsäuren sind Vorläufer für einen hormonähnlichen Stoff namens Prostaglandin, der viele Körperfunktionen beeinflusst wie Kalziumtransport, Zellwachstum, Filtrationsleistung der Nieren sowie Kontraktion und Relaxation der glatten Muskelzellen Ihrer Venen.

Ob Ihre Ernährungsweise nun aber ausgewogen ist oder hauptsächlich aus Junkfood besteht: Ihr Bedarf an Omega-6-Fettsäuren ist höchstwahrscheinlich mehr als gedeckt. Das liegt daran, dass Omega-6-Fettsäuren reichlich in Speiseölen vorhanden sind und damit in nahezu jeder Packung Chips, Keksen, Crackern und Naschereien stecken, die wir im Supermarkt erstehen. Auch Saaten, Nüsse, Gemüse, Getreide, Eier und Geflügel sind voll davon. Sie brauchen sich also in dieser Hinsicht um Ihre Versorgung keine Sorgen zu machen; sie ist doppelt und dreifach gesichert. Bei den Omega-3-Fettsäuren sieht das schon ganz anders aus: Sie kommen in der typischen Ernährung unserer westlichen Zivilisation weit weniger vor. Das stellt ein Problem dar, weil das Verhältnis, in dem wir diese beiden Fettsäuren mit der Nahrung aufnehmen, dramatische Auswirkungen auf unsere Gesundheit und Schönheit haben kann.

Über das ideale Mengenverhältnis von Omega-6- zu Omega-3-Fettsäuren gibt es unterschiedliche Auffassungen, es liegt zwischen 1 : 1 und 4 : 1. Aufgrund des hohen Konsums von tierischen Produkten, Fastfood, verarbeiteten Lebensmitteln, Pflanzenölen und Frittiertem ist der Anteil der Omega-6-Fettsäuren in unserer modernen Ernährung aber bei weitem höher und übertrifft den der Omega-3-Fettsäuren in den USA um das Siebzehn- bis Dreißigfache, wenn nicht um das Fünfzigfache. Diese vollkommen entgleiste Relation ist aber nichts anderes als eine Einladung an den heimlichen Schönheitskiller namens Entzündung, dessen Wirken wir nicht in uns spüren, wohl aber in der Form zunehmender Faltenbildung und vorzeitigen Alterns an uns ablesen können.

Aber keine Sorge, denn Sie können noch heute damit beginnen, Ihren Fettsäurehaushalt ins Gleichgewicht zu bringen! Und das kann nur bedeuten: Nehmen Sie im Verhältnis *mehr* Omega-3-Fettsäuren zu sich, und zwar über die folgenden (möglichst vollwertigen) Nahrungsquellen:

- Chia-Samen
- Leinsamen
- Walnüsse
- Chlorella-Algen
- Hanfsamen
- Sesam und Tahini (aus gemahlenem Sesam)
- Blumenkohl
- Portulak
- Rosenkohl
- aus Algen gewonnene Omega-3-Nahrungsergänzungsmittel
- dunkle Blattgemüse wie Spinat

Reduzieren Sie zugleich oder meiden Sie ganz den Verzehr dieser wichtigsten Omega-6-Quellen:

- Pflanzenöle aus Sonnenblumen, Raps, Soja, Baumwollsaat sowie Pflanzenölverschnitte
- Knabbereien wie Chips, Cracker und Popcorn, die diese Öle enthalten (Ölgemische sind auf der Zutatenliste häufig als »Pflanzenöle« aufgeführt)
- Margarine
- Frittiertes wie Brathähnchen, Pommes frites, Backfisch, Tempura und so weiter

## Die zweite Schönheitsgleichung:
## Das Säure-Basen-Verhältnis

Hätten Sie Chemie studiert und würden den menschlichen Körper als ein wässriges Gebilde aus chemischen Stoffen betrachten, würden Sie wahrscheinlich als Erstes den pH-Wert bestimmen, um zu sehen, wie sauer oder basisch es ist. Der pH-Wert lässt sich auf einer einfachen Skala markieren oder ablesen, die von 0 (sehr sauer) bis 14 (sehr basisch) reicht und auf der 7 den mittleren, also neutralen Wert bedeutet.

Dieser Test lässt sich auf einfache Weise mit Lackmuspapier durchführen, das sich in einer sauren Lösung rot, in einer basischen blau und im neutralen Bereich violett verfärbt. Dabei ist der pH-Wert nicht überall im Körper gleich, gewisse Zonen sind von Natur aus eher sauer oder eher basisch. Blut ist leicht alkalisch, also basisch, wohingegen der Magen zur Verdauung der Nahrung starke Säuren produziert. In anderen Körperbereichen, zum Beispiel Ihrem Mund, kann ein saures Milieu zu Karies führen, weil der Speichel bei der Vorverdauung »Süßes in Saures« verwandelt.

Ihr Körper erhält den jeweils richtigen pH-Wert auf erstaunlich präzise Weise aufrecht. Geraten die pH-Werte dennoch aus dem Gleichgewicht, schafft er einen Ausgleich mit Hilfe bestimmter Mikronährstoffe, insbesondere Mineralien. Kalzium, Magnesium und Kalium führen die Reihe der basenbildenden Mineralstoffe an, und die gute Nachricht ist, dass eine ausreichende Zufuhr dieser Mengenelemente mit frischem Obst und Gemüse nicht nur ein sehr wirkungsvolles Mittel ist, um den Körper schnell wieder ins Gleichgewicht zu bringen, sondern auch eine umfassende Gesundheits- und Schönheitsvorsorge darstellt.

Jedes Lebensmittel, das Sie zu sich nehmen, wirkt in Ihrem Körper entweder sauer oder basisch. Wir, die beiden Autoren, sind zwar keine Anhänger der sogenannten Basen-Aschen-Diät; dennoch hat auch das Verhältnis zwischen säure- und basenbildenden Lebensmitteln ganz wesentlich Anteil an der äußeren Schönheit. Basische Lebensmittel können darüber hinaus dazu beitragen, schädliche Säuren zu neutralisieren, und der pH-Wert des Körpers ist von großem Einfluss auf das Tempo des Alterungsprozesses.

In der faszinierenden Studie *The Alkaline Diet: Is There Evidence That an Alkaline pH Diet Benefits Health?*[2] (»Die Basen-Diät: Gibt es Belege für ihre positive Wirkung auf die Gesundheit?«) wird die im Titel gestellte Frage eindeutig mit ja beantwortet. Sie kommt zu dem Schluss, dass eine basenreiche Ernährung mit reichlich Obst und Gemüse viele positive Auswirkungen auf Gesundheit und Schönheit hat, indem sie unter anderem Muskelschwund vorbeugt (und dadurch den Körper jugendlich und beweglich hält), die Ausschüttung von Wachstumshormonen anregt (und somit für eine schöne, straffe Haut sorgt), Rückenschmerzen lindert und die dem Körper verfügbare Menge an Magnesium erhöht, das er zur Verwertung von Vitamin D benötigt. Vitamin D wiederum ist wichtig für starke Knochen und Zähne. Eine gewohnheitsmäßig säurebildende Ernährung dagegen kann zu einem Kalziumverlust über den Urin führen, einer Schwächung der Knochen und zum Verlust weiterer Mineralien wie Kalium und Magnesium. Ein Mangel an wichtigen Mineralstoffen wiederum birgt die Gefahr vorzeitig alternder, trockener, spröder und juckender Haut.

Eine Übersäuerung behindert die Sauerstoffversorgung aller Körpergewebe und -zellen. Dieser Sauerstoffmangel beeinträchtigt die Funktion der Mitochondrien (also bestimmter Zellorganellen) und die Zellregeneration. Die Folge ist ein beschleunigtes Altern sämtlicher Körperzellen, was sich unter anderem durch Mattigkeit und Schwächezustände bemerkbar macht. Stimulanzien wie Kaffee und Energy-Drinks, die häufig ebenfalls übersäuernd wirken, verstärken dann das vorhandene Ungleichgewicht.

Übersäuerung treibt den Alterungsprozess aber auf noch andere Weise voran. Durch das saure Körpermilieu kann auch die natürliche Besiedlung mit Bakterien aus dem Gleichgewicht geraten, indem die »schlechten« Bakterien gegenüber den »guten« überhandnehmen. Es kommt zu einer starken Vermehrung schädlicher Mikroorganismen, die ihrerseits zur Entstehung von Entzündungsprozessen beitragen. Da Säuren aggressiv sind, können sie auch unmittelbar das Gewebe schädigen, was erneut Entzündungen nach sich zieht. Freie Radikale haben hier leichtes Spiel.

## Wie sich der pH-Wert auf Ihre Schönheit auswirkt

Ein großer Teil Ihres Schönheitspotenzials steckt also in den Zellen. Wenn Ihr Körper basisch ausbalanciert ist, gelangen Sauerstoff und Nährstoffe leichter ins Zellinnere und Zellabfälle umgekehrt leichter hinaus. Sind Sie hingegen chronisch übersäuert, werden die Zellen schlechter mit Sauerstoff und Nährstoffen versorgt. Eine Anhäufung von Abfallstoffen im Zellinneren kann die Folge sein und eine ganze Reihe von Problemen nach sich ziehen, die zu Lasten Ihrer Gesundheit und Schönheit gehen. Sie spüren und sehen das in Form von Energiemangel, fahler Haut und vermehrter Faltenbildung. Ihr Körper kann wichtige Nährstoffe nur dann vollständig aufnehmen und verwerten, wenn bestimmte pH-Werte gegeben sind. Sonst kommt es zur Mangelversorgung, die sich schließlich in matter oder trockener Haut und glanzlosem Haar zeigt.

Für frühere Generationen war es ganz selbstverständlich, große Mengen an Obst, Gemüse, Nüssen und Samen zu verzehren. Ihre Kost war überdies reich an Mineralstoffen, insbesondere an Magnesium, Kalzium und Kalium. All dies sind basische Lebensmittel. Heute dagegen sind uns die weniger gesunden Formen der Ernährung so leicht und bequem zugänglich, dass wir sowohl durch die Art als auch das Quantum dessen, was wir uns zuführen, ein gefährliches Ungleichgewicht schaffen. Leider ist die typische Zivilisationskost in hohem Maße *säurebildend,* was sich auf den ganzen Körper auswirkt und zu einer chronischen Azidose oder Übersäuerung führen kann, mit der schon erwähnten Folge eines Verlustes von Mineralien, die im Puffersystem gegen saure Stoffwechselprodukte eine wichtige Rolle spielen.

Allein jedoch schon dadurch, dass Sie den Anteil der basischen Lebensmittel in Ihrer Ernährung auf vier Fünftel erhöhen, können Sie unter Umständen Energie- und Schönheitsprobleme, die Ihnen seit Jahren zu schaffen machen, in den Griff bekommen. Diese grundlegende Umstellung Ihres Speiseplans kann Sie belohnen mit:
* besserer Sauerstoffversorgung des ganzen Organismus
* verbesserter Nährstoffaufnahme
* glatterer Haut

- vollerem Haar
- einem weitaus höheren Energieniveau

Einige Lebensmittel wie Quinoa und Mandeln können entweder leicht basisch oder leicht säurebildend wirken. Das hängt von verschiedenen Faktoren ab, zum Beispiel davon, ob sie vor dem Verzehr eingeweicht wurden. Auf keinen Fall aber wirken sie so sauer wie typische Säurebildner, und selbst in ihrer sauersten Form dürfen wir sie noch zu den basischen achtzig Prozent zählen. Hauptsache, der Löwenanteil Ihrer Ernährung besteht aus den am stärksten basenbildenden Lebensmitteln, allen voran Obst und Gemüse. Die übrigen zwanzig Prozent können aus säurebildenden Lebensmitteln bestehen.

Vergessen Sie bei alldem nicht, dass Ihrem Körper komplexe Mechanismen zur Wahrung und Wiederherstellung des Säure-Basen-Gleichgewichts zur Verfügung stehen. Worum es uns hier geht, sind potenzielle Störungen dieses Gleichgewichts, die sich über die Ernährung korrigieren lassen – allein Sie selbst können beurteilen, welche positiven Veränderungen Sie durch eine Umstellung auf eine überwiegend basische Kost an sich erleben. Wenn Sie sich an die 80 : 20-Prozent-Regel halten, haben Sie genügend basische Anteile in Ihrer Ernährung, um die säurebildenden Anteile zu neutralisieren. Das Schöne daran ist also, dass Sie nicht unter dem Druck stehen, sich »perfekt« ernähren zu müssen. Problematisch wird es erst dann, wenn sich dieses Verhältnis in Richtung starke Säurebildner verschiebt und diese mehr als zwanzig Prozent des Nahrungsanteils ausmachen. Leider gilt dies für die meisten Menschen mit dem typischen Ernährungsstil der westlichen Zivilisation. Sie brauchen sich nur umzusehen. Chronische Erschöpfung, »müdes« Gesicht, schlechtes Hautbild und trübe Augen: All das weist auf Übersäuerung hin.

Wenn Sie sich erst einmal einen Überblick darüber verschafft haben, welche Lebensmittel basisch und welche sauer wirken, ist die Umsetzung unserer zweiten »Schönheitsgleichung« leichter, als Sie vielleicht denken (siehe die Speiseplan-Beispiele am Ende von *Umstellung 16*). Weder handelt es sich darum, überhaupt nichts Säurebildendes mehr zu essen, noch darum, dass Sie Veganerin oder Veganer werden sollen, wenn Sie sich jetzt nicht dazu bereit fühlen. Denken Sie aber daran, dass tierisches Eiweiß von Natur aus säurebildend ist. Wenn Sie es also essen, sollten Sie dafür sorgen, dass die Menge im entsprechenden Verhältnis zu den basischen Zutaten Ihrer Mahlzeiten steht.

Versuchen Sie, diese wichtige Schönheitsgleichung auf jede Ihrer Mahlzeiten sowie auf Ihre tägliche und wöchentliche Basen-Säure-Bilanz anzuwenden – aber nicht pedantisch, sondern »Pi mal Daumen«. Meiden Sie in jedem Fall Gerichte oder Snacks, die zu hundert Prozent aus Säurebildnern bestehen. Halten Sie sich möglichst jedes Mal, wenn Sie etwas zu sich nehmen, an Ihre 80 : 20-Bilanz. Im Sinne eines gesunden pH-Haushalts ist es weit weniger effektiv, wenn die eine Mahlzeit von Grund auf basisch und die andere komplett sauer ist. Eine reine, sehr stark säuernde Eiermahlzeit zum Beispiel hat eine ganz andere Auswirkung auf Ihren Organismus als ein hartgekochtes Ei, mit dem Sie einen großen Salat garnieren. Wenn zumindest ein Teil Ihrer Mahlzeit aus basenbildenden Zutaten besteht, hilft Ihrem Körper das schon, die beim Verdauungs- und Verwertungsprozess entstehenden Säuren zu neutralisieren. Das kann eine weitere Übersäuerung verhindern und unterstützt Ihren Körper beim Abbau säurehaltiger Giftstoffe, die sich bereits angesammelt haben.

Achtzig Prozent dessen also, was Sie verzehren, sollte aus den verschiedenen Kategorien dieser basenbildenden Lebensmittel stammen:

- grünes Blattgemüse
- Knollen- bzw. Wurzelgemüse wie Kürbis, Süßkartoffeln, Yams und Rüben
- alle anderen Gemüsesorten
- Obst
- glutenfreies Getreide (hervorragend sind zum Beispiel Quinoa, Naturreis und Haferschrot), über Nacht eingeweicht: Diese Gruppe ist ein wenig saurer als die anderen Gruppen der 80-Prozent-Liste, aber verglichen mit den stark säurebildenden Lebensmitteln der 20-Prozent-Liste sind sie eine gesunde und sättigende Grundlage.
- Kräuter (Petersilie, Koriander, Basilikum usw.)
- Sprossen

- naturtrüber Apfelessig
- Samen (insbesondere Chia)
- Nüsse (vor allem Mandeln und Walnüsse, idealerweise über Nacht eingeweicht)
- Ingwer, Kurkuma und andere Rhizompflanzen, die als Gewürz Verwendung finden
- Hülsenfrüchte, zum Beispiel Linsen (in Maßen genossen und idealerweise vorher über Nacht eingeweicht)
- Gewürze (Paprika, Cumin usw.)

Nicht mehr als zwanzig Prozent dessen, was Sie verzehren, sollte aus diesen stark säurebildenden Lebensmitteln zusammengestellt sein:
- rotes Fleisch
- Geflügel
- Fisch
- Milchprodukte (in allen Formen, einschließlich Joghurt)
- Eier
- Kaffee
- Alkohol (auf ein Minimum reduzieren)
- verarbeitete Lebensmittel (ebenfalls auf ein Minimum reduzieren): Hierzu zählen alle industriell hergestellten Lebensmittel, vom Protein-Riegel bis zu Chips. Natürlich sollten Sie ausgesprochenes Junkfood gänzlich meiden (siehe unsere No-go-Liste weiter unten).

Eine einfache Methode, dieses Verhältnis zu erreichen, besteht darin, sich im Supermarkt gleich zu Beginn dort, wo normalerweise die Obst- und Gemüsekisten stehen, den Einkaufswagen vollzuladen. Oder noch besser: auf dem Wochenmarkt geradewegs den Biobauern anzusteuern. Vollwertiges Obst und Gemüse ist weit basischer als solches, das zu kommerziellen Produkten verarbeitet wurde.

## Schönheits-No-Gos

Hier nun eine Nachlese hochgradig säurebildender Produkte, für die Sie sich immer zu schade sein sollten. Falls Sie irgendeines davon konsumieren, versuchen Sie, es sich abzugewöhnen, machen Sie, wenn nötig, einen kalten Entzug oder was immer Ihnen geboten scheint, um es für immer aus Ihrer Ernährung zu verbannen – um Ihrer Schönheit und Ihrer Gesundheit willen.

### Künstliche Süßungsmittel

Künstlich, synthetisch, toxisch und säurebildend, können sie im Gehirn wie Nervengift wirken und dabei Kopfschmerzen, Schwindel und andere Probleme verursachen. Sie können *Excitotoxizität* aufweisen – was bedeutet, dass sie Nervenzellen buchstäblich zu Tode reizen. Außerdem stehen sie im Verdacht, freie Radikale zu bilden, die Gewebe- und Organschäden verursachen, und damit ebenfalls zur Hautalterung beizutragen.

Sie sollten sämtliche künstlichen Süßstoffe meiden, einschließlich der Produkte, die sie enthalten. Dazu zählen Aspartam, Sucralose und Saccharin. Kalorienfreie Alternativen mit niedrigem glykämischem Index sind Stevia und Erythrit. Wenn natürlich auch sie einen Verarbeitungsprozess durchmachen, so bieten sie wenigstens den Vorteil, aus natürlichen Ausgangsstoffen hergestellt zu sein und nicht die schädlichen Nebenwirkungen der künstlichen Süßstoffe aufzuweisen.

### Limonade und Softdrinks

Auch Limonaden aller Art sollten Sie meiden, einschließlich ihrer Light-Varianten, die giftige künstliche Süßungsmittel enthalten.

### Raffinierter Zucker und Weißmehl

Zucker und Weißmehl sollten Sie ebenfalls weitgehend von Ihrem Ernährungsplan streichen. Falls Sie Symptome eines unausgeglichenen Säure-Basen-Haushaltes an sich bemerken, können Sie zunächst auch ein wenig mit der Reduktion experimentieren. Wir konsumieren heute enorme Mengen an raffiniertem Zucker und Weißmehlprodukten. Zumindest eine Beschränkung ist da für jeden sinnvoll. Besonders Kimberly ist davon überzeugt, dass eine ganze Reihe verbreiteter Symptome wie Entzündungen, Gewichtszunahme und Energiemangel auf das Konto dieser beiden weißen Schönheitsräuber geht.

### Riegel, Snacks, Chips & Co.
Reduzieren Sie den Konsum von Junkfood so weit wie möglich, abgesehen von seltenen Gelegenheiten, bei denen Sie sich mal etwas gönnen wollen. Nobody is perfect. Aber horten Sie das Knabberzeug nicht kartonweise in Ihrem Küchenschrank.

### Konserven
Lebensmittel in Dosen enthalten oft künstliche Konservierungsstoffe und große Mengen Salz und Natrium. Durch die Konservierung werden auch wertvolle Nährstoffe zerstört. Frischware ist die weitaus bessere Wahl. Es wird auch diskutiert, ob aus der inneren Beschichtung der Dosen Schadstoffe in den Inhalt dringen können. Aus all diesen Gründen sollten Sie Konserven strikt meiden. Kochen Sie stattdessen Frischgemüse vor und frieren Sie es portionsweise ein. Wenn Ihnen das zu aufwendig ist oder Sie es zeitlich nicht schaffen, ist Tiefkühlgemüse die zweitbeste Wahl.

### Kommerzielle Sportgetränke
Sie enthalten Stoffe, die Ihrer Schönheit schaden, wie künstliche Farbstoffe, Fruktose-Glukose-Sirup, bromierte Pflanzenöle und künstliche Süßstoffe.

Wie Sie sehen, ist unsere No-go-Liste nicht allzu lang. Andere Lebensmittel, die hier nicht aufgeführt, aber dennoch alles andere als ideal sind, können Sie in Ihren »20-Prozent-Anteil« aufnehmen. Auch Alkohol, wenn Sie hin und wieder gern ein Glas trinken, darf Teil dieser zwanzig Prozent sein, aber wohlgemerkt: ein *kleiner* Teil. Sie tun Ihrem Körper damit gewiss keinen Gefallen; uns geht es hier aber in erster Linie darum, Ihnen ein realistisches Gesundheits- und Schönheitskonzept vorzulegen, das in Ihrem Alltag auch funktioniert.

# Die dritte Schönheitsgleichung: Makronährstoffe

Es gibt drei Makro- oder Grundnährstoffe, die gemeinsam die Basis unserer Ernährung bilden: Fett, Kohlenhydrate und Eiweiß. In der Vergangenheit hat es immer wieder Ernährungsphilosophien gegeben, die den einen oder anderen dieser Grundbestandteile unserer Nahrung verteufelten und für Übergewicht und andere Übel verantwortlich machten, damit hohe Wellen schlugen, nur um alsbald wieder in der Versenkung zu verschwinden. Es ist auch nicht einzusehen, warum eine der Hauptkomponenten unserer Nahrung grundsätzlich bedenklich sein soll und es verdient, vom Ernährungsplan komplett gestrichen zu werden. Der Ausschluss eines der drei Makronährstoffe führt zwangsläufig zu einem Ungleichgewicht im Körper, und ein natürliches Gleichgewicht (wieder) herzustellen ist das, worum es uns vorrangig geht.

*Ausgewogenheit ist ein Grundzug der Natur, der sich in vollkommener Schönheit widerspiegelt. Unausgewogenheit in jeder Form ist ein sicheres Mittel, um die eigene Schönheit zu untergraben.*

Wenn Sie sich die Entwicklung der Diätmoden und Modediäten seit den achtziger Jahren anschauen, werden Sie auf eine Ära stoßen, in der Fett auf aggressive Weise zur eigentlichen Ursache von Übergewicht abgestempelt wurde. Damals herrschte eine Mentalität vor, für die eine Absage an Fett in jeglicher Form der Königsweg zu einem schlanken und gesunden Körper war. Jedoch führte diese Anti-Fett-Kampagne zu einem umso stärkeren Konsum von Kohlenhydraten, einschließlich raffinierter Kohlenhydrate in Form abgepackter Lebensmittel wie Schnittbrot, Snacks und Cracker, sowie ebenso künstlicher wie scheußlicher, aber dafür fettfreier Käsevarianten. Ein Hinweis auf dem Etikett wie »fettfrei« oder »fettarm« war sozusagen der Garant dafür, ein Schlankheitsprodukt in Händen zu halten. Dennoch nahmen die Menschen nicht ab, sondern wurden dicker, Entzündungen sind seither auf dem Vormarsch, und Volkskrankheiten wie Herz-Kreislauf-Erkrankungen und Diabetes sind nicht etwa weniger geworden, sondern greifen rapide um sich.

Heute blicken wir auf dieses Treiben mit gewachsener Einsicht zurück und erkennen, welche fatalen Folgen diese Dämonisierung eines einzelnen Grundnährstoffes für Gesundheit und Schönheit haben kann. Dennoch erleben wir gerade, wie mit derselben Beharrlichkeit jetzt ein anderer Makronährstoff gemieden wird, nur dass der Übeltäter diesmal nicht Fett, sondern Kohlenhydrate heißt. Sie gelten vielfach als Abnehmbremse, und viele Menschen verlegen sich auf eine proteinreiche »Low-Carb-Diät«, ohne wirklich deren Auswirkungen zu kennen. Wer Kohlenhydrate in jeder Form meidet, kann seinen Körper damit genauso durcheinanderbringen und wird dann bei den fett- und eiweißreichen Gerichten umso mehr zulangen. Die Folge ist wiederum Übersäuerung. Die Lösung kann nicht darin bestehen, einen der Grundnährstoffe zu eliminieren, sondern sie liegt allein in einer ausgewogenen Ernährung, die alle drei Komponenten im richtigen Verhältnis einbezieht und jede einzelne in der richtigen Form.

## Fett

Wie zu Beginn des Kapitels schon erörtert, ist eine gewisse Menge an Fett für unsere Gesundheit und Schönheit unerlässlich, was aber nicht heißt, dass wir viel davon brauchten. Auch wenn es nicht angeht, Fett in der Art zu verteufeln, wie es in den achtziger Jahren geschah, enthält die typisch westliche Wohlstandskost doch bei weitem zu viel Fett und darüber hinaus das falsche. Wo immer in der Welt die Menschen sich bester Gesundheit und eines langen Lebens erfreuen: Man wird feststellen können, dass sie sich häufig überwiegend pflanzlich bei einer geringen Fett- und Eiweißzufuhr ernähren. Das gilt für die meisten traditionellen Ernährungsweisen Asiens ebenso wie für die Kost der Hunzucuk in Pakistan, die der Einwohner Okinawas in Japan oder der von Vilcabamba in Ecuador.

Von großer Bedeutung ist, woher das Fett in Ihrer Ernährung stammt. Den größten Teil davon sollten Sie aus vollwertiger Pflanzenkost beziehen wie nährstoffreichen Samen, Nüssen oder Avocados. Kokosöl in kleinen Mengen ist hervorragend als Bratfett geeignet, und naturbelassene Öle wie Olivenöl können Sie (ebenfalls in geringen Mengen) auf warme Speisen, Rohkost oder Salate träufeln. Wenn Sie Olivenöl zum Kochen verwenden, dann bei möglichst niedrigen Temperaturen. Meiden Sie Fette mit verstopfender Wirkung wie die in minderwertigen Margarinen und Fertiggerichten enthaltenen Transfette, erhitzte Pflanzenöle und ein Übermaß an tierischem Fett. Auch mageres Fleisch liefert bis zu fünfzig Prozent seiner Kalorien in Form von Fett. Denken Sie in Ernährungsfragen lieber plastisch und konkret als in abstrakten Zahlen: Eine Avocado, ein oder zwei Esslöffel Chia-Samen oder Leinsamen und ein wenig Kokosöl zum Kochen sind hervorragende Quellen zur Deckung Ihres täglichen Fettbedarfs.

Über den Daumen gepeilt sollten gesunde Fette 15 bis 30 Prozent Ihrer Nahrung ausmachen. Das klingt vielleicht etwas vage, aber je nach individueller Konstitution gelten hier unterschiedliche Maßstäbe. Im Ayurveda unterscheidet man drei *Doshas* oder Konstitutionstypen: *Kapha, Vata* und *Pitta*. Wenn Sie ein Vata-Typ, also eher schmal gebaut sind, ist vielleicht ein etwas höherer Fettanteil in Ihrer Ernährung für Sie das Richtige. Als Kapha-Typ mit einem fülligeren Körperbau und einem stärkeren Hang zur Gewichtszunahme fühlen Sie sich möglicherweise wohler und können Ihr Gewicht besser halten, wenn Sie sich mit dem Fettanteil in Ihrer Nahrung am unteren Ende dieser Relation bewegen. Pitta-Typen mit einem mittelschweren, kräftigen Körperbau sollten fettige und gebratene Speisen meiden, weil nach Ansicht des Ayurveda fettreiches Essen ihr von Natur aus »hitziges« Wesen noch unterstützt. Sie sollten sich dann beim Fettverzehr insgesamt eher zurückhalten.

Ob Sie nun aber der Dosha-Theorie zuneigen oder nicht: In jedem Fall besitzen Sie ein individuelles Körpergefühl und ein intuitives Wissen darum, was für Sie das Beste ist. Hören Sie auf Ihren Körper, spüren Sie in sich hinein und achten Sie darauf, womit Sie sich wohl fühlen. Experimentieren Sie mit verschiedenen Anteilen gesunder Fette (vorzugsweise auf vollwertiger, pflanzlicher Basis) und finden Sie das für Sie richtige und stimmige Maß heraus.

## Kohlenhydrate

Kohlenhydrate versorgen Ihre Muskeln, Ihr Gehirn und Ihr zentrales Nervensystem mit Energie. Das Gehirn bezieht seine Energie sogar ausschließlich aus Kohlenhydraten. Wenn Sie sich oft benommen fühlen oder schnell gereizt sind (seien wir mal ehrlich!), könnte das daran liegen, dass Sie nicht genug von den richtigen Kohlenhydraten zu sich nehmen.

Aus der Forschung wissen wir, dass die Aufnahme von Kohlenhydraten die Serotoninausschüttung steigert. Bekanntlich wirkt Serotonin stimmungsaufhellend und -ausgleichend und zügelt den Appetit. Auch für einen gesunden und erholsamen Schlafrhythmus ist ein normaler Serotoninspiegel wichtig. Das mag erklären, warum eine drastische Begrenzung der Kohlenhydratzufuhr oft gereizt und übellaunig macht. Seelische Unausgeglichenheit ist häufig ein ernst zu nehmendes Signal einer unausgewogenen Ernährung.

Aber kehren wir für einen Moment zu den alten Gesundheitslehren zurück. Sowohl die Traditionelle Chinesische Medizin als auch der Ayurveda empfehlen, Kohlenhydrate über den Verzehr von Getreide, Wurzelgemüse und saisongerechtem Obst aufzunehmen, Lebensmittel, die in beiden Systemen wegen ihrer heilsamen, ausgleichenden und gesundheitsfördernden Eigenschaften hoch geschätzt sind. Laut dem Ayurveda verschiebt eine eiweißreiche Kost ohne Getreide das Dosha-Gleichgewicht in Richtung Pitta. Dadurch entsteht ein Überschuss an »Feuer«, der je nach Charakter in Form von Reizbarkeit, Mürrischkeit, Ungeduld oder Aggression zum Ausdruck kommen kann – Eigenschaften, die gewiss nicht der Schönheit und Ausgeglichenheit förderlich sind. Wenn Sie sich also einer »Super-Low-Carb-Diät« verschreiben, kann es dazu kommen, dass Ihr Heißhunger auf Süßes außer Rand und Band gerät, da Ihr Körper nach den Kohlenhydraten verlangt, die ihm von Natur aus zustehen.

Der Versuch, aus Gewichtsgründen die Kohlenhydrate zu verbannen, hat aber noch eine andere Konsequenz: Fett wird nur noch ungenügend aufgespalten, wobei als Nebenprodukt Ketone anfallen. Eine höhere Konzentration von Ketonen kann wiederum einen Säureüberschuss bewirken und langfristig zu einer Azidose führen. Diäten mit extrem nied-

## Fruktose-Glukose-Sirup und kristalliner Fruchtzucker

*Fruktose-Glukose-Sirup* ist ein aus Maisstärke gewonnenes Zuckerkonzentrat, das insbesondere in den USA den meisten Softdrinks als Süßungsmittel zugesetzt wird und ein erhebliches Gesundheitsproblem darstellt. Es ist zu begrüßen, dass die Medien das Thema inzwischen kritisch aufgegriffen haben, auch wenn die schlechte Presse dem Absatz bislang keinen großen Abbruch getan hat. Fruktose-Glukose-Sirup ist ein hochgradig verarbeitetes Industrieprodukt, das die Leber stark belastet und vom Körper sehr rasch in Fett umgewandelt wird. Da dieser Fruchtzucker in flüssiger Form vorliegt, wird er vom Körper unverzüglich aufgenommen, wodurch sich seine schädliche Wirkung nochmals potenziert. Auch Obst und Gemüse haben einen natürlichen Fruchtzuckergehalt. Aber dort ist er Teil eines Komplexes aus Vital-, Nähr- und Ballaststoffen und kommt auch nicht in bedenklichen Konzentrationen vor.

Aber wie steht es nun um den *kristallinen Fruchtzucker?* Dabei scheint es sich um eine Art Zauberwort zu handeln, dem es diese Zuckerart zu verdanken hat, dass sie bisher von einer öffentlichen Verteufelung verschont blieb – was durchaus nicht so bleiben muss. Wer sich ein bisschen umtut, wird feststellen, dass kristalliner Fruchtzucker auch Bestandteil der beliebten »Wellness-Getränke« und zum Beispiel in aromatisiertem Mineralwasser und bestimmten Sportgetränken enthalten ist. Das Besorgniserregende daran: Er hat einen sogar noch höheren Fruchtzuckeranteil als Fruktose-Glukose-Sirup!

Fruktose-Glukose-Sirup (in den USA: *High fructose corn syrup/HFCS*) wird aus billig zu beziehender und zu verarbeitender Maisstärke hergestellt, die gänzlich aus Glukose besteht. Nach dem Extrahieren der Stärke wird sie enzymatisch weiterverarbeitet, wobei ein Teil der Glukose in Fruktose umgewandelt wird. Je nach Extraktionsverfahren kann dieser Sirup 42, 55 oder auch 90 Prozent Fruktose enthalten. Durch weitere Aufbereitungsverfahren kristallisiert der Sirup aus und weist nach dem Trocknungsprozess einen Fruktoseanteil von 99 bis 100 Prozent auf!

Natürlich ist das für die Lebensmittelindustrie ein »gefundenes Fressen«, da ein reines Fruktose-Süßungsmittel um bis zu 20 Prozent mehr Süßkraft hat als Zucker. Mit anderen Worten: Die Produzenten sparen Geld. Wenn Sie also auf der Lebensmittelverpackung oder dem Getränkeetikett als Inhaltsstoff »kristalliner Fruchtzucker« lesen, stellen Sie die Ware am besten gleich wieder zurück ins Regal.

rigem Kohlenhydratanteil können – zumindest zeitweise – tatsächlich beim Abnehmen helfen. Aber sie können ebenso gut Mattigkeit, Dehydratation, Verstopfung und schlechten Atem bewirken.

Es gibt im Prinzip drei Arten von Kohlenhydraten. Was aber ihre Auswirkungen auf Ihre Schönheit betrifft, sind sie einander keineswegs ebenbürtig.

### 1. Einfache und raffinierte Kohlenhydrate

Diese Kohlenhydrate werden vom Körper sehr schnell aufgespalten, lassen den Blutzuckerspiegel rasch ansteigen und bewirken eine verstärkte Insulinausschüttung. Der massenhafte Verzehr raffinierter Kohlenhydrate in Form von Weißmehl und Zucker, wie er in den westlichen Industrieländern und besonders in den USA gang und gäbe ist, kann zu chronischen Entzündungen führen. Die Entzündungsprozesse lassen ein Enzym entstehen, das die Kollagen- und Elastinproteine in Haut und Bindegewebe abbaut, was Faltenbildung, schlaffe Haut und Hautalterung zur Folge hat. Übermäßiger Zuckerkonsum kann auch zu einer Überbesiedlung der Mundhöhle und des Darms mit »schlechten« Bakterien führen, was unter anderem den Nährboden für die Ausbreitung von Candidapilzen bereitet. Akne, Blähungen oder Verstopfung können davon die Auswirkung sein.

Aber es geht nicht nur um den Zucker in Ihrem Kaffee oder in dem Kuchen, den Sie mit Ihren Kindern backen. Auch das Toastbrot zum Frühstück, der Hefezopf, der im Konferenzraum bei der Besprechung bereitsteht, und das Salzgebäck in Ihrem Küchenschrank sind voll von einfachen Kohlenhydraten. Wir werden Ihnen nichts Neues damit sagen, dass Weißmehl ziemlich prompt in Blutzucker umgewandelt wird: Aber machen Sie es sich zur Gewohnheit, beides im Zusammenhang zu sehen. Denken Sie an ein Stück Würfelzucker, wie es in einer Tasse mit heißem Kaffee verschwindet. Fast augenblicklich zerfällt es und löst sich auf. So ungefähr verhält es sich auch mit dem Weißmehl in Ihrem Körper.

Es »zerfällt« prompt und wird zu Blutzucker.

Hier nun eine Liste der Kohlenhydrate, die Sie ganz meiden oder zumindest weitgehend aus Ihrer Ernährung verbannen sollten:

- weißer Zucker
- Weißmehl (Auszugsmehl) und daraus hergestellte Lebensmittel wie Brot, Kuchen, Kekse, Cracker und so weiter: Es gibt unzählige Produkte, die in diese Kategorie gehören und ganze Regalreihen in den Supermärkten füllen. Machen Sie einfach einen Bogen um diesen Sektor, und Sie haben schon viel gewonnen.
- Marmelade und Pudding
- Limonaden und Softdrinks
- Fruchtsaft und Fruchtsaftgetränke (vor allem in pasteurisierter Form, wodurch viele Nährstoffe verlorengehen)

## 2. Komplexe Kohlenhydrate (Stärke)

Diese Kohlenhydrate haben eine kompliziertere Molekülstruktur, und der Körper braucht entsprechend länger, um sie aufzuspalten und zu verwerten. Da die aus ihnen gewonnene Glukose langsamer ins Blut übergeht und keinen plötzlichen Anstieg des Insulinspiegels bewirkt, wird der Körper über einen längeren Zeitraum gleichmäßig mit Energie versorgt. Viele der Vorteile einer vegetarischen Vollwerternährung sind den komplexen Kohlenhydraten zu verdanken, die die Natur zusammen mit Ballaststoffen, Vitaminen und Mineralien zu einer Gesamtheit »komponiert«, die für ihre Verdauung und Verwertung die gesündeste Voraussetzung bietet.

Unten finden Sie eine Liste mit Lebensmitteln, die komplexe Kohlenhydrate und darüber hinaus viele andere Nähr- und Mineralstoffe liefern. Essen Sie sie unbesorgt! Sie verhelfen Ihnen zu Wohlgefühl, geben Ihnen Energie und sind nachhaltig sättigend. Wenn es Ihnen zu viel des Guten wird, können Sie Gerichte aus komplexen Kohlenhydraten mit Salaten oder stärkeärmeren Gemüsesorten kombinieren. Vergessen Sie aber nicht, dass es sich bei den »Komplexen« um wichtige Energielieferanten handelt, mit denen Sie Ihrer Gesundheit und Schönheit viele wertvolle Dienste erweisen:
- stärkereiche Gemüsesorten: Knollengemüse wie Süßkartoffeln, Yams und Kürbisse
- Hülsenfrüchte (über Nacht einweichen)

## Und wie steht es mit Obst?

Ganze Früchte enthalten sowohl komplexe als auch einfache Kohlenhydrate. Sie sind eines der besten Schönheitsmittel, wahre Perlen in der Krone der Natur. Freilich nicht in Auszügen und industriell verarbeitet, sondern so, wie sie an Baum oder Strauch gereift sind, sind sie wahre Nährstoffpakete aus Vitaminen, Antioxidantien, Mineralien, Ballaststoffen und vielen zum Teil noch unbekannten sekundären Pflanzenstoffen, die eventuelle Nachteile ihres Zuckergehaltes bei weitem aufwiegen. Und als ganze Frucht verspeist, wirken die Ballaststoffe als natürliche Bremse bei der Verwertung und Aufnahme des Fruchtzuckers.

Es wäre also ein großer Fehler, auf Früchte wegen ihres Zuckergehaltes gänzlich zu verzichten. Sie sind wertvolle Gaben der Natur, und es ist einer der Grundsätze unseres Konzepts der ursprünglichen Schönheit, dass eine möglichst natürliche und naturnahe Ernährung uns auch unserer eigenen Schönheit näherbringt. Robert H. Lustig von der University of San Francisco, der vor allem durch seine Forschungen über den Zusammenhang von Zucker und Übergewicht bekannt wurde, ist der Ansicht, dass der im Obst in kleineren Mengen enthaltene Fruchtzucker unbedenklich ist, da er zusammen mit den Ballaststoffen der Frucht aufgenommen wird, was sich »biochemisch anders auswirkt«[3].

- unraffiniertes, glutenfreies Vollkorngetreide wie Naturreis, Hirse, Buchweizen (ohne abfüllbedingte Glutenbelastung), Hafer und Quinoa

### 3. Ballaststoffe

Diese Kohlenhydrate werden von unserem Verdauungsapparat nicht weitgehend genug aufgespalten, um sie verwerten zu können, und liefern daher keine Energie, also Kalorien. Aber wie wir schon in *Umstellung 2* gesehen haben, sind sie dennoch ein wichtiger Bestandteil der Ernährung. Unter anderem wirken sie sättigend, stabilisieren die Verdauung und senken den Blutzuckerspiegel. Weil sie eine wichtige Rolle bei der Entgiftung spielen, sind Ballaststoffe, die Sie über Obst, Gemüse, grüne Smoothies und Vollkorngetreide aufnehmen, aber auch von größter Bedeutung

Im Laufe Ihrer Ernährungsumstellung werden Sie feststellen können, wie Ihr Verlangen nach Süßigkeiten aus Industriezucker nachlässt und einem natürlichen Hang zu Süßem Platz macht, der vollauf durch Obst zu befriedigen ist. Der hin und wieder vertretenen Ansicht, dass Zucker gleich Zucker sei, ist aus einer ganzheitlichen Perspektive und im Hinblick auf die komplexe Verwertung eines jeden Lebensmittels zu widersprechen. Obst hat als Lebensmittel so unglaublich viele Vorzüge, dass ein reduktionistischer Ansatz, der es dem Haushaltszucker gleichstellt, seiner Komplexität nicht gerecht wird.

Am besten essen Sie Obst als Mahlzeit für sich und auf leeren Magen. Auf diese Weise wird es nicht nur besser und vollständiger verdaut, sondern wirkt auch weniger blähend. Bei Diabetes, erhöhten Blutzuckerwerten oder einer Neigung zu Candida-Infektionen müssen Sie mit Obst jedoch vorsichtig sein, mit Ausnahme vielleicht nicht süßer beziehungsweise saurer Früchte wie Zitronen, Cranberrys und grünen Äpfeln. (Wenn Sie diesbezüglich Zweifel haben, sollten Sie mit Ihrem Arzt Rücksprache halten.) Sind Sie erst einmal auf dem Weg zu einer ausgewogeneren Ernährung und damit zu einem gesünderen Körper, werden natürliche Lebensmittel für Sie auch bekömmlicher werden, und Obst, als die schönste Gabe aus dem Füllhorn der Natur, gehört ganz sicherlich dazu.

für Ihr gutes Aussehen. Sie sind ein hervorragendes natürliches Entschlackungsmittel, das Abfall- und Giftstoffe aus dem Körper transportiert, damit Ihre natürliche Schönheit ungehindert zum Vorschein kommen kann.

### Die richtige Balance finden

Wie viele komplexe Kohlenhydrate sollten Sie also zu sich nehmen? Das ist einmal mehr eine Frage des Körpertyps und der persönlichen Konstitution. Als allgemeine Regel gilt, dass fünfzig bis siebzig Prozent Ihrer Nahrung aus komplexen Kohlenhydraten bestehen sollten, wie sie in Gemüse, Hülsenfrüchten (zum Beispiel Bohnen, Kichererbsen oder Linsen) und Obst zu finden sind. (Raffinierte Kohlenhydrate wie Weißmehl und

Zucker sind natürlich nicht Bestandteil dieser Relation.) Wie schon bei der Frage nach dem richtigen Fettanteil in Ihrer Nahrung müssen Sie selbst herausfinden, was gerade für *Ihren* Körper das Richtige ist. Experimentieren Sie also ruhig ein bisschen und schauen Sie, womit Sie sich wohl fühlen. Essen Sie Gemüse nach Herzenslust, zum Beispiel gedünstet, als mild angebratenes Pfannengemüse oder in Form von Salaten und grünen Smoothies. Stärkereiches Wurzelgemüse ist leicht verdaulich und kann mit grünem Blattgemüse oder anderen, stärkeärmeren Gemüsesorten kombiniert werden. Hülsenfrüchte und Getreide müssen nicht jeden Tag auf Ihrem Speiseplan stehen (auch wenn sie für viele Menschen und ganze Kulturen tägliches Grundnahrungsmittel sind), aber Sie können sie mehrfach in der Woche einbeziehen, je nach Bedarf, Konstitution und individueller Verträglichkeit. Achten Sie dabei auf die Signale Ihres Körpers und sein Wohlbefinden. Schließlich kennt niemand ihn so gut wie Sie selbst.

### Eiweiß/Protein

Proteine sind die Bausteine einer jeden Zelle und bestehen ihrerseits aus Aminosäuren. Aminosäuren finden sich in allen natürlichen Nahrungsmitteln – vom Endiviensalat über Grünkohl bis hin zu Mandeln – in unterschiedlichen Mengen. Sie sind wie die Lettern in einem Setzkasten und können kleine Ketten bilden oder sich zu ganzen Proteinen zusammensetzen wie Buchstaben zu einem einzelnen Wort, einem langen Satz oder ganzen Text. Daher ist eine möglichst abwechslungsreiche vegetarische oder vegane Ernährung mit einem breiten Spektrum von Aminosäuren die Voraussetzung für den Aufbau von Proteinen, die der Körper zur Aufrechterhaltung seiner Gesundheit und Schönheit benötigt.

Proteine dienen dem Körper nicht zur Energiegewinnung, und daher brauchen wir von ihnen weit geringere Mengen, als viele glauben. Einige Dutzend Gramm sind ausreichend. Es ist also nicht nötig, den Eiweißbedarf über Steaks und Burger zu decken. In der westlichen Welt gibt es kaum Proteinmangel, abgesehen von Fällen echter Unterernährung. Solange Ihre Ernährung ausreichend Kalorien enthält, ist es praktisch unmöglich, mit Proteinen unterversorgt zu sein, selbst wenn Sie es darauf anlegen sollten. Es ist ein Irrglaube, dass Vegetarismus wegen angeblicher Eiweißdefizite gefährlich ist. Eine rein pflanzliche Ernährung hat in dieser Hinsicht keinerlei Nachteile.

Die ergiebigste pflanzliche Eiweißquelle ist Soja, und seit Jahrzehnten sind Tofu, Sojaburger und andere Lebensmittel oder Nahrungsergänzungen auf Sojabasis fester Bestandteil einer vegetarischen Lebensweise – ganz zu schweigen von der traditionellen Kost Chinas und Japans. Neuere Forschungen machen jedoch skeptisch gegenüber einem übermäßig hohen Sojaanteil in der Ernährung, wobei die jüngsten Bedenken sich vor allem gegen genmanipuliertes Soja und durch Soja ausgelöste Entzündungsprozesse richten. (Wie schon in *Umstellung 2* erwähnt, sind Bioprodukte aus fermentiertem Soja wie Tempeh, Miso und Nattō bekömmliche Alternativen, die Sie in Maßen in Ihren Ernährungsplan aufnehmen können, vorausgesetzt, Sie haben keine Sojaallergie.) Aber wie gesagt: Praktisch alle Lebensmittel enthalten Eiweiß in unterschiedlichen Mengen, und Sie können sich über eine rein pflanzliche Ernährung in jedem Fall genug davon zuführen. Zum Beispiel liefern 200 Gramm gekochte Linsen etwa 18 Gramm Eiweiß und 200 Gramm gekochter Spinat ungefähr 5 Gramm pflanzliches Eiweiß. Von Rosenkohl bis hin zu Champignons enthält jede vollwertige Pflanzenkost Aminosäuren, die als Bausteine zum Proteinaufbau dienen und vom Körper leicht aufgenommen werden. Und lange bevor sich die Ernährungswissenschaft Gedanken über die Zusammenstellung von Lebensmitteln nach ihrem Aminosäurengehalt machte, gab es in traditionellen Ernährungsweisen bereits optimale Eiweißkombinationen aus Getreide und Gemüse oder in Form der klassischen Zusammenstellung aus Reis und Bohnen beziehungsweise Reis und Linsen, die noch heute für Milliarden Menschen Grundnahrungsmittel sind.

## Stichwort Steinzeiternährung

Eine der jüngsten Neuauflagen der proteinreichen »Low-Carb-Diät« ist die sogenannte Paläo-Diät, und einer ihrer bekanntesten Vertreter in den USA ist Loren Cordain, Professor für Ernährungs- und Sportwissenschaften an der Colorado State University. Mit seinen Thesen stützt sich dieses Ernährungskonzept auf hypothetische Annahmen zur Lebensweise altsteinzeitlicher Jäger und Sammler, auf deren Ernährungsform die Lebensweise vergleichbarer Stammesgesellschaften der Gegenwart angeblich Rückschlüsse zulässt. Wie Colin Campbell in seinem Buch *The Low-Carb Fraud*[4] (»Die Low-Carb-Lüge«) ausführt, »räumt Cordain in seinen Veröffentlichungen an mehreren Stellen ein, dass die Einschätzung des Ernährungsstils bei beiden Gruppen ›von Natur aus subjektiv‹« sei. Und wie Cordain selbst sagt, ist der echte »Jäger und Sammler« mitsamt seiner Lebensweise »heute wahrscheinlich ausgestorben«.[5]

In der Vergangenheit sind Anthropologen übereingekommen, dass die Nahrung der historischen Jäger-und-Sammler-Gesellschaften nur zu etwa 33 Prozent tierischer Herkunft gewesen sei. Cordain ging jedoch von anderen Voraussetzungen aus und kam im Jahre 2000 zu dem Schluss, dass zwischen 66 und 75 Prozent der »Steinzeiternährung« tierischen Ursprungs gewesen sei. Dieser Auffassung widerspricht das wissenschaftliche Schrifttum, so auch die Anthropologin Katharine Milton, derzufolge Cordains Meinung, dass moderne Jäger-und-Sammler-Gesellschaften repräsentativ für die Jäger und Sammler des Paläolithikums sind, nicht mehr als eine gewagte Hypothese sei.

Naturgemäß lassen sich Spuren pflanzlicher Nahrung in archäologischen Fundstätten kaum nachweisen, so dass sich die archaische Ernährungsweise

Eiweiß ist bislang der einzige Grundnährstoff, der von den populären Diäten noch nicht verteufelt wurde, obwohl ein zu hoher Eiweißkonsum – wie aus der *China Study* und daran anknüpfenden Untersuchungen hervorgeht – erwiesenermaßen von Nachteil ist. Autor der China Study ist T. Colin Campbell, emeritierter Professor für Ernährungswissenschaften an der Cornell University. Die Studie, die von angesehenen Institutionen wie den National Institutes of Health, der American Cancer Society und dem American Institute for Cancer Research finan-

nicht eindeutig genug rekonstruieren lässt, um als Basis für eine angeblich »artgerechte« moderne Ernährung zu dienen. Wohl aber können wir feststellen, dass unser Verdauungssystem dem unseres nächsten Verwandten, dem Schimpansen, weitgehend gleicht, dem wie dem Menschen die typischen anatomischen Raubtiermerkmale fehlen. Beobachtet man sie in ihrem natürlichen Lebensraum, zeigt sich, dass Schimpansen überwiegend Pflanzenfresser sind und nicht mehr als vier bis sechs Prozent ihrer Nahrung aus tierischen Anteilen und dann meist in Form von Ameisen und Termiten bestehen.

Bloße Annahmen und höchst zweifelhafte »Belege« für eine angebliche Urernährung können also nicht als Begründung für eine Ernährungsvorgabe gelten, bei der die Kost zu sechzig bis hundert Prozent aus Eiweiß und Fett besteht. Die Ergebnisse seriöser ernährungswissenschaftlicher Forschung stehen denn auch in direktem Widerspruch zu den Empfehlungen proteinreicher Diäten wie der Paläo-Diät mit ihrem hohen Eiweiß- und Fettanteil. So gilt als weitgehend gesichert, dass ein unmittelbarer Zusammenhang zwischen fettreicher Ernährung mit einem hohen Prozentsatz an tierischem Eiweiß und einem erhöhten Risiko für Herzerkrankungen sowie Brust-, Darm- und Prostatakrebs besteht, um nur einige der gravierendsten gesundheitlichen Risiken zu nennen. Umgekehrt hat sich gezeigt, dass eine überwiegend oder ausschließlich pflanzliche Kost mit geringen Anteilen an tierischem Eiweiß nicht nur vor bestimmten Krebsformen, Herzerkrankungen und Diabetes schützen, sondern den Krankheitsverlauf günstig beeinflussen oder sogar rückgängig machen kann. Und das ist wahrlich eine gute Nachricht.

ziert wurde, findet deutliche Hinweise auf den Zusammenhang zwischen einem hohen Eiweißanteil in der Nahrung und dem Tumorwachstum bei Krebserkrankungen.

Was wir heute dennoch vor allem in den modernen westlichen Gesellschaften, aber auch in den urbanen Gebieten in vielen anderen Teilen der Welt beobachten können, ist gerade ein immens gestiegener Eiweißkonsum. Es wird immer reichhaltiger gegessen und dabei immer mehr tierisches Eiweiß verzehrt. Das ist eine gefährliche Entwicklung. Studien aus

Tunesien, Peking und Schweden zeigen, dass mit dem Wechsel von einer traditionellen, überwiegend pflanzlichen Kost hin zum häufigeren Verzehr tierischer Produkte die Zahl der Herzinfarkte und kreislaufbedingten Todesfälle zunimmt. Eine neuere Studie kommt zu dem Ergebnis, dass eine sehr eiweißreiche Ernährung das *allgemeine* Sterblichkeitsrisiko um 75 Prozent erhöht, und mit der daraus abgeleiteten Empfehlung, den Verzehr von tierischem Eiweiß einzuschränken und den pflanzlicher Lebensmittel zu erhöhen, ist sie im Einklang mit den Ernährungsempfehlungen der WHO und des Institute of Medicine.

Übermäßige Eiweißzufuhr stellt eine große Belastung für den Verdauungsapparat dar, da die Eiweißverdauung ein energieraubender Vorgang mit einer hohen Enzymbeteiligung ist. Eiweißreiche Lebensmittel sind reich an Purinen, die im Körper zu Harnsäure abgebaut werden. Besonders belastet werden dabei Leber und Nieren, die nur eine begrenzte Fähigkeit haben, Harnsäure auszuscheiden. Damit steigt das Risiko einer zu hohen Harnsäurekonzentration im Körper.

Erhöhte Harnsäurewerte im Blut können zur Ablagerung von nadelartigen Harnsäurekristallen in den Gelenken führen, was schmerzhafte Gichtanfälle zur Folge hat. Außerdem steigt mit einer eiweißreichen Ernährung die Gefahr der Bildung von Nierensteinen. Da eine extrem proteinreiche Kost nach dem Eiweißabbau säurebildend wirkt, kann sie zum Verlust von Kalzium führen, das aus den Knochen herausgelöst und dann über den Urin ausgeschieden wird. Mit dem Verzehr sehr proteinreicher Lebensmittel, die zugleich fett- und cholesterinreich sind und sehr viel Energie zu ihrer Aufspaltung erfordern, steigt auch die Gefahr von Zirkulationsproblemen, die, wie wir schon wissen, der Schönheit abträglich sind.

Was nun den Proteinanteil Ihrer Ernährung betrifft, so sollte er zwischen zehn und zwanzig Prozent betragen. Möglicherweise haben Sie sich die Vorstellung zu eigen gemacht, dass Sie mehr Eiweiß benötigen. Versuchen Sie aber einmal, sich innerhalb dieses Rahmens zu bewegen, experimentieren Sie dabei ruhig ein wenig und achten Sie auf die Signale Ihres Körpers. Vielleicht werden Sie sich schon bald über einen Energiezuwachs und besseres Aussehen freuen können. In der *Fünften Säule:*

*Schön durch Bewegung* werden wir noch näher auf den konkreten Eiweiß-bedarf für ein möglichst effektives Workout und zur Ausbildung eines guten Muskeltonus zu sprechen kommen.

Ihr Körper kann viele Proteine synthetisieren, was bedeutet, dass Sie nicht mit jeder Mahlzeit die ganze Bandbreite aufnehmen müssen. Aber wie gesagt: Solange Sie über eine abwechslungsreiche und nährstoffreiche Vollwerternährung genügend Kalorien zu sich nehmen, *sind* Sie ausreichend mit Eiweiß versorgt. Denken Sie daran, dass es uns um Ausgewogenheit geht. Sie müssen nicht ganz auf tierisches Eiweiß verzichten; aber bereiten Sie sich öfter vegetarische Gerichte zu, die Sie mit vielen Proteinen versorgen, aber leichter verdaulich sind und bei deren Verdauung weniger Stoffwechselnebenprodukte anfallen. Nehmen Sie sich vor, tierisches Eiweiß nur an einigen Tagen der Woche oder höchstens einmal täglich zu sich zu nehmen. Tun Sie sich und Ihrer Schönheit den Gefallen und essen Sie so oft wie möglich Lebensmittel und Gerichte auf rein pflanzlicher Basis. Hier einige hervorragende pflanzliche Proteinquellen:

- Spirulina (Mikroalgen)
- Hanfsamen und Hanfproteinpulver
- Chia-Samen, Sonnenblumenkerne und andere Saaten
- Mandeln und andere Nüsse
- grünes Blatt- und Stengelgemüse (es hat einen überraschend hohen Eiweißgehalt, halten Sie sich also auch an Ihren Glowing-Green-Smoothie, Rezept siehe *Umstellung 2*)
- Linsen und Bohnen (zur besseren Verdaulichkeit über Nacht eingeweicht)
- Quinoa, Hirse, Teff (Zwerghirse) und andere glutenfreie Körner
- Tempeh (eine fermentierte, leichter verdauliche Form von Tofu, die Sie aus biologischem oder konventionellem Anbau beziehen können und die relativ frei von Zusatzstoffen ist – im Unterschied zu veganen Schnitzel- oder Steakimitaten, denen man damit eine fleischähnliche Struktur und Konsistenz zu geben versucht)
- Pilze
- Rosenkohl und andere Kohlsorten
- veganes Proteinpulver

## Steaks und Zigaretten

Den Autoren ist bewusst, dass sich Millionen Menschen zu den jetzt sehr beliebten Diäten mit hohem Eiweiß- und Fettanteil und insbesondere der Atkins-Diät hingezogen fühlen. Die Atkins-Diät verspricht Gewichtsverlust durch kompletten Verzicht auf Zucker und Kohlenhydrate, während der Verzehr von Butter, Käse, Eiern, Geflügel, Fleisch und Fisch im Vordergrund steht. Die Paläo-Diät ist, wie schon gesagt, eine Neuauflage der Eiweiß-Diäten, wenn auch ohne Milchprodukte. Aber auch wenn sich der menschliche Körper sehr wohl umstellen kann, um ohne Zufuhr von Kohlenhydraten Energie in Form von Ketonkörpern bereitzustellen, so bleibt doch wahr, dass sich unsere Vorfahren nicht ausschließlich von Eiweiß und Fett ernährt haben. Vielmehr aßen sie sehr viele Nüsse, Früchte, Beeren und Kräuter, und zwar stets in vollwertiger, reifer Form. Es ist erstaunlich genug, dass der menschliche Körper den von ihm benötigten Blutzucker, also Glukose, sowohl auf schnelle und direkte Art über natürlich vorkommenden Zucker und Kohlenhydrate beziehen kann als auch auf indirektem Weg, indem er zusätzliche Energie aufwendet, um Fette und Proteine aufzuspalten, also solche Makronährstoffe, die normalerweise gespeichert werden und dem Zellaufbau dienen.

Dieser indirekte Weg namens Ketose führt aufgrund seines zusätzlichen Kalorienverbrauchs zu Gewichtsverlust. Allerdings gibt es keine Studien mit einem ganzheitlichen Ansatz, die über eine positive Gesundheitswirkung einer Diät berichten können, die diesen Stoffwechsel-Ausnahmezustand erzwingt, zumal wenn sie bei möglicherweise bestehenden Erkrankungsrisiken über Jahre eingehalten wird. Wie bereits erwähnt, kann die Bildung von Ketonen zu einem Ungleichgewicht mit einem Säureüberschuss führen, der den Alterungsprozess beschleunigt und aus dem sich eine Azidose entwickeln kann.

Keine extreme Form von Diät kann Teil unseres Konzeptes der ursprünglichen Schönheit sein, vor allem dann nicht, wenn sie einen bestimmten Grundnährstoff komplett ausschließt. Zwar mögen diese einseitig angelegten Diäten beim Abnehmen helfen, zumindest vorübergehend; aber dieser Effekt ist nicht ohne Nebenwirkung: Mit jedem Steak und jedem Hamburger nehmen wir Schadstoffe auf, die im Gewebe eingelagert werden und die wir uns vor allem dann zuführen, wenn das Fleisch aus der heute üblichen Massentierhaltung mit ihrem standardmäßigen Einsatz von Hormonen und Antibiotika stammt – von den sauren Stoffwechselnebenprodukten, die im Körper anfallen, ganz zu schweigen. Dies kann nicht die Richtung sein, in die wir uns mit unserer Ernährung und im Umgang mit unserem Körper bewegen wollen.

Damit nicht genug, kann die Art der Fleischzubereitung sogar noch gesundheitsschädlicher sein. Beim Grillen fallen durch die unvollständig verbrennenden tierischen Fette in hohen Mengen Karzinogene an. In entsprechenden Studien hat man in gegrilltem Fleisch einen Benzopyren-Gehalt von circa 4 Nanogramm je Gramm festgestellt. Zigarettenrauch enthält zwischen 4 und 30 Nanogramm Benzopyren pro Gramm Tabak. Geht man von einem durchschnittlichen Steakgewicht von 250 Gramm aus, bedeutet dies, dass ein einzelnes Grillsteak so viele krebserregende Stoffe enthalten kann wie der Rauch von 250 Zigaretten!

Andere Studien zeigen, dass Substanzen mit dem sinnigen Namenskürzel *AGE* (advanced glycation end products), die in geringen Mengen auf natürliche Weise im Körper vorkommen, sich in hohen Konzentrationen in gebratenem und gegrilltem Fleisch finden. AGEs können das Gehirn schädigen und greifen die Kollagen- und Elastinproteine an, die Ihrer Haut Spannkraft und Elastizität verleihen. AGEs lassen Ihre Haut also schneller faltig und welk werden.

Eine in der Zeitschrift *Cell Metabolism* (»Zellstoffwechsel«) veröffentlichte Studie kommt zu dem Ergebnis, dass bei einem hohen Konsum von tierischem Eiweiß (bei dem mehr als zwanzig Prozent der Kalorien aus Fleisch bezogen werden) das Risiko, an einer Krebserkrankung zu sterben, um das Vierfache erhöht und damit den Risiken des Rauchens vergleichbar ist. Laut derselben Studie führt ein hoher Konsum von tierischem Eiweiß ebenfalls zu einem erhöhten Diabetesrisiko und senkt allgemein die Lebenserwartung, während pflanzliche Proteine offenbar lebensverlängernd wirken. Zu diesem Umstand könnten sowohl die möglicherweise krebserregenden heterozyklischen Amine (HCA), die beim Braten und Grillen von Fleisch entstehen, als auch krebserregende Nitrosamine beitragen, die in gepökelten Fleisch- und Wurstwaren enthalten sind. Durch starkes Erhitzen entstehen zusätzliche Nitrosamine, selbst in ungepökeltem Biofleisch.

Wie gesagt, müssen Sie nicht zur Veganerin oder zum Veganer werden, wenn Sie jetzt noch nicht dazu bereit sind. Aber halten Sie sich beim Fleisch- und Wurstkonsum zurück und essen Sie dafür umso mehr vollwertige Pflanzenkost. Wenn schon rotes Fleisch, dann sollten Sie es nur bei seltenen Gelegenheiten essen, höchstens zwei-, dreimal im Monat, und dann möglichst nur in Bioqualität.

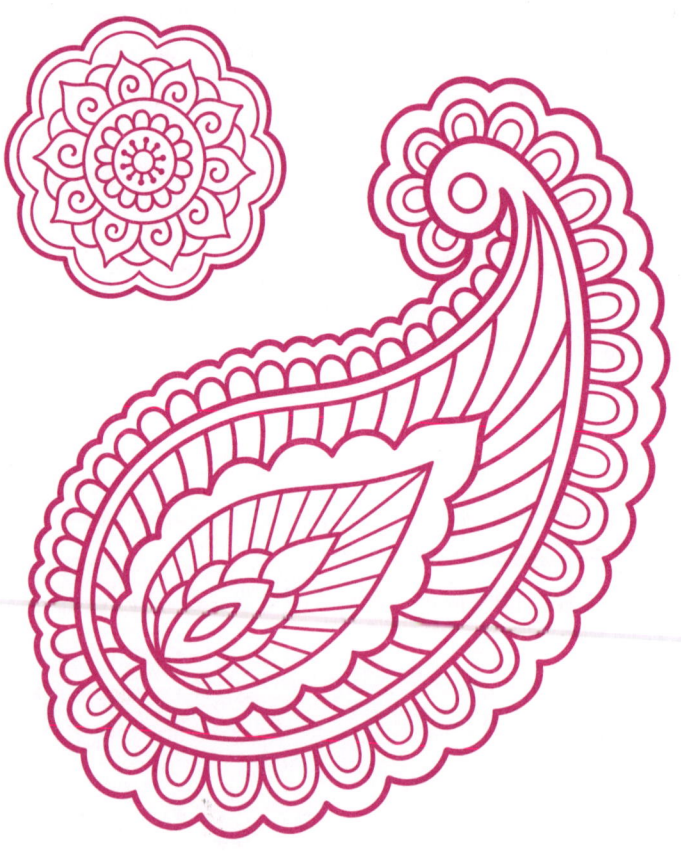

## Umstellung 4:
## Stellen Sie eine mentale Verbindung zu Ihrem Essen her

Nur zu leicht stecken wir uns irgendetwas Essbares in den Mund, überlassen uns dem kurzen Geschmackserlebnis und denken nicht weiter darüber nach, was anschließend in uns damit passiert. Aus den Augen, aus dem Sinn ... Aber mit dieser Haltung kommen wir dem Ziel, zu unserer ursprünglichen Schönheit zu finden, nicht gerade näher. Dafür müssen wir vielmehr in der Lage sein, eine mentale Verbindung zu unserem Essen herzustellen, und ein Bewusstsein dafür entwickeln, wie sich das, was wir essen, auf kurze und längere Sicht auf unser Befinden auswirkt.

Eine gute Methode, diese innigere Verbindung herzustellen, besteht darin, mit Ihrem Vorstellungsvermögen bewusst über das hinauszugehen, was Sie beim Essen unmittelbar vor Augen haben. Mit anderen Worten: Vergegenwärtigen Sie sich, was sich in Ihrem Inneren abspielt, nachdem Sie Ihren Teller leer gegessen haben. Wenden Sie Ihr Wissen über Verdauungsvorgänge an, malen Sie sich aus, was in Ihrem Bauch passiert. Denn auch wenn das weitere Geschehen für Sie unsichtbar bleibt, können Sie doch nicht umhin, es in sich zu spüren. Versuchen Sie es am besten jetzt gleich einmal. Denken Sie an eine der letzten Gelegenheiten, bei der Sie so richtig Ihrer Lust am Schlemmen gefrönt haben – an einen der berühmten »Ausnahme«- oder »Schummel«-Tage, an dem Sie fünfe haben gerade sein lassen, vielleicht im Urlaub oder beim Zusammensein mit Freunden. Es könnte aber auch die ganz spontane Anwandlung gewesen sein, sich eine Pizza oder eine große Portion Pommes frites zu gönnen, gefolgt von einem schönen Stück Kuchen oder einem großen Eis. Vielleicht war es auch an jenem verkaterten Sonntagmittag, als Sie sich wider besseres Wissen über die dritte Portion Käsespätzle hermachten, nach der es Sie so sehr verlangte, dass Sie in Ihrem kläglichen Zustand einfach nicht widerstehen konnten. Führen Sie sich das Aussehen, den Geschmack, die Konsistenz dessen, was Sie da verdrückt haben, deutlich vor Augen.

Richten Sie im nächsten Schritt Ihr inneres Auge auf Ihren Magen. Stellen Sie sich vor, wie er sich unter dem lastenden Druck des schweren Essens bläht und versucht, mit dem, was Sie ihm zugemutet haben, fertig zu werden. Denken Sie an einen brodelnden Vulkan.

Stellen Sie sich dann vor, wie eine zähe Masse giftiger Schlacken Ihre Gedärme verstopft. Malen Sie sich aus, wie die dadurch entstehenden Entzündungsherde Ihre Zellen schädigen und Disharmonie und Verschleiß in Ihrem ganzen Körper bewirken. Sehen Sie seine allseits behinderte Zirkulation, seine Überschwemmung mit Giftstoffen und all die Nährstoffe, die Ihr Körper nicht mehr aufnehmen kann und ihn ungenutzt wieder verlassen. Lassen Sie schließlich in Ihrer Phantasie das Bild Ihrer zunehmend welken und faltigen Haut entstehen. Bleiben Sie ein wenig bei diesen Bildern und den damit verbundenen Gefühlen, lassen Sie sie ruhig eine Weile auf sich wirken. Stellen Sie dann eine Verbindung zwischen diesen Gefühlen und dem Körpergefühl her, das Sie während Ihrer Fressattacke hatten.

Zweck dieser Übung ist nicht etwa, dass Sie sich schlecht fühlen und sich sinnlos mit bedrückenden Vorstellungen plagen. Vielmehr geht es darum, eine vertiefte Achtsamkeit dafür zu entwickeln, wie das, was Sie zu sich nehmen, Ihren ganzen Körper, seine Energie und Schönheit beeinflusst.

Stellen Sie sich nun vor, wie Sie etwas Gesundes zu sich nehmen, zum Beispiel eine köstliche vegane Kürbissuppe mit Ingwer. Während Sie sie essen, breitet sich in Ihnen ein wohliges Gefühl aus. Sie wärmt und sättigt Sie und gibt Ihnen eine gute Grundlage, ohne zu belasten. Stellen Sie sich vor, wie die Nährstoffe mühelos in Ihren Blutkreislauf übergehen und in Ihrem ganzen Körper als ein klarer, gesunder Kraftstrom zirkulieren. Nachdem Sie Ihre Kürbis-Ingwer-Suppe genossen haben, fühlen Sie sich rundum wohl und behaglich.

Ihre Essensentscheidungen werden zwangsläufig nicht immer ideal ausfallen. Das ist in Ordnung, und es geht auch nicht darum, perfekt zu sein. Aber versuchen Sie, diese Bilder im Hinterkopf zu behalten. Wenn Sie dann das nächste Mal unentschlossen vor einer Speisekarte sitzen oder Gefahr laufen, einen kleinen Imbiss zu einem Gelage ausarten zu lassen, können Sie sich an Ihre beiden Phantasiereisen erinnern. Unsere kleine Übung zur Ausbildung bewussten Essverhaltens, die nur wenige Sekunden in Anspruch nimmt, wird Sie dann hoffentlich vor falschen Entscheidungen bewahren und immer häufiger auf den Pfad einer gesunden, schönheitsspendenden Vollwertkost zurückführen.

## Niemand kann Sie so gut bekochen wie Sie selbst

Den meisten Menschen geht es so, dass sie sich gesünder fühlen und mehr im Kontakt mit ihrer Ernährung sind, wenn sie sich ihre Mahlzeiten selbst zubereiten. Auch aus gesundheitlicher Sicht (und folglich auch der Ihrer Schönheit) ist es ratsam, Ihre eigene Köchin oder Ihr eigener Koch zu sein, denn dann wissen Sie immer genau, was in Ihrem Essen ist. Sie können sicher sein, nur die besten Zutaten verwendet zu haben: gesundes Kokosöl, biologisch angebautes Gemüse, unbestrahlte Gewürze und frische Kräuter. All das liegt dann in Ihrer Hand, genauso wie die Entscheidung über die Herkunft der Zutaten, auf die Sie beim Einkauf achten können.

Dennoch muss das keine aufwendige und zeitraubende Angelegenheit sein. Sie können sehr wohl auch mit einfachen Mitteln kochen, dabei auf eine Reihe bewährter Gerichte zurückgreifen und die verschiedenen Gemüse und weiteren Zutaten immer wieder auf neue Weise kombinieren. Auswärts essen zu gehen kann eine sehr schöne Art sein, mit Freunden einen gemütlichen oder auch ausgelassenen Abend zu verbringen, was deshalb aber nicht zur Regel werden muss. Durch Seltenheit gewinnt vieles noch an Wert. Wenn Sie häufig essen gehen, versuchen Sie wenigstens, das Verhältnis insgesamt mehr zum häuslichen Kochen hin zu verlagern: Sie werden sich mit Ihrer Ernährung wohler und autonomer fühlen – und vielleicht nicht nur mit Ihrer Ernährung, sondern mit Ihrem ganzen Leben.

# Wie Sie beim Kochen auf gesunde Weise Zeit sparen können

Nach all den bisherigen Informationen, wie Sie mit einigen Umstellungen in Ihrem Leben entscheidende Veränderungen bewirken können, fühlen Sie sich vielleicht sehr motiviert, unseren Ansatz auch konkret umzusetzen. Und tatsächlich gibt es sehr vieles, das Sie tun können, um über Ihre Ernährung Ihrer Schönheit zu ihrem vollen Ausdruck zu verhelfen. Aber vielleicht befällt Sie inmitten der Begeisterung darüber der ernüchternde Gedanke, wie Sie es eigentlich zeitlich schaffen sollen, sich gesünder als bisher zu ernähren. Vielleicht haben Sie das Gefühl, schon jetzt nicht genug Zeit zu haben, um all Ihre beruflichen und privaten Verpflichtungen unter einen Hut zu bekommen. Wie also sollen Sie da noch ein schönheitsförderndes Ernährungsprogramm in Ihrem Tagespensum unterbringen?

Diese Zweifel sind nachvollziehbar, brauchen Sie aber nicht zu beunruhigen. Um unsere Empfehlungen umzusetzen, müssen Sie nicht sehr viel mehr Zeit in der Küche zubringen. Wohl aber gilt es, ein wenig strategisch vorzugehen und vorauszuplanen. Am Ende könnten Sie unter dem Strich sogar über mehr Zeit verfügen, wenn Sie weniger davon in Restaurants oder Imbissketten zubringen und sie dafür in gezielte Einkäufe und die Vorbereitung Ihrer Mahlzeiten investieren. Je versierter Sie in der Zubereitung einfacher Mahlzeiten aus Grundnahrungsmitteln werden und je mehr Routine Sie im Kochen auf Vorrat gewinnen, desto weniger Zeit wird Ihnen damit verlorengehen.

Hier ein paar nützliche Tipps, die Ihnen dabei helfen, den Zeitaufwand für Ihre privaten Schönheitskochkünste noch weiter zu begrenzen:

## Backen Sie Ihr Kürbis- und Knollengemüse

Schalten Sie, sobald Sie von der Arbeit nach Hause kommen, den Ofen an und legen Sie einen ganzen Kürbis oder ein paar ganze Süßkartoffeln auf das Blech. Ja, Sie lesen richtig: ganze. Sie können Sie ein paarmal einstechen, um die Garzeit zu verkürzen, aber plagen Sie sich nicht damit, einen rohen Kürbis klein zu schneiden, denn das ist mühsam und langwierig. Wenn Sie den Versuch unterlassen, diesem Hartgemüse roh mit dem Messer beizukommen, sparen Sie also dafür schon mal Zeit. Lassen Sie es ruhig im Ofen vor sich hin garen, während Sie sich frisch machen, sich mit Ihrem Partner oder den Kindern austauschen oder einfach ein wenig entspannen. Nach etwa 45 Minuten können Sie Ihr Gemüse aus dem Ofen nehmen, in Würfel oder Scheiben schneiden und dann entweder in ein wenig Kokosöl kurz anbraten oder auch noch für eine Weile zurück in den Ofen schieben. Würzen Sie es anschließend mit Paprika, Kurkuma und einer Prise Meersalz und essen Sie dazu einen Salat oder anderes Gemüse, zum Beispiel Karotten oder Spinat. Supereinfach und superlecker! Lassen Sie also Ihren Ofen die Arbeit für Sie tun, während Sie sich von der Arbeit erholen.

## Halten Sie sich einen Vorrat an Bio-Tempeh

Sozusagen der Inbegriff gesunden Fastfoods. Tempeh ist herzhaft, proteinreich und tendenziell bekömmlicher als andere Sojaprodukte. Durch die Fermentierung werden die weniger günstigen Eigenschaften von Soja eliminiert, weil sie Proteine aufschließt und den Anteil blähungsfördernder Oligosaccharide verringert. Und die Hauptsache: Es geht schnell. Öffnen Sie die Packung, schneiden Sie Ihr Tempeh in Würfel oder Scheiben, erhitzen Sie es in der Pfanne – und fertig. Essen Sie dazu leicht gedünstetes, noch knackiges Gemüse, beispielsweise Zucchini oder Brokkoli, oder einen grünen Salat. Experimentieren Sie dabei mit verschiedenen Gewürzen, Würzmitteln oder Saucen. Zu Tempeh passt nahezu alles – von Sojasauce, Cayennepfeffer und Paprika über Kreuzkümmel bis hin zu Marinara-Sauce. Und Sie können sich buchstäblich in fünf Minuten daraus ein leckeres Gericht zubereiten!

## Versuchen Sie es mit einem Feierabend-Smoothie

Wenn Sie müde von einem langen Arbeitstag nach Hause kommen, können Sie sich auch einen einfachen, aber vitalstoffreichen Smoothie zubereiten. Nichts leichter als das – und wenn Sie einen Standmixer haben, ist die Küche auch schnell wieder aufgeräumt. Am Abend noch üppiger zu essen ist ohnehin nicht ratsam, vor allem wenn Sie erschöpft sind. Ein

Smoothie ist dann genau das Richtige, weil er leichtverdaulich und vom Körper gut zu verwerten ist. Um ihn gehaltvoller und sättigender zu machen, können Sie auch Mandelmilch als Basis nehmen. Als weitere Zutaten für Ihren Feierabend-Smoothie eignen sich Bananen, Kokoswasser, Maca, Spirulina, Bienenpollen, Stevia, Vanilleextrakt, pflanzliches Proteinpulver (gekeimt), Zimt, roher Kakao und Acai-Beeren. Legen Sie sich von Ihren Lieblingszutaten einen entsprechenden Vorrat an.

### Kochen Sie sich Eintöpfe

Nicht umsonst sind Eintöpfe als Zubereitungsform in vielen Teilen der Welt ausgesprochen beliebt. In einen Suppen- oder Gemüseeintopf können Sie alles hineinschneiden, was sich in Ihrer Küche an Verwertbarem findet, und auch Ihren Kindern macht die Schnippelarbeit Spaß. Und während das Ganze langsam vor sich hin brodelt, können Sie nach einem langen Tag ein entspannendes Bad nehmen, Ihren Kindern bei den Hausaufgaben helfen oder mit einer Freundin telefonieren. Außerdem gehen im Eintopf keine Nährstoffe verloren, die Sie sonst mit dem Kochwasser wegschütten würden. Legen Sie sich als Basis einen Vorrat selbstgekochter Gemüsebrühe an oder besorgen Sie sich ein entsprechendes Bioprodukt. Wenn Sie dann nach Hause kommen und auf die Schnelle etwas zubereiten wollen, brauchen Sie nur Ihre Brühe zu erhitzen und können verschiedene Gemüse, vorgegarte Linsen oder Bohnen hinzufügen. Auf diese Weise lässt sich rasch ein einfaches, nahrhaftes und familiengerechtes Mahl zaubern. Wenn Sie gerne cremige Suppen mögen, können Sie das Ganze auch pürieren. Auch Naturreis oder Quinoa macht sich gut in Eintöpfen, und für Ihre ausgehungerten Kids können Sie zusätzlich (glutenfreies) Vollkorntoastbrot zum Tunken bereitstellen. Schaffen Sie sich einen großen, hochwertigen Suppentopf an: eine Investition, an der Sie viele Jahre Freude haben werden.

### Füllen Sie Ihre Tiefkühltruhe mit »Notrationen«

Wenn Sie Zeit dafür erübrigen können, kochen Sie auf Vorrat und frieren Sie portionsweise ein. Achten Sie darauf, dass die verwendeten Tiefkühlbehälter frei von Bisphenol A (BPA) sind (eine Chemikalie, die im Verdacht steht, gesundheitsschädlich zu sein und unter anderem den Östrogenhaushalt zu beeinflussen). Einfrieren lässt sich fast alles von glutenfreier Lasagne über Bananen bis hin zu dunkler Schokolade. (Auch für gelegentliche Naschanfälle will vorgesorgt sein!) Wenn es dann einmal eng wird, können Sie sicher sein, nicht zu verhungern, und müssen in Ihrer Not nicht auf das zweifelhafte Angebot der Fastfood-Ketten oder das noch zweifelhaftere des Schnellimbisses um die Ecke zurückgreifen. Vor allem, wenn Sie unregelmäßige Arbeitszeiten haben und nicht jeden Tag zum Einkaufen kommen, ist das eine sehr gute Lösung. Ihre abendliche Portion können Sie dann, bevor Sie morgens das Haus verlassen, zum Auftauen herausstellen oder – falls Sie es am Morgen vergessen haben – später im heißen Wasserbad erwärmen. In jedem Fall erwartet Sie auf diese Weise zu Hause eine gesunde und schönheitsspendende warme Mahlzeit.

## Horten Sie Haltbares

Wenn es in Ihrer Gegend einen gutsortierten Supermarkt (am besten Bio!) gibt, legen Sie sich einen reichen Vorrat an Quinoa, Linsen, Naturreis, Hirse und Haferschrot an – oder was Sie an lange haltbaren Grundnahrungsmitteln sonst noch mögen. Für die schnelle Mahlzeit ist vor allem Quinoa optimal. Sie benötigt nur etwa 15 Minuten Garzeit, ist darüber hinaus glutenfrei und besonders reich an Mineral- und Nährstoffen. Ein großer Vorrat an Grundnahrungsmitteln ist besonders dann praktisch, wenn Sie sehr beschäftigt sind und wenig Zeit für Einkäufe haben. Am besten weichen Sie Ihre Körner und Hülsenfrüchte schon über Nacht ein oder spätestens am Morgen, bevor Sie aus dem Haus gehen. Aber falls Sie auch das in der Eile vergessen sollten oder nicht mehr schaffen, ist Quinoa immer noch die weitaus bessere Wahl als irgendein Dinner to go mit seinen fragwürdigen Zutaten und Zubereitungsverfahren.

## Kaufen Sie Ihr Gemüse strategisch ein

Lebensmitteleinkäufe können eine Menge Zeit in Anspruch nehmen, und nicht jeder hat das Glück, als Bewohner einer beschaulichen Kleinstadt im Süden Frankreichs einen provenzalischen Markt vor der Haustür zu haben. Wenn Sie nur einmal in der Woche zum Einkaufen kommen, sollten Sie Gemüsesorten wählen, die nicht so schnell welken. Gut geeignet in dieser Hinsicht sind Rotkohl, Zwiebeln, Schalotten, Lauch, Süßkartoffeln, Kürbis, Karotten und Rettich. Schneller welkendes Gemüse wie Blumenkohl oder Brokkoli sollten Sie entsprechend früher verbrauchen. Mit ein wenig strategischer Planung können Sie so die ganze Woche über eine bunte Gemüsevielfalt genießen.

### Schnippeln Sie auf Vorrat

Zusätzlich zum Einfrieren portionierter Fertigmahlzeiten ist es praktisch und rationell, immer gleich größere Gemüsemengen zu zerkleinern. Wenn Sie zwischendurch Hunger bekommen, können Sie es einfach roh

### Biologisch angebaute Lebensmittel

Auch für Ihre Schönheit ist Bio die bessere Wahl. Bioprodukte enthalten weitaus mehr Vitalstoffe – Vitamine, Mineralien, essentielle Fettsäuren und Antioxidantien – als konventionell erzeugte Lebensmittel. Im ökologischen Landbau kommt weder Gentechnik zum Einsatz noch sind künstliche Pestizide, synthetische Düngemittel, Antibiotika oder Hormone erlaubt.

Um Ihrer Gesundheit und Schönheit willen sollten Sie die Mehrausgabe für Bio nicht scheuen. Falls das für Sie ein finanzielles Problem darstellt, informieren Sie sich im Internet über die am stärksten belasteten Lebensmittel (zum Beispiel: www.zentrum-der-gesundheit.de/lebensmittel-bio-ia.html), um dann zumindest bei diesen auf Bioprodukte auszuweichen. Wenn Sie bei den am intensivsten besprühten Getreidesorten Alternativen aus ökologischem Landbau wählen, können Sie schon einen Großteil der Pestizidbelastungen vermeiden. Oder informieren Sie sich bei verschiedenen Anbietern auf dem Wochenmarkt über deren Anbaumethoden. Die Produkte müssen nicht unbedingt biozertifiziert sein, um trotzdem mehr oder weniger den Öko-Standards zu entsprechen.

Bei Fleisch ist es besonders wichtig, darauf zu achten, dass es aus ökologischer Produktion stammt – ein Thema, auf das wir gleich noch ausführlich zu sprechen kommen. Auch sollte Ihnen bewusst sein, dass »Freilandhaltung«

knabbern oder mit einem Saucendip verspeisen, zum Beispiel mit einem Zucchini-Hummus. Bewahren Sie es luftdicht verschlossen in Gläsern oder BPA-freien Kunststoffboxen im Kühlschrank auf. So haben Sie jederzeit einen Vorrat an gesunden Snacks, wenn Sie zu müde sind oder keine Zeit haben, sich eine warme Mahlzeit zuzubereiten.

## Mixen Sie einen XXL-Glowing-Green

Bereiten Sie, wenn Sie diesen Smoothie (siehe *Umstellung 2*) gerne trinken, auch vom Glowing-Green eine größere Menge zu, von der Sie zum baldigen Verbrauch einen Teil abzweigen können, und frieren Sie den Rest portionsweise ein. Das spart enorm viel Zeit und macht es Ihnen leichter, dieser äußerst gesunden Ernährungsgewohnheit die Treue zu halten.

noch nicht »bio« bedeutet und dafür steht, dass die Tiere auf natürliche Weise gefüttert wurden. Achten Sie also immer auf das entsprechende Biosiegel. Die EG-Öko-Verordnung macht bei der Tierhaltung genaue Vorgaben für die Mindestgröße von Stall- und Freilandflächen, und es dürfen ausschließlich ökologisch produzierte Futtermittel ohne Zusatz von Antibiotika und Leistungsförderern verwendet werden.

Lassen Sie sich nicht von der nichtssagenden Bezeichnung »natürlich« täuschen. Das Wort besagt noch lange nicht, dass ein Produkt aus ökologischem Landbau stammt. Vielleicht ist bio drin, vielleicht aber auch nicht. Das europäische Biosiegel (zwölf weiße, in Blattform angeordnete Sterne auf grünem Grund) und die verschiedenen nationalen Biosiegel (in Deutschland das Wort »BIO« im grünen Sechseck) gewährleisten, dass mindestens 95 Prozent der Inhaltsstoffe aus ökologischem Anbau stammen (andere Verbandssiegel wie solche von Demeter oder Bioland verbürgen noch strengere Standards). Mit Ihren Einkaufsentscheidungen stellen Sie die Weichen für die Zukunft: Indem Sie die Zutaten für die Rezepte in diesem Buch und generell Bioprodukte aus regionalem Anbau wählen, fördern Sie die Umstellung der Landwirtschaft, was die Umwelt schützt und auf Dauer auch die Preise im Biosektor senken hilft. Und Ihrer Gesundheit und Schönheit tun Sie damit ohnehin den allerbesten Gefallen.

## Realitäts-Check: Sie essen, was Ihr Essen isst

Die Tatsache, dass wir mit Rind und Schwein letztlich am selben Trog sitzen, mag für viele eine unbequeme Wahrheit sein, der wir uns aber stellen müssen, wenn wir wirklich im Kontakt sein wollen mit dem, was wir uns einverleiben. Und das bedeutet auch, sich damit zu beschäftigen, was in unserem Essen enthalten ist, und dabei nicht allein die angenehmen, sondern auch die unangenehmen und hässlichen Seiten zu sehen. Bestimmte Bestandteile des Tierfutters reichern sich im Gewebe an, ein Vorgang, der als *Bioakkumulation* bekannt ist und nichts anderes bedeutet, als dass mit Ihrem Brathühnchen oder Steak diese Futteranteile auch auf Ihrem Teller landen. Bei näherer Betrachtung der in der Massentierhaltung verwendeten Futtermittel ist dieser Umstand jedoch nicht nur unappetitlich, sondern auch besorgniserregend, wenn nicht alarmierend.

Beziehen Sie Ihr Fleisch aus der sogenannten Intensivtierhaltung – was so ziemlich immer der Fall ist, wenn es nicht biozertifiziert ist –, können Sie davon ausgehen, dass das Tier, von dem es stammt, mit gentechnisch verändertem Soja oder Mais gemästet wurde. In den USA ist der Mais- und Sojaanbau staatlich subventioniert, und etwa neunzig Prozent der dabei verwendeten Sorten sind inzwischen gentechnisch manipuliert. Soja und Mais sind nicht nur preiswerte Futtermittel, sie werden in der Viehmast vor allem auch deshalb eingesetzt, weil die Tiere dadurch schneller an Gewicht zulegen.

Gentechnisch verändertes Saatgut, mit Soja, Mais und Baumwolle als Vorreitern, ist erst seit 1996 im Einsatz – ein Zeitraum, der zu klein ist, um die Auswirkungen auf den menschlichen Organismus abschätzen zu können. Im Tierversuch, wo man aufgrund der rascheren Generationenfolge zu entsprechend schnelleren Aufschlüssen kommt, hatte die Fütterung mit gentechnisch veränderten Pflanzen jedenfalls gravierende Folgen. Es kam zu Fruchtbarkeitsstörungen, Leber- und Nierenschäden, zu einer Schädigung der Spermien und einer erhöhten Sterblichkeit bei den Nachkommen. Eher zufällig haben Forscher am Baylor College of Medicine entdeckt, dass bei Ratten, die mit genmanipuliertem Mais gefüttert wurden, Fortpflanzungsprobleme auftraten. Durch Tests stellte sich heraus, dass das Futter zwei Substanzen enthielt, die bei den Weibchen den Geschlechtszyklus unterbrachen, auch wenn deren Konzentration etwa zweihundertmal niedriger war als die herkömmlicher Phytoöstrogene. Beide Substanzen trugen in Zellkulturen überdies zum Tumorwachstum bei Brust- und Prostatakrebs bei.

Der Anbau von gentechnisch verändertem Futtersoja und Futtermais ist an den intensiven Einsatz von Pestiziden und Herbiziden gekoppelt, die sich im Gewebe der Tiere anreichern und deren Rückstände sich folglich auch im Fleisch finden. (Ein viel eingesetztes Herbizid ist Glyphosat, das seit 1974 von Monsanto unter dem Namen *Roundup* vertrieben wird und als »Ergänzung« zum gentechnisch veränderten Saatgut des Konzerns dient.) Die mit der Nahrung aufgenommenen Pestizide beeinträchtigen die Fruchtbarkeit, schädigen Nerven- und Immunsystem und erhöhen das Krebsrisiko.

Aber mit alledem nicht genug. Die weltweit und industriell betriebene Futtermittelproduktion ist ein wahres Füllhorn von Gift- und Schadstoffen, zu denen außer Pestiziden auch Schimmelpilzgifte (Mykotoxine), Antibiotika, Prion-Proteine, Schwermetalle und bakterielle Krankheitserreger zählen. Diese Rückstände und Belastungen können ganz unterschiedliche Auswirkungen auf die Gesundheit haben, angefangen bei einer gestörten Darmflora über bakterielle Infektionen bis hin zu Immunschwäche und eingeschränkter Fruchtbarkeit. Niemand möchte sich diesen Gefahren gerne aussetzen, aber es ist gar nicht so leicht, ihnen aus dem Weg zu gehen. Zwar gibt es bereits eine umfangreiche Gesetzgebung zum Ausschluss von chemischen Rückständen und Krankheitserregern in Futtermitteln, aber wie die Skandale mit kontaminiertem Fleisch in der Vergangenheit immer wieder gezeigt haben, ist eine lückenlose Kontrolle nicht möglich. Hier einige der gefährlichsten Gift- und Schadstoffe, die sich in industriell erzeugten Futtermitteln finden können.

**Dioxine und polychlorierte Biphenyle (PCB)** sind Industriegifte, die ebenfalls im Tierfutter vorkommen und insbesondere in Milch und Milchprodukten nachgewiesen werden konnten. Die hochgiftigen Dioxine können die Fruchtbarkeit herabsetzen, Entwicklungsprozesse hemmen, den Hormonhaushalt stören und Krebs auslösen. Laut der Weltgesundheitsorganisation WHO nehmen wir »mehr als 90 Prozent unserer Dioxinbelastung über die Nahrungskette auf, hauptsächlich über Fleisch, Milchprodukte, Fisch und Schalentiere. (…) Rückstände im Tierfutter sind vielfach die Hauptursache für die Belastung von Lebensmitteln.«

**Quecksilber** findet sich in Fischmehl, das als Futtermittel für verschiedene Tiergattungen verwendet wird. Quecksilber ist ein Schwermetall, das den Organismus auf schleichende und heimtückische Weise schädigt. Es lässt Zellmembranen undicht werden, blockiert wichtige Enzyme, die der Körper zur Energiegewinnung und Entgiftung benötigt, und verursacht im Gewebe oxidativen Stress. Oxidation ist eine der Hauptursachen für Krankheitsprozesse und der Hauptgrund für die Zellalterung.

Einige Analysen der Futtermittel ergaben Kontaminationen mit **Escherichia-coli-Bakterien** (kurz E. coli) – wenn auch nicht mit dem besonders gefährlichen Stamm O157:H7, der blutige Durchfälle, Dehydratation und Nierenversagen zur Folge haben und zum Tod führen kann – sowie mit **Salmonellen** (Salmonella enterica).

Über die weltweite Belastung des Tierfutters mit **Schimmelpilzen und Schimmelpilzsporen** gibt es verschiedene übereinstimmende Berichte. Mykotoxine sind sekundäre Stoffwechselprodukte von Schimmelpilzen, die schon in sehr geringen Mengen giftig wirken und zu einer ganzen Reihe von Gesundheitsschäden und Erkrankungen führen können. Eine deutsche Studie kam zu dem Ergebnis, dass 94 Prozent der analysierten Proben mit bis zu sechs verschiedenen Mykotoxinen von Fusarien kontaminiert waren. Auch die extrem giftigen Aflatoxine wurden im Tierfutter entdeckt, was besonders bedenklich ist, da Aflatoxine, besonders bei wiederholter Aufnahme, krebserregend wirken können.

Ein weiterer fragwürdiger Bestandteil im Tierfutter sind – **andere Tiere.** Dazu zählen mitunter auch in den Mastbetrieben verendete Exemplare der eigenen Spezies. Aber auch industriell hergestelltes Futtermittel kann mit Prionen kontaminierte Fleisch- und Knochenmehlzugaben enthalten. Pathogene Prionen stehen im Verdacht, bei einer Vielzahl von Nutztieren tödliche neurologische Erkrankungen hervorzurufen, unter anderen den sogenannten »Rinderwahn«, also BSE. Es ist gegen die Natur, wenn Kühe ihre Artgenossen verzehren. Punktum.

Schließlich sind hier noch **Antibiotika** zu erwähnen, die kommerziellem Tierfutter in großen Mengen zugesetzt werden, um Krankheiten vorzubeugen und den Fleischertrag zu erhöhen. Zweck der Antibiotika-Zusätze ist also, die Tiere möglichst lange gesund zu halten, damit sie rasch ihr Schlachtgewicht erreichen. Dabei handelt es sich vielfach um nicht deklarierte Medikamente, deren Rückstände sich dann auch im Fleisch wiederfinden. Eine in Nordirland durchgeführte Studie ergab, dass von 247 mit Medikamenten angereicherten Futtermittelproben 35 Prozent nicht deklarierte antimikrobielle Substanzen enthielten. Aber auch von 161 Proben, die laut Hersteller keine Medikamente enthalten sollten, wiesen 44 Prozent antimikrobielle Substanzen auf, vor allem Chlortetracyclin, Sulfonamide, Ionophore und – *Penicillin*. Hätten Sie gedacht, dass Sie eines der wirksamsten Antibiotika schon morgens mit Ihrem Wurstbrötchen und Frühstücksei verzehren?

Auch Geflügelbetriebe setzen eine ganze Reihe von Antibiotika ein, damit die Tiere möglichst schnell ihr Schlachtgewicht erreichen. Durch niedrig dosierte Antibiotika-Zusätze in Futtermitteln können sich resistente Bakterienstämme bilden, die nicht allein Ihre Darmflora, sondern Ihre gesamte Gesundheit dauerhaft schädigen können. Im Jahr 2011 hat der Pharmaziekonzern Pfizer in den USA das dort in der Geflügelmast häufig verwendete Medikament *Roxarsone* vorläufig vom Markt genommen, nachdem aus Berichten der US Food and Drug Administration (FDA) hervorging, dass Wirkstoffe des Medikaments in anorganische Arsenverbindungen zerfallen, die unter anderem krankhafte Hautveränderungen, Atembeschwerden und Krebserkrankungen verursachen können. Über die Auswirkungen einer chronischen Arsenbelastung ist noch wenig bekannt. Jedoch geht aus Studien hervor, dass Arsen selbst in geringen Mengen das endokrine System schädigen und die Intelligenzleistung mindern kann. Auch wenn *Roxarsone* in den USA nicht mehr erhältlich ist, kommen in der Tierhaltung weiterhin ähnliche Pharmaka zum Einsatz, die zu gesundheitsschädlichen Arsenbelastungen führen können. Zum Teil wird auch die steigende Zahl von Autismus-Erkrankungen mit arsenbelasteten Lebensmitteln in Verbindung gebracht.

Massentierhaltung ist alles andere als eine erfreuliche Angelegenheit.

Wenn Sie auf tierische Lebensmittel trotzdem nicht verzichten wollen, achten Sie darauf, dass sie aus ökologischer Erzeugung stammen. Ideal wäre es, wenn Sie mit einem Erzeuger aus Ihrer Region persönlich ins Gespräch kommen könnten, zum Beispiel auf dem Wochenmarkt, um aus erster Hand zu erfahren, wie die Tiere gefüttert und gehalten werden.

## Die ökologischen Auswirkungen der Viehwirtschaft

Auch der Umstieg auf Bioprodukte löst nicht das größere ökologische Problem der landwirtschaftlichen Tierhaltung. Sie ist die Hauptursache für den Kahlschlag der Regenwälder und für einen großen Teil der Umweltverschmutzung verantwortlich. Intensive Nutztierhaltung bringt einen enormen Wasserbedarf mit sich, produziert mehr Treibhausgase als unsere Transportsysteme und treibt maßgeblich den Verlust natürlicher Lebensräume, das Artensterben, die Bodenerosion und die Entstehung sogenannter »Totzonen« in den Weltmeeren voran. Eigentlich ist es skandalös, dass diese Zusammenhänge nicht stärker in der öffentlichen Diskussion stehen, und es ist zu hoffen, dass hier langsam ein Umdenken einsetzt.

Wenn uns Naturschutz wirklich am Herzen liegt, sollten wir uns bewusst machen, welch immense Rolle die Auswahl unserer Lebensmittel dabei spielt. Der gänzliche oder zumindest weitgehende Verzicht auf Fleisch ist eine der wichtigsten Entscheidungen, die wir zugunsten der Gesundheit und Schönheit des Planeten und unserer selbst treffen können.

# Umstellung 5:
# Integrieren Sie gesunde Rituale
# in Ihren Alltag

Ein geregelter Tagesablauf mit wiederkehrenden Ritualen hat eine stabilisierende und harmonisierende Wirkung auf Ihre ganze Lebensführung. Nicht zuletzt in Ernährungsdingen ist Regelmäßigkeit wichtig: Sie gewährleistet nicht nur eine gute Verdauung, sondern hilft Ihnen auch, Ihren gesunden Essgewohnheiten treu zu bleiben. Ein gut strukturierter Alltag gibt uns ein Gefühl der Kontinuität und Verlässlichkeit – etwa wie die Gewissheit, dass am Morgen die Sonne aufgeht, wenn wir uns zu unserem Tagwerk erheben, und am Abend untergeht, wenn auch wir uns zur Ruhe begeben. Eine verlässliche Tagesstruktur gibt uns Halt, wirkt Stress und Angst entgegen und sorgt für einen ausgeglichenen Geist, der unseren Körper ebenfalls vor vorzeitiger Alterung bewahrt und in dessen natürlicher Schönheit seinen Ausdruck findet.

Nachdem Sie jetzt schon einiges über grundlegende Umstellungen gelesen haben, hier nun ein paar konkrete Vorschläge für gesunde Gewohnheiten, die Sie in Ihren Alltag integrieren können. Damit sie nicht in Vergessenheit geraten, haben wir dabei auch Tipps aus früheren Kapiteln nochmals mit aufgenommen.

## Beginnen Sie Ihren Tag
## mit einem Glas warmem Zitronenwasser

Wie Sie bereits wissen, ist dies ein hervorragendes Mittel, um die Verdauung anzuregen, darüber hinaus unterstützt es die Leberfunktion und wirkt entschlackend. Sie sollten sich also stets einen kleinen Vorrat an Zitronen halten. Wollen Sie die verdauungsfördernde Wirkung noch verstärken, können Sie Ihrem Morgentrunk zusätzlich ein paar Ingwerscheiben hinzufügen – eine wahre Wohltat an kalten Wintertagen!

## Trinken Sie jeden Tag einen Glowing-Green-Smoothie

Als wichtiger Bestandteil ihres Schönheits- und Detox-Programms, wird er in Kimberlys Büchern ausführlich beschrieben. Smoothies sind eine sehr effiziente Form der Nährstoffzufuhr. Über die vielfältigen Obst- und Gemüsesorten nehmen Sie nicht nur eine große Menge an Ballaststoffen zu sich, sondern auch viele Mineralien, Vitamine und Antioxidantien, die durch das intensive Mixen gut aufgeschlossen und verwertbar sind. Machen Sie den Glowing-Green zum Teil Ihrer Morgenroutine und trinken Sie ihn im Anschluss an Ihr warmes Zitronenwasser.

## Nehmen Sie ein gutes probiotisches Nahrungsergänzungsmittel

Probiotika sorgen für eine optimale Verdauung, indem sie die Nährstoffaufnahme und den Abtransport von Abfallstoffen verbessern. Für Ihre Schönheit eine der besten täglichen Gewohnheiten überhaupt.

## Werden Sie zum Veggie-Fan

Essen Sie zu jeder Mahlzeit etwas Grünzeug, ob als Salat, Rohkost oder gegarte Beilage. Verabschieden Sie sich von Wurstbrot oder French Toast »pur« und sorgen Sie stets mit frischem Gemüse und Kräutern für einen basischen Ausgleich.

## Essen Sie Saaten

Streuen Sie geschrotete Leinsamen über Ihr Müsli oder Ihren Salat oder weichen Sie sich jeden Tag eine Portion Chia-Samen ein, die Sie Ihrem Pudding, Salatdressing oder Smoothie hinzufügen können. Oder neh-

men Sie ein aus Algen gewonnenes DHA/EPA-Nahrungsergänzungs-
mittel (siehe *Umstellung 3*), um Ihre Versorgung mit Omega-3-Fettsäuren
zu sichern, die für eine schöne Haut, eine ausgeglichene Psyche und ein
gesundes Herz wichtig sind.

## Würzen Sie mit Kurkuma

Wenn Ihnen die »Gelbwurz« oder der »gelbe Ingwer« bislang fremd
war, wird es Zeit, sie in Ihr Würz-Repertoire aufzunehmen. Besorgen Sie
sich Bio-Kurkumapulver und verfeinern Sie damit Suppen, Gemüsepfannen, Salatdressings oder Ihren abendlichen Tee (siehe auch unser Rezept für das Cremige Masala-Gemüsestew im Anhang).

## Kommen Sie vor den Mahlzeiten zur Ruhe

Nehmen Sie sich vor dem Mittag- und Abendessen etwas Zeit, um sich zu
fragen, was Ihr Körper jetzt wirklich braucht. Anfänglich kann es Ihnen
noch schwerfallen, diese Besinnungspause einzulegen und auf Ihr Inneres
zu lauschen. Wahrscheinlich verspüren Sie erst einmal den Impuls, einfach zu dem zu greifen, was Sie bisher auch gegessen haben. Sind Sie aber
erst einmal sensibler und empfänglicher für die Signale Ihres Körpers
geworden, wird es Ihnen bald leichterfallen, auf ihn zu hören, und Sie
werden sich nach dem Essen viel wohler fühlen.

## Essen Sie langsamer

Lassen Sie sich auch beim Essen selbst Zeit, seien Sie ganz bei der Sache.
Sie sollten dabei weder lesen noch E-Mails schreiben oder telefonieren.
Sehen Sie die Mahlzeiten als eine heilige Handlung an, der Sie um Ihrer
Verdauung und Schönheit willen Ihre ganze Aufmerksamkeit widmen.
Nehmen Sie sich diese wenigen Minuten Zeit, um ganz bei sich zu sein.

## Üben Sie sich in Dankbarkeit

Verweilen Sie vor jeder Mahlzeit, auch wenn es sich nur um einen kleinen Imbiss handelt, für einen Moment in stiller Dankbarkeit. Mit dieser inneren Haltung versetzen Sie Ihren Geist in eine friedlichere und zufriedenere Stimmung, die sich auch auf Ihren Körper überträgt und so den Weg für eine optimale Verdauung bereitet.

## Trinken Sie am Abend Kräutertees

Das beruhigt, ist gut für die Verdauung und signalisiert Ihrem Geist, dass es Zeit ist, sich auf Schlaf und Erholung einzustellen. Tulsi (Indisches oder Heiliges Basilikum) ist als Abendtee besonders geeignet. Im Ayurveda gilt Tulsi als wichtige Heilpflanze, die in Indien seit fünftausend Jahren verwendet wird. Man sagt ihr eine besänftigende und angstlösende Wirkung nach, außerdem ist sie ein Adaptogen, das heißt, sie wirkt ausgleichend und stabilisierend gegenüber verschiedenen Auslösern von Stress.

## Versuchen Sie das Basenfasten am Vormittag

Forschungen haben ergeben, dass zeitweiliges Fasten die Lebenserwartung erhöhen und altersbedingte Erkrankungen lindern kann, weil durch die ausbleibende Nahrungszufuhr dem Körper mehr Zeit und Energie für Heilungs- und Regenerationsprozesse zur Verfügung steht. Dieser Effekt gilt auch für das morgendliche Basenfasten, wie es Kimberly in ihrem Buch *Der Beauty Detox Plan*[6] vorstellt. Dabei wird am Vormittag außer dem warmen Zitronenwasser nur der Glowing-Green-Smoothie getrunken. Bei dieser Art des »Fastens« nehmen Sie bis zum Mittag ausschließlich leichtverdauliche alkalische Nahrungsmittel zu sich und verlängern durch den Verzicht auf schwereres Essen die nächtliche Ruhephase Ihres Verdauungsapparats. Für Ihren Körper ist das weniger belastend als herkömmliche Fastenmodelle, bei denen Tage, an denen normal gegessen wird, mit Tagen ohne jede Nahrungsaufnahme innerhalb einer Woche abwechseln.

Einige Ernährungsratgeber empfehlen, häufiger (kleinere) Mahlzeiten zu sich zu nehmen. Problematisch daran ist, dass Ihrem Magen nicht ausreichend Zeit bleibt, eine Mahlzeit vollständig zu verarbeiten, bevor er »Nachschub« erhält, was zu seiner Überlastung führen kann. Gönnen Sie Ihrem Körper also eine längere Verdauungspause, indem Sie vormittags auf schwerverdauliche, säuernde Speisen verzichten, und halten Sie sich stattdessen an basische Smoothies, Säfte, Obst und vielleicht etwas Hafer.

Je nach Konstitutionstyp kann eine Zwischenmahlzeit am späteren Vormittag oder Nachmittag angebracht sein, aber essen Sie nicht pausenlos den ganzen Tag (falls Sie nicht eine spezielle Erkrankung wie zum Beispiel Hypoglykämie haben). Damit Ihr Körper während der nächtlichen Erholungsphase nicht mit Verdauungsarbeit belastet wird, sollten zwischen dem Abendessen und dem Zubettgehen mindestens drei Stunden verstreichen.

## Halten Sie die richtige »Menüfolge« ein

Klare Suppen sollten Sie stets vor dem Hauptgang essen, weil Ihr Magen sich zuerst der Flüssigkeiten annimmt und ihrer entledigen muss, bevor er die festen Nahrungsbestandteile verdaut. Daher ist es auch nicht günstig und kann blähend wirken, zum Essen viel zu trinken, denn die Flüssigkeit verdünnt die Magensäfte und verlangsamt so den Verdauungsvorgang. Sie sollten sich also nicht durstig zu einer Mahlzeit hinsetzen und an Ihrem Getränk dabei nur hin und wieder nippen. Beginnen Sie mit einer nährstoff- und enzymreichen Vorspeise, zum Beispiel einem Salat. Zum Abschluss Ihrer Mahlzeit oder als Nachtisch sollten Sie kein schnellverdauliches Obst essen. Mehr zum Thema finden Sie in *Der Beauty Detox Plan.*

## Halten Sie es schlicht

Zwar sollte Ihre Ernährung möglichst abwechslungsreich sein, aber beschränken Sie sich bei jeder einzelnen Mahlzeit lieber auf wenige Zutaten. Ihr Körper kann einfach zusammengestellte Gerichte besser verdauen, und die gründlichere Verdauung kommt wiederum Ihrer Schönheit zugute.

## Wie sich die Temperatur der Speisen und Getränke auf Ihre Schönheit auswirkt

Nicht nur *was,* sondern auch wie heiß oder kalt Sie etwas verzehren, hat Auswirkungen auf Ihre Schönheit. Zunächst ein paar Worte zur Temperatur unserer Getränke. Im westlichen Kulturkreis ist Eis zur allgegenwärtigen Getränkezutat geworden. Wenn Sie im Restaurant etwas zu trinken bestellen, können Sie davon ausgehen, dass es Ihnen eiskalt serviert wird, und in manchen Ländern bekommen Sie, sobald Sie sich am Tisch niederlassen, automatisch ein Glas Wasser mit Eiswürfeln vorgesetzt. Wir haben uns so sehr an eisgekühlte Getränke gewöhnt, dass viele von uns die Flasche Mineralwasser ganz selbstverständlich im Kühlschrank aufbewahren oder schon eisgekühlt im Getränkemarkt oder Kiosk kaufen. Manche tun sich sogar in ihren Wein noch Eiswürfel.

In früheren Zeiten hat es diese Verfügbarkeit von Kaltgetränken nicht gegeben, die kulinarische Eiszeit ist ein rein modernes Phänomen. Wir »unterkühlen« damit aber nicht nur unsere Getränke, sondern auch unseren Körper! Wenn Sie am Strand barfuß durch die kalte Gischt laufen oder im Winter einen Schneemann bauen, merken Sie bald, wie sich Ihre Hände und Füße taub anfühlen. Stellen Sie sich diesen Effekt einmal im Inneren Ihres Körpers vor. Durch die Kälte zieht sich Ihr Magen krampfartig zusammen, eine Art Lähmungszustand, der die Abgabe von Verdauungsenzymen behindern und sich auf Ihren gesamten Verdauungstrakt ausweiten kann.

Sowohl in der Traditionellen Chinesischen Medizin als auch im Ayurveda sind eisgekühlte Getränke verpönt. Die alte chinesische Heilkunst ist der Auffassung, dass kalte Getränke sich allgemein negativ auf Verdauung und Stoffwechsel auswirken und auf Dauer weitere Organsysteme in Mitleidenschaft ziehen, indem sie ein ungesundes Milieu schaffen, das chronische Erkrankungen und schmerzhafte Veränderungen begünstigt. Laut TCM kann der Genuss zu kalter Getränke den Energiefluss in den Meridianen (Energiekanälen) blockieren, die Blutzirkulation behindern und Organfunktionen beeinträchtigen. Als weitere mögliche Folgeerscheinungen gelten mangelhafte Verdauung, Blähungen, Gewichtszunahme, Erschöpfungszustände, chronische Schmerzen, Krampfadern und prämenstruelles Syndrom.

Aus Sicht des Ayurveda können zu kalte Getränke und Speisen Ihr *Agni,* das »Verdauungsfeuer« löschen. Dadurch werden die Abwehrkräfte herabgesetzt, und es kommt zu einer Anhäufung von *Ama,* einer Ansammlung von Giftstoffen im Körper. All das wirkt sich nachteilig auf Ihr Schönheitspotenzial aus.

Ihre natürliche Körpertemperatur beträgt 37 Grad Celsius. Die Temperatur eisgekühlter Getränke liegt nahe am Gefrierpunkt, also rund 35 Grad unter Ihrer Normaltemperatur. Auf Ihren Körper wirkt diese Differenz wie ein Schock.

Durch einige Diäten hat sich die Vorstellung verbreitet, das Trinken von Eiswasser könne auf relevante Weise dabei helfen, Kalorien zu verbrennen. Wie aus einer Veröffentlichung der University of Washington hervorgeht, handelt es dabei im Wesentlichen um einen Mythos. Um den inneren Wärmeverlust durch ein Glas Eiswasser auszugleichen, verbrennt Ihr Körper gerade mal acht Kalorien mehr, als wenn Sie ein Glas Wasser mit Raumtemperatur trinken. Ein verschwindend geringer Energiebetrag, der sich für Sie kaum in Form eines nennenswerten Gewichtsverlusts bemerkbar machen dürfte. Und worauf es letzten Endes ankommt, sind nicht kleine Tricks, sondern die langfristige Bewahrung und Entfaltung Ihrer Gesundheit und Schönheit.

### Schönheitsrituale: Getränketemperatur

- Trinken Sie nichts direkt aus dem Kühlschrank und verzichten Sie auf Eiswürfel in Ihrem Getränk, sei es zu Hause oder im Restaurant.

- Gewöhnen Sie sich an, Wasser und andere Getränke bei Raumtemperatur zu trinken, oder stellen Sie sich tagsüber warmen Kräutertee bereit, um Ihren Flüssigkeitsbedarf zu decken.

- Besorgen Sie sich auch dann, wenn Sie unterwegs sind, möglichst ungekühlte Getränke. Im Hotel können Sie die Getränke rechtzeitig aus der Minibar nehmen. (Für zu Hause schaffen Sie sich am besten ein gutes Filtersystem für Leitungswasser an.)

- Wenn die Zutaten für Ihren Glowing-Green-Smoothie oder Ihren frisch gepressten Saft direkt aus dem Kühlschrank kommen, lassen Sie ihn eine Weile stehen, bevor Sie ihn trinken. Zimmerwarme Gemüsemixgetränke sind allerdings nicht jedermanns Sache, und zumindest in der »Gewöhnungsphase« werden Sie sie leicht gekühlt schmackhafter finden. Solange sie aber nicht geradezu eiskalt sind, ist das ein akzeptabler Kompromiss.

- Wichtig ist, Ihre Verdauung am Morgen mit einem warmen Getränk anzuregen. Kimberlys Beauty-Detox-Programm empfiehlt deshalb von jeher, gleich nach dem Aufstehen ein Glas warmes Zitronenwasser zu trinken. Mixen Sie sich, während Sie daran nippen, Ihren Smoothie oder Gemüsetrunk oder nehmen Sie ihn, falls schon fertig vorbereitet, aus dem Kühlschrank, damit er Zeit hat, sich ein wenig zu erwärmen. Auch das fällt unter die gesunden Rituale.

## Rohkost oder Gegartes?

Wie aber sieht es bei den festen Speisen aus? Die Ansichten darüber gehen weit auseinander. In der Traditionellen Chinesischen Medizin und im Ayurveda gilt ein Übermaß an kalten oder ungekochten Speisen als nachteilig, da sie zu viel innere »Feuchtigkeit« entstehen lassen, die den Menschen anfälliger für Krankheiten macht. Außerdem gilt hier Gekochtes als leichter verdaulich. Am anderen Ende der Skala stehen die reinen

Rohkost-Lehren, denen zufolge Lebensmittel nicht erhitzt werden sollen, um Vitamine und Enzyme zu erhalten, die beim Kochvorgang mehr oder weniger zerstört werden.

Auch hier empfehlen wir einen mittleren Weg: Die richtige Balance aus rohen und gegarten Speisen ist für Ihre Gesundheit und Schönheit am förderlichsten. Ihren Bedarf an Vitaminen und Enzymen decken Sie durch Rohkost in Form von grünen Smoothies, Salaten und frischem Obst. Dazu kommen die gegarten Speisen in Form von Suppen, gedünstetem, gebackenem oder gebratenem Gemüse, vegetarischen Eintöpfen und anderen warmen Hauptmahlzeiten. Auch gilt wieder die Empfehlung, zu schwereren gegarten Speisen Verdauungsenzyme zu nehmen, um die Verdauungsfunktion zu unterstützen. Vergessen Sie dabei nicht Ihr warmes Zitronenwasser am Morgen und trinken Sie tagsüber oder am Abend warme Kräutertees.

Wichtig ist auch, Ihre Ernährung dem natürlichen Zyklus der Jahreszeiten anzupassen (dazu später noch mehr in der *vierten Säule*). So, wie Sie sich mit Ihrer Kleidung auf die jeweilige Jahreszeit einstellen, sollten Sie es auch mit Ihrer Kost tun. Wenn es draußen friert, helfen Ihnen warme Gerichte dabei, Ihr inneres Agni-Verdauungsfeuer am Brennen zu halten, und Sie werden sie instinktiv bevorzugen. Nach einem langen Winter mit herzhafteren Mahlzeiten werden Sie dann im Frühjahr wahrscheinlich eher zu leichter Rohkost tendieren. Mitten in einem heißen Hochsommer wird es Sie nach frischem, saftigem Obst oder Kokoswasser verlangen. Auch die Lust auf kühle Getränke darf dann ihren Platz haben, die aus den schon genannten Gründen aber nicht geradezu eiskalt sein sollten.

Solange Sie auf Ihr Inneres hören, werden Sie für sich die richtige Balance finden. Sie sind ein lebendiges Wesen, dessen Organismus bis hinab zur zellularen Ebene ständigen Veränderungen und rhythmischen Schwankungen unterliegt. Ihre Gefühle, die Geschehnisse in Ihrem Leben, Umweltfaktoren und geographische Einflüsse: All das wirkt sich auch auf Ihren Appetit und Ihr Essverhalten aus. Es ist von größter Wichtigkeit, sich dabei auf Ihren Instinkt zu verlassen, sich des wechselnden Energieflusses in Ihrem Körper bewusst zu sein und eine immer größere

Sensibilität dafür zu entwickeln. Je besser Sie die Bedürfnisse Ihres Körpers wahrnehmen, desto besser werden Sie auch in der Lage sein, rundum für sich selbst zu sorgen.

## Superfood für Ihre Schönheit

Letztlich kommen alle natürlichen, vollwertigen Nahrungsmittel Ihrer Schönheit zugute. Aber es gibt einige unter ihnen, die besonders wirksam sind. Die folgende Zusammenstellung erhebt dabei keinen Anspruch auf Vollständigkeit – es handelt sich lediglich um eine Auswahl von Schönheitsfavoriten, die immer mal wieder auf Ihrem Speisezettel stehen sollten.

### Bitterstoffe

Nach den Grundsätzen des Ayurveda entschlacken Bitterstoffe den Körper und sorgen für ein klares Hautbild. Bitterpflanzen, die in unserer modernen Ernährung nur noch selten anzutreffen sind, enthalten wirkungsvolle Antioxidantien und andere sekundäre Pflanzenstoffe wie Flavonoide und Polyphenole, die nicht nur für ihren bitteren Geschmack sorgen, sondern auch hervorragende Gesundheits- und Schönheitswirkungen entfalten. Damit nicht genug, regen sie die Verdauung an und unterstützen die Leberfunktion. Bitterstoffe finden sich zum Beispiel in Löwenzahn, Petersilie, Cranberrys, Blattkohl und Bittermelone.

### Verwendungs-Tipps

- Fügen Sie Ihrem nächsten Gemüsecurry oder Pfannengemüse Bittermelone hinzu. (Sie finden Bittermelone oder Bittergurke im Asia-Markt, eventuell auch in der entsprechenden Abteilung Ihres Supermarktes.)
- Verwenden Sie Kohlblätter als natürliche Umhüllung für Ihre vegetarischen Wraps oder Burger. Oder versuchen Sie einmal einen »Hummus-Kohl-Wickel«.
- Geben Sie frische Petersilie in Ihre grünen Smoothies.
- Streuen Sie gehackte Löwenzahnblätter über Ihren Salat.

## Saure Lebensmittel

Auch sauer schmeckendes Obst und Gemüse kann nach Ansicht des Ayurveda die Leber bei ihrer Arbeit unterstützen. Saure oder säuerliche Lebensmittel wie Tomaten, Zitronen, Sternfrucht, Tamarinde und Sauerkraut enthalten oft die wichtigen Vitamine A und C.

### Verwendungs-Tipps

- Geben Sie frisch gepressten Zitronensaft in Ihr Trinkwasser.
- Verwenden Sie Zitronensaft als Basis für Ihre Salatsaucen.
- Fügen Sie Ihren Suppen Tamarindenmark hinzu.
- Essen Sie Sauerkraut als Salatbeilage zu Hauptmahlzeiten.

## Pilze

In der Traditionellen Chinesischen Medizin gelten Pilze als Tonikum, also als allgemeines Stärkungsmittel mit vielen positiven Effekten für die Gesundheit. Pilze sind eines der wenigen Nahrungsmittel, die dem Körper als Vitamin-D-Quelle dienen, welches für starke Knochen und Muskeln wichtig ist. Einige Sorten wie Shiitake-Pilze stärken zudem die Abwehrkräfte. Der brasilianische Mandel-Egerling (auch Mandel-, Sonnen- oder Lebenspilz), ein Verwandter des gewöhnlichen Champignons, ist vor allem in Japan ein beliebter Speisepilz, dem man besonders günstige Wirkungen auf Haut und Haare zuschreibt. Frische Zucht-Champignons, die Sie in jedem Supermarkt erhalten, stehen dem Mandelpilz in dieser Hinsicht wohl kaum nach.

### Verwendungs-Tipps

- Schneiden Sie rohe Pilze (Bioqualität!) in Ihren Salat.
- Als Hauptgericht oder Beilage sind gedünstete, gebackene oder angebratene Pilze eine hervorragende Eiweißquelle. Versuchen Sie auch einmal gefüllte Ofen-Champignons.
- Fügen Sie frische oder getrocknete Pilze, in Streifen geschnitten, verschiedenen Suppen hinzu.
- Probieren Sie einige der vielen im Internet erhältlichen Detox-Pilzrezepte aus.

## Schwarzer Reis

Ähnlich wie anderer Naturreis hat auch schwarzer Reis viele schönheitsfördernde Inhaltsstoffe, unter anderem Ballaststoffe und Spurenelemente wie Mangan und Eisen. Weil sein Verzehr im alten China dem Kaiser und seinem Gefolge vorbehalten gewesen sein soll, wird er manchmal auch als »verbotener Reis« bezeichnet. Glücklicherweise haben nun auch wir »gewöhnliche Sterbliche« Zugang zu dieser phantastischen Reisspezialität. Schwarzer Reis ist wirklich köstlich und hat eine Menge zu bieten. Sie würden wahrscheinlich nicht auf die Idee kommen, ihn mit Blaubeeren oder Brombeeren zu vergleichen, aber tatsächlich weist er die gleiche tiefdunkelblaue Färbung auf. Grund dafür sind bestimmte Pflanzenfarbstoffe, die antioxidativ wirkenden Anthocyane. Studien des Department of Food Science an der Louisiana State University haben ergeben, dass schwarzer Reis mehr Antioxidantien in Form von Anthocyan und Vitamin E als Blaubeeren enthält. Das macht ihn zu einem hervorragenden natürlichen Schönheitsmittel für Ihre Haut. Wie jede andere Vollkorn-Reissorte weichen Sie ihn am besten über Nacht ein. Dadurch wird er beim Kochen schneller weich, und die Nährstoffe sind für Ihren Körper besser aufschließbar.

### Verwendungs-Tipps

- Fügen Sie gekochten schwarzen Reis vegetarischen Suppen hinzu, zum Beispiel einer Bohnen-, Linsen- oder Gemüsesuppe. Auf diese Weise erhalten Sie eine ebenso einfache wie köstliche Hauptmahlzeit aus nur zwei nahrhaften Zutaten.
- Bereiten Sie sich eine gesunde »Bratreispfanne« zu, indem Sie gekochten schwarzen Reis und Gemüse in etwas Kokosöl leicht anbraten.

## Minigemüse

Das winzige Powergemüse verschönert nicht nur Sie, sondern auch jedes noch so einfache Gericht. Es zählt aber nicht nur zu den hübschesten, sondern auch gesündesten Tellerdekorationen. Das »junge Gemüse« – wie zum Beispiel Rotkohl, Brokkoli oder Koriander – wird vor Ablauf zweier Wochen nach dem Keimen geerntet und ist dann nur wenige Zentimeter groß. Dafür enthält es aber bis zu vierzigmal mehr Vitalstoffe als seine großen Artverwandten. Mini-Rotkohl beispielsweise enthält vierzigmal so viel Vitamin E und sechsmal so viel Vitamin C wie die Blätter eines ausgewachsenen Rotkohls.

### Verwendungs-Tipps

- Geben Sie Minigemüse in Ihren Salat.
- Versuchen Sie es in Wraps und Gemüseburgern anstelle des üblichen Salates.
- Dekorieren Sie Suppen und beliebige Hauptgerichte kurz vor dem Servieren mit Minigemüse.
- Nehmen Sie es als weitere Zutat (¼ oder ½ Tasse) für Ihren Glowing-Green-Smoothie!

### Aloe-vera-Saft

In einer amerikanischen Studie wurde unter anderem der aus der Aloe-vera-Pflanze gewonnene Saft auf verschiedene Gesundheitswirkungen hin untersucht. Dabei standen sowohl dermatologische Probleme wie trockene Haut und Psoriasis als auch internistische wie Darmträgheit und Diabetes im Vordergrund. Die Studie bezieht sich auch auf andere Untersuchungen, in denen eine entzündungs- und oxidationshemmende Wirkung der Aloe festgestellt werden konnte. Ihr Saft ist nicht mit Aloe-vera-Gel zur äußerlichen Anwendung zu verwechseln, das ebenfalls in verschiedenen Produktvarianten auf dem Markt ist. Achten Sie also darauf, dass Sie wirklich den trinkbaren Aloe-vera-Saft kaufen. Es gibt Berichte über Nebenwirkungen, so können über einen längeren Einnahmezeitraum Magen-Darm-Verstimmungen auftreten. Wie bei jedem Ihnen noch unbekannten Lebensmittel mit Heilwirkung sollten Sie im Zweifelsfall mit Ihrem Hausarzt Rücksprache halten.

### Verwendungs-Tipps

- Verdünnen Sie Aloe-vera-Saft mit Wasser, fügen Sie etwas frisch gepressten Zitronensaft hinzu und trinken Sie das Ganze schluckweise.
- Fügen Sie Aloe-vera-Saft in kleinen Mengen Ihren Smoothies hinzu.

## Maca-Wurzel

Die Maca-Knolle, besonders reich an Mineralstoffen wie Kalzium und Magnesium, B-Vitaminen, Enzymen und essentiellen Aminosäuren, wird seit mehr als zweitausend Jahren in den peruanischen Anden kultiviert. Sie wirkt anregend auf Hypothalamus und Hypophyse, diese beiden Haupt-Steuerzentren des Zwischenhirns, und ausgleichend auf den ganzen Hormonhaushalt. Wie das Indische Basilikum ist auch sie ein Adaptogen, das heißt, sie unterstützt den Körper bei der Anpassung seiner Hormonausschüttung an den jeweiligen Bedarf. Hormone spielen bei vielen Körperfunktionen eine wichtige Rolle, und ihr Einfluss umfasst weite Bereiche, von Ihrer Stimmung bis hin zu Ihrem Gewebe. Auch für Ihre Schönheit ist ein ausgeglichener Hormonhaushalt besonders wichtig. Traditionell gilt die Maca-Wurzel als Mittel zur Verbesserung des Hautbildes, sie soll Fruchtbarkeit und Libido steigern und beim prämenstruellen Syndrom Linderung bringen können. Wenn Sie noch keine Erfahrungen mit Maca haben (als Pulver im Handel erhältlich), beginnen Sie mit einem halben Teelöffel oder weniger, um zu sehen, wie Ihr Körper reagiert, und steigern Sie die Menge dann in den folgenden Wochen langsam auf einen ganzen Teelöffel.

### Verwendungs-Tipps

- Versuchen Sie einen leckeren Maca-Smoothie mit Banane und Mandelmilch oder Kokoswasser.
- Rühren Sie etwas Maca-Pulver in Ihren Kräutertee.
- Streuen Sie Maca-Pulver über Ihren Haferbrei.

## Wildkräuter

Ein weiteres Beispiel für die Überfülle der Natur an Schönheitsmitteln sind unsere Wildkräuter: Man findet sie nahezu überall, nicht nur auf dem Wochenmarkt, sondern oft schon auf der Wiese hinter dem Haus. Wenn Sie sich mit Wildkräutern nicht auskennen, sollten Sie jedoch auf Nummer sicher gehen und sie frisch auf dem Wochenmarkt besorgen. Ob Portulak, Löwenzahnblätter oder Weißer Gänsefuß: Kräuter sind nicht nur aromatisch, sondern auch reich an Nährstoffen und Antioxidantien. Portulak ist besonders reich an Omega-3-Fettsäuren, während sich der bitter schmeckende Löwenzahn und der Weiße Gänsefuß mit seinem spinat- bis mangoldähnlichen Geschmack durch einen hohen Gehalt an den Vitaminen A, C und K sowie Mineralstoffen wie Kalzium, Eisen, Kalium und Magnesium auszeichnen.

### Verwendungs-Tipps

- Probieren Sie Wildkräuter in Ihren Smoothies.
- Versuchen Sie Wildkräuter leicht gedünstet oder kurz angebraten.
- Fügen Sie sie Suppen hinzu.

## MSM-haltige Nahrungsmittel

Methylsulfonylmethan, kurz MSM, hat eine Menge gesundheits- und schönheitsfördernder Eigenschaften. Es handelt sich um eine organische Schwefelverbindung, die die Funktion der Proteine im Körper unterstützt. MSM wirkt entzündungs- und oxidationshemmend und soll auch zur Verbesserung der Zirkulationsprozesse im Körper beitragen können. Als natürliche MSM-Quellen sind vor allem zu nennen: Tomaten, Himbeeren, Äpfel, Mangold und Alfalfa-Sprossen.

### Verwendungs-Tipps

- Essen Sie in der entsprechenden Saison viele Äpfel und Himbeeren.
- Vierteln Sie frische Tomaten und essen Sie sie roh.
- Fügen Sie klein geschnittene Tomaten Ihren Suppen und Eintöpfen hinzu.
- Nehmen Sie Mangold als Zutat für Ihre Smoothies.

## Weißer Tee

Er kann Ihnen dabei helfen, Ihr Gewicht zu halten, und auch gegen Akne soll er wirksam sein. Eine Reihe von Versuchen mit menschlichen Fettzellen (Adipozyten) hat gezeigt, dass weißer Tee die Bildung neuer Fettzellen hemmen und alte Fettzellen zur Leerung ihrer Depots anregen kann. Auch bei Cellulite kann dies von Vorteil sein. Sosehr er gerühmt wird, muss festgestellt werden, dass weißer Tee relativ viel Koffein enthält. Und so angenehm dieser vorübergehende Energieschub sein kann, stellt er für das Nervensystem eine gewisse Belastung dar. Der tatsächliche Koffeingehalt hängt aber immer auch von der Blattauswahl und Zubereitung des Tees ab, und grüner Tee enthält mehr Koffein als weißer Tee. Beide Sorten werden aus derselben Teepflanze (*Camellia sinensis*) gewonnen. Weißer Tee ist aber weniger stark verarbeitet und enthält infolgedessen mehr Antioxidantien, die Ihnen Vitalität schenken und Ihrer Haut ein jugendliches Erscheinungsbild verleihen.

*Verwendungs-Tipp*
- Besorgen Sie sich einen guten weißen Tee aus Bioanbau und trinken Sie ihn tagsüber, wegen seines Koffeingehaltes besser nicht mehr am Abend. Noch gesünder wird er, wenn Sie etwas geschnittenen Ingwer, Kurkuma oder Zitrone hinzufügen.

## Über Nahrungsergänzungsmittel

Ganz gewiss müssen Sie Ihrer Gesundheit zuliebe nicht jeden Tag ein Dutzend verschiedener Pillen nehmen – zumal Sie auf diesem Wege niemals die gesundheits- und schönheitsfördernden Wirkungen erzielen werden, die Ihnen eine natürliche und nährstoffreiche Vollwertkost bietet. Überdies sind die meisten Nahrungsergänzungsmittel synthetisch, was sie in der Herstellung billiger und haltbarer macht.

Gerade bei Vitaminen gilt, dass »mehr« nicht »besser« bedeutet. Synthetisch hergestellte Vitamine sind nicht entfernt mit den natürlich vorkommenden Vitaminen vergleichbar, die Sie mit Ihrer Nahrung aufnehmen. Seit Jahrmillionen ist der menschliche Körper daran gewöhnt, diese Nährstoffe aus der natürlichen Pflanzennahrung in Verbindung mit zahllosen weiteren Nährstoffkomponenten zu beziehen. Auch die Bioverfügbarkeit der in den Präparaten enthaltenen Vitamine ist fragwürdig. Möglicherweise sind sie in der dort vorliegenden Form für Ihren Körper gar nicht verwertbar oder werden von seinen Abwehrfunktionen mit Schadstoffen verwechselt und über die Ausscheidungsorgane abgebaut. In einer Studie wird sogar von einem höheren Sterblichkeitsrisiko aufgrund der Einnahme von Vitaminpräparaten berichtet.

Ein sinnvolles und empfehlenswertes Nahrungsergänzungsmittel dagegen ist ein gutes Probiotika-Präparat. Dabei handelt es sich nicht um isolierte Mikronährstoffe wie im Fall der Vitaminpräparate, und die probiotischen Bakterienkulturen können Ihren ganzen Organismus wirkungsvoll in seinen Funktionen unterstützen. Denken Sie wie schon gesagt daran, dass die besten Präparate nicht unbedingt solche mit den höchsten Bakterienzahlen sind, sondern diejenigen mit einem möglichst breiten Spektrum besonders wirksamer Bakterienstämme, die sich in Ihrem Darm auch tatsächlich dauerhaft ansiedeln (im Internet finden Sie entsprechende Testberichte).

Wie also können Sie Ihren Nährstoffbedarf am besten decken? Eine möglichst abwechslungsreiche vegetarische Kost, vorzugsweise aus ökologischem Anbau, ist dazu schon einmal der erste Schritt. Darüber hinaus können Sie bestimmte vitaminreiche »Superfoods« in Ihren Speiseplan mit aufnehmen (Bienenpollen zum Beispiel sind besonders reich an B-Vitaminen). Wenn Sie dann immer noch Zweifel haben, ob Sie sich ausgewogen und nährstoffreich genug ernähren, können Sie sich ein hochwertiges nicht-synthetisches Multivitamin- oder Mineralstoffpräparat besorgen, am besten von einem renommierten Hersteller, der in die entsprechende Forschungsarbeit investiert hat, um sicherzustellen, dass die Nährstoffe dem Körper in gut verwertbarer Form vorliegen. Es sollte Vitamin $D_3$ enthalten (an dem es vielen Menschen mangelt, vor allem in Ländern bzw. Jahreszeiten mit wenig Sonnenlicht) und das ganze Spektrum der B-Vitamine einschließlich Vitamin $B_{12}$, das sich gerade Veganer in jedem Fall über Nahrungsergänzungsmittel zuführen sollten.

Wie schon ausgeführt, sollten Sie täglich Chia-, Hanf- oder Leinsamen zu sich nehmen, um Ihren Bedarf an Omega-3-Fettsäuren zu decken. Da manche Menschen Omega-3-Fettsäuren aber nicht richtig in die längerkettigen DHA-Fettsäuren umwandeln können, kann ein aus Algen gewonnenes DHA-/EPA-Präparat (siehe *Umstellung 3*) auch hier eine gute Absicherung sein. Wie Wissenschaftler aus Harvard und von der Cleveland Clinic berichten, können Algen-DHA den HDL-Cholesterin-

Spiegel, also den des »guten« Cholesterins erhöhen und die Triglyzeridwerte senken. Fischölkapseln sind als Omega-3-Quelle weniger zu empfehlen, da das Öl ranzig werden und mit Schadstoffen belastet sein kann.

## Wie steht es mit Salz?

Das im Salz enthaltene Natrium ist ein für verschiedene Körperfunktionen sehr wichtiges Element. So spielt es eine wesentliche Rolle bei der Regulierung des Blutdrucks und der Blutmenge sowie bei der Muskel- und Nervenfunktion. Salz sollte jedoch nur in geringen Mengen verzehrt werden und dann am besten in Form eines hochwertigen Meersalzes, zum Beispiel Meersalz aus der Bretagne oder auch Himalaya-Steinsalz. Meersalz enthält zudem wertvolle Mineralstoffe und Spurenelemente. Es wird durch Verdunstung gewonnen und durchläuft nicht wie das herkömmliche Kochsalz weitreichende Aufbereitungsverfahren wie Bleichung und die Zugabe von Rieselhilfen und anderen chemischen Zusätzen. Halten Sie sich also lieber an ein gutes Meer- oder Steinsalz.

Zu viel Salz fällt eindeutig unter die Gesundheits- und Schönheitsverbote. Es kann das Risiko für Herzerkrankungen, Bluthochdruck und Nierenerkrankungen erhöhen und darüber hinaus Ihre Haut dehydriert erscheinen lassen. Ein Übermaß an Salz kann auch zu einem geschwollenen Gesicht führen und Sie fülliger aussehen lassen, als Sie sind.

Der Tagesbedarf an Salz liegt bei einem Erwachsenen zwischen drei und fünf Gramm. Wenn Sie jedoch bezüglich der eben erwähnten Erkrankungen zu einer Risikogruppe gehören, können Sie beim Kochen auch ganz auf Salz verzichten. Die meisten industriell hergestellten Lebensmittel, Fertiggerichte wie auch die Mahlzeiten im Restaurant sind sehr salzhaltig, so dass wir generell an stark gesalzene Speisen gewöhnt sind. Sobald Sie aber auf naturbelassene Zutaten umsteigen und diese auf einfachere Art zubereiten, werden Sie ganz von selbst sensibler für Salz werden. Eine gute Idee ist auch, Ihre Mahlzeiten erst auf dem Teller leicht zu salzen. So erzielen Sie mit weniger Salz eine intensivere Würzwirkung.

# Zweite Säule: Versorgung von außen

Nachdem Sie nun einiges über die Bedeutung der richtigen Ernährung für Ihre Schönheit erfahren haben, kommen wir zur zweiten Hauptsäule Ihrer Schönheit, der Versorgung von außen. Dazu gehören unbedenkliche und gleichwohl wirksame Hautpflegeprodukte sowie einige Körperpflegeverfahren, die Ihnen feste Fingernägel, gesundes, glänzendes Haar und eine reine, samtige Haut bescheren. Eine umfassende innere und äußere Versorgung gibt Ihrem Körper nicht nur alles, was er braucht, sondern verhilft auch seiner ursprünglichen Schönheit zu ihrer größtmöglichen Entfaltung und ihrem authentischsten Ausdruck. In diesem Teil stellen wir Ihnen daher nun die besten – und auch die fragwürdigsten – Schönheitsmittel und -methoden vor.

# Umstellung 6:
# Verwenden Sie
# natürliche Hautpflegemittel

## Ihre wundervolle Haut

Die Haut ist unser größtes Organ und ein ganz erstaunliches dazu. Zum einen ist sie ein wichtiges Ausscheidungsorgan, das über die Schweißabsonderung Abfallstoffe aus dem Körper transportiert. Etwa ein Drittel der Blutversorgung des Körpers kommt der Haut zugute. Da ist es leicht nachvollziehbar, dass es Ihrer Haut anzusehen ist, wenn das Blut mit Schadstoffen belastet ist. Auch wenn die Haut am Ende der Nährstoff-Versorgungskette des Körpers steht, wird doch gerade an ihr schnell ein Ungleichgewicht oder Mangelzustand sichtbar.

Aber diese Durchlässigkeit der Haut funktioniert nicht nur in der einen Richtung, denn umgekehrt nimmt sie genauso auf, womit sie äußerlich in Kontakt kommt. Daher ist es umso wichtiger, bei der Auswahl der Inhaltsstoffe Umsicht walten zu lassen und nur ausgewählte Pflegeprodukte auf Ihre Haut aufzutragen, um sie in ihrer Gesundheit und Regenerationskraft bestmöglich von außen zu unterstützen. Das sollte eigentlich selbstverständlich sein; aber gerade auf dem Kosmetikmarkt herrscht ein so aggressives Marketing, dass im Einzelnen nur schwer zu sagen ist, ob es sich bei den vielen Werbeversprechen um haltbare Aussagen oder nur um leere Worte handelt. Natürlich gilt es auch, Schadstoffe zu meiden, die in vielen Produkten enthalten sind, von Ihrer Haut aufgenommen werden und nicht nur diese selbst schädigen, sondern auch in den Blutkreislauf gelangen und die Leber belasten können.

Aber auch Ihre Gemütsverfassung hat Einfluss auf den Zustand Ihrer Haut. Forschungen zeigen, dass Stress den Alterungsprozess auf der Zellebene merklich beschleunigen kann. Elissa Epel, Co-Autorin einer Studie zum Thema Stress und Zellalterung, sagt: »Erstmals konnten Hinweise dafür gefunden werden, dass bei gesunden Menschen zwischen psychischem Stress und Zellalterung ein direkter Zusammenhang besteht.«[1] Aber keine Sorge, viele der Übungen und Techniken in diesem Kapitel helfen Ihnen zugleich, Geist und Körper zu entspannen.

Gesunde, weiche, samtige Haut gilt geradezu als der Heilige Gral der Schönheit, und für so gut wie jede Frau (und nahezu jeden Mann, auch wenn er es nicht zugeben will!) steht schöne Haut ganz oben auf der persönlichen Schönheits-Wunschliste. Das muss für Sie kein bloßer Wunschtraum bleiben. Wenn Sie sich aktiv um Ihre Hautgesundheit kümmern und die geeigneten Produkte in Ihr tägliches Pflegeprogramm einbeziehen, schaffen Sie die optimalen Voraussetzungen für die Regeneration, Gesundung und größtmögliche Schönheit Ihrer Haut.

## Natürliche und synthetische Inhaltsstoffe

Man könnte meinen, dass die teuren und innovativen Designerprodukte zwangsläufig auch die besten sind. Aber das ist nicht zwangsläufig der Fall. Zu Recht zählen Antioxidantien auf rein pflanzlicher Basis nach wie vor zu den wirksamsten Inhaltsstoffen in Hautpflegemitteln, was auch durch wissenschaftliche Untersuchungen durchgängig bestätigt wird. Oder wie es Richard Baxter von der medizinischen Fakultät der University of Washington ausdrückt: »Angesichts des vorliegenden Forschungsmaterials habe ich keinen Zweifel daran, dass die Zukunft der Hautpflege den pflanzlichen Antioxidantien gehört.«[2] Aber auch wenn sie die »Zukunft« der Hautpflege sein mögen, so werden sie andererseits schon seit Jahrtausenden dafür genutzt. Und so ergeht es ihnen nicht viel anders als den uralten Traditionen des Yoga und der Meditation, die – paradoxerweise – schließlich unter dem Aushängeschild »New Age« vermarktet wurden. Synthetische Inhaltsstoffe mögen in der Lage sein, das Hautbild zu verbessern, was aber nicht die Möglichkeit ausschließt, dass sie die Haut schädigen oder sogar Giftstoffe enthalten – Giftstoffe, die über die Haut unmittelbar in den Körper gelangen können.

Wie bei der Ernährung gilt auch für die Hautpflege, dass es stets am besten ist, auf die Kräfte der Natur zu bauen. Nichts kommt der Schönheit der Natur gleich, und je mehr Sie sich auf allen Ebenen einer natur-gemäßen Lebensweise annähern, desto stärker kommt auch Ihre eigene Schönheit zum Vorschein. Wählen Sie für Ihre Hautpflege also ungiftige Produkte mit natürlichen, rein pflanzlichen Inhaltsstoffen. Solange sie frei von Giften sind, können auch Wirkstoffe aus dem Labor – wie bei-spielsweise konzentrierte und isolierte Peptide, die bestimmten Zwecken wie der Verringerung von Falten- und Fältchenbildung dienen – zusam-men mit natürlichen Inhaltsstoffen eine willkommene Kombinationswir-kung haben. Fast immer können Natur und Wissenschaft einander auf harmonische Weise ergänzen.

Als biologisch zertifizierte Inhaltsstoffe müssen immer frei von Pesti-ziden und Gentechnik sein. Andererseits ist ein Produkt, das Bestandtei-le in Bioqualität enthält, deshalb nicht zwangsläufig zu hundert Prozent »bio«. Andere Inhaltsstoffe können durchaus mehr oder weniger auf-bereitet oder synthetisch sein. Andererseits gelten natürliche Minerale wie der in Kosmetika verwendete Glimmer, da sie nicht pflanzlicher Herkunft sind, nicht als »bio«. Dasselbe gilt für Wasser- und Salzzusät-ze. Mit anderen Worten: Auch wenn die Zutaten nicht zu hundert Pro-zent biozertifiziert sind, kann es sich um ein hervorragendes Produkt mit ungiftigen Wirkstoffen teils natürlicher, teils synthetischer Herkunft handeln.

Es sind buchstäblich Zehntausende von Kosmetikartikeln auf dem Markt, und die Regalreihen der Drogerien, Apotheken und Kosmetikge-schäfte sind voll von Artikeln, die mit klangvollen Namen und schicken Verpackungen um die Käufergunst buhlen. Auch in den Zeitschriften werden uns jeden Monat die neuesten, noch verheißungsvolleren Schön-heitsingredienzien präsentiert. Es kann also ganz schön verwirrend sein, angesichts dieses unüberschaubaren Angebotes die Spreu vom Weizen trennen zu wollen.

## Die besten Inhaltsstoffe in Kosmetika

Auch wenn von der Kosmetikindustrie ständig neue »bahnbrechende« Wirkstoffe angepriesen werden, sind es doch nach wie vor einige bewährte Grundkomponenten, auf die Sie bei der Auswahl Ihrer Hautpflegeprodukte zurückgreifen sollten. Es sind diejenigen, die sich sowohl aus wissenschaftlicher Sicht als auch aufgrund persönlicher Erfahrung im Lauf der Zeit als wirksam erwiesen haben. Hier eine Übersicht über die wichtigsten Geheimwaffen in Ihrem persönlichen Schönheitsarsenal.

### Antioxidantien

Sofern Sie in den letzten zwanzig Jahren nicht einen großen Bogen um Gesundheits- und Schönheitsthemen gemacht haben, werden Sie sicher von ihnen gehört haben: Antioxidantien, die in den meisten pflanzlichen Lebensmitteln in unterschiedlichen Mengen vorkommen und Ihre Zellen vor freien Radikalen schützen. Für Ihre Haut bedeutet das: Sie verzögern den Alterungsprozess, der uns allen in Form unliebsamer Falten, trockener, matter Haut, dunkler Augenringe und unschöner Krähenfüße mit der Zeit mehr oder weniger zu schaffen macht.

In den verschiedenen Hautpflegeprodukten finden Sie eine große Bandbreite von Antioxidantien, die aus den unterschiedlichsten pflanzlichen Rohstoffen gewonnen werden wie der Kaffeefrucht, Acai-Beere und anderen Beeren oder Früchten. Im Folgenden führen wir nochmals einige der wichtigsten an.

## Vitamin C

Vitamin C ist ein so wesentlicher Inhaltsstoff mit so positiven Wirkungen, dass es eigentlich in keinem Hautpflegemittel fehlen sollte. Vitamin C, das in vielen Gemüse- und Obstsorten enthalten ist, wird den Kosmetika in konzentrierter Form zugesetzt. Zu Recht gilt es von jeher als das Power-Vitamin schlechthin, und seine Wirksamkeit ist wissenschaftlich gut belegt. Es regt die Produktion von Kollagen an, das nach und nach für eine glattere, straffere und schönere Haut sorgt, der Austrocknung der Haut entgegenwirkt sowie die Falten- und Fältchenbildung reduziert. Als Antioxidans verhütet es Hautschäden durch freie Radikale und UV-Strahlung. Darüber hinaus unterstützt es die Wirksamkeit von Vitamin E. Auf den Produktetiketten ist es häufig als Ascorbinsäure aufgeführt.

## Vitamin E

Vitamin E, zu dem Tocopherole und Tocotrienole zählen, ist ein weiteres wichtiges Antioxidans, das Ihre Zellen wirksam schützt sowie Ihre Haut vor dem Austrocknen bewahrt und geschmeidig hält. Durch Vitamin E können sich auch schon bestehende Hautveränderungen wie Akne-Narben, Altersflecken und andere »Schönheitsfehler« zurückbilden. Als Bestandteil von Kosmetikrezepturen dient Vitamin E zudem als Stabilisator für weitere Inhaltsstoffe, unter anderem von Ölen, die es vor dem Ranzigwerden bewahrt. Tocopherylacetat ist eine synthetische Form von Vitamin E, die man häufig auf der Zutatenliste von Kosmetika findet. Es besteht aus einer Kombination von natürlich gewonnenem Vitamin E und anderen chemischen Komponenten wie Essigsäure. Natürliches Vitamin E ist in der Regel jedoch seiner synthetisierten Form vorzuziehen.

## Vitamin A und Vitamin-A-Derivate

Seit den achtziger Jahren gibt es zur biologischen Funktion von Vitamin A in großem Umfang Forschungen, die insbesondere seine hohe Wirksamkeit gegen vorzeitige Alterung belegen. Es unterstützt die Zellkommunikation, indem es Ihre Hautzellen gewissermaßen zur Selbstkorrektur »auffordert«. Dadurch verbessert sich die Struktur der Haut, sie wirkt weniger faltig, sieht gesünder, straffer und jugendlicher aus. Vitamin A ist der Ausgangsstoff für Retinoide, die der Körper nicht selbst herstellen, aber über die Haut oder auf oralem Weg aufnehmen kann. Diese Retinoide liegen in verschiedenen Formen vor, unter anderem als Retinol, Retinal, Retinsäure, Retinylpalmitat und Tazaroten. Manche dieser Verbindungen sind rezeptpflichtig, während Retinol und Retinylpalmitat in verschiedenen frei verkäuflichen Produkten enthalten sind. Es handelt sich bei den Vitamin-A-Derivaten um eine Stoffgruppe, die sich als wirksames Mittel zur Verbesserung des Hautbildes erwiesen hat. Die Haut wird weicher, der Teint klarer und gleichmäßiger, Schäden an der Zellstruktur wie Narben, Falten und selbst Hautveränderungen durch Akne können durch Vitamin-A-Derivate repariert werden.

Das klingt gut, aber – und es gibt hier ein großes »Aber« – Retinoide werden gelegentlich als gesundheitsschädlich eingestuft, vor allem weil ihre Einnahme empfindlicher gegen Sonnenlicht machen kann. Aber auch gegen die Einnahme während der Schwangerschaft gibt es Bedenken. Die amerikanische Umweltorganisation Environmental Working Group gibt in einem ihrer Berichte bekannt: »Eine Studie der FDA [US Food and Drug Administration] liefert Hinweise dafür, dass auf die Haut aufgetragenes Retinylpalmitat in Verbindung mit Sonnenlicht die Entwicklung von Hauttumoren und anderer Hautveränderungen fördern kann. Sowohl die FDA als auch Gesundheitsbehörden in Norwegen und Deutschland haben hinsichtlich der täglichen Anwendung Vitamin-A-haltiger Hautcremes Bedenken geäußert, da sie zu einer überhöhten Vitamin-A-Aufnahme führt, die für Schwangere und andere sensible Personengruppen ein Risiko darstellen kann.«[3]

Retinoide können für manche Menschen auch unverträglich sein und zu allergischen Reaktionen führen. Daher sollten Sie sich im Zweifelsfall dermatologisch beraten lassen, ob und in welcher Form sie für Sie in Frage kommen. Wie gesagt bilden Retinoide eine hochwirksame Vitamin-Gruppe, deren gesundheitliche Auswirkungen aber nicht völlig geklärt sind. Erneut ist hier ein sorgsamer und bewusster Umgang mit sich selbst gefragt. Wenn Sie sich für Produkte mit Vitamin-A-Derivaten entscheiden, sollten Sie sich in jedem Fall gut vor direktem Sonnenlicht schützen oder es ganz meiden. Vor und während der Schwangerschaft sollten Sie auf die Anwendung vorsorglich ganz verzichten.

## Alpha-Hydroxysäuren (AHAs)

Das Abstoßen alter, schadhafter Hautzellen erleichtert es Ihrer Haut, sie durch neue, unverbrauchte Hautzellen zu ersetzen. Die alte Hornhautschicht wirkt außerdem wie ein isolierender Mantel, über den Ihre Haut die kosmetischen Wirkstoffe weniger gut aufnehmen kann. Sie bleiben dann auf den abgestorbenen Hautzellen haften. Das ist ähnlich wie bei der inneren Entgiftung und Entschlackung, durch die Sie auch erst den Platz schaffen, der es Ihrem Organismus ermöglicht, die neu zugeführten Nährstoffe aufzunehmen und im Dienste Ihrer Schönheit zu verwerten.

Die AHAs sorgen für dieses Abstoßen der Hornhautschicht, und zwar ohne mechanisches Peeling mit Mikropartikeln und Schleifkörpern wie etwa granulierten Aprikosenkernen, was zu Fissuren führen und die Hautporen oder Kapillargefäße beschädigen kann. Wenn Sie dunkelhäutig sind oder eine besonders empfindliche Haut haben, sollten Sie jedoch besonders vorsichtig sein, um Hautreizungen zu vermeiden. Es gibt verschiedene Formen von AHAs mit unterschiedlichem Wirkungsgrad, zum Beispiel Apfel-, Mandel-, Milch- oder Glykolsäure. Apfel- und Mandelsäure sind für dunklere Hauttypen in der Regel besser geeignet. Im Zweifelsfall sollten Sie sich auch hier dermatologisch beraten lassen, welche Form von AHA für Sie in Frage kommt und in welcher Stärke. AHAs können Ihre Haut empfindlicher für UV-Strahlen machen, weshalb Sie sich entsprechend vor der Sonne schützen sollten.

## Grüner Tee

Auch grüner Tee ist eine hervorragende Ergänzung für Ihre Palette von Hautpflegemitteln. Er enthält viele Flavonoide, eine Form von Polyphenolen, die eine stark antioxidative Wirkung haben. Äußerlich angewandt wirkt grüner Tee entzündungshemmend und beugt so der Faltenbildung und dem Erschlaffen der Haut vor. Einigen Studien zufolge schützen die Inhaltsstoffe des grünen Tees die Haut auch vor schädlichen Umwelteinflüssen und vor Schäden durch Sonneneinstrahlung.

## Peptide

Peptide sind Proteinfragmente mit einer Reihe positiver Auswirkungen auf die Haut. Insbesondere sind sie in der Lage, bei Narben- und Faltenbildung die Regeneration der Haut zu unterstützen und die Neubildung normalen, gesunden Hautgewebes anzuregen. Wie aus verschiedenen Studien hervorgeht, können Peptide die Zellkommunikation fördern, über die unter anderem das Tempo der Zellregeneration in den verschiedenen Hautschichten gesteuert wird. Außerdem können Peptide die Haut vor Schäden durch Oxidationsprozesse bewahren und wirken darüber hinaus entzündungshemmend, was die Selbstheilungskräfte der Haut unterstützt.

## Essentielle Fettsäuren

Sie verringern den Feuchtigkeitsverlust über die Epidermis, die obere Hautschicht, bewahren Ihre Haut damit vor dem Austrocknen und halten sie weich und elastisch. Ihre schützende Wirkung zeigt sich besonders bei kaltem und windigem Wetter, das den Fettschutzmantel der Haut angreift und beispielsweise Ekzeme hervorrufen kann. Aber auch bei schon bestehenden Ekzemen oder Psoriasis ist die entzündungshemmende Wirkung essentieller Fettsäuren hilfreich, die außerdem entzündungsbedingter Hautalterung vorbeugt.

Es gibt zahlreiche natürliche Quellen für essentielle Fettsäuren, zu ihnen zählen Sheabutter, Kukuinussöl (aus den Samen des Lichtnussbaums), Jojoba, Hagebutte, Sesam, Schwarze Johannisbeere, gemeine Nachtkerze, Kameliensamen, Mandeln, Aprikosenkerne, Arganöl, Hanfsamen, Manuka (Südseemyrte), Kokum, Kürbiskerne, Oliven, Schwarz-kümmel, Kokosnuss, Sanddorn, Avocado, Borretsch, Tamanuöl und Walnussöl.

## Hyaluronsäure

Sie spielt bei der Neubildung von Zellen eine Rolle und ist ein natürli-cher Bestandteil des Bindegewebes. Mit zunehmendem Alter produziert der Körper weniger Hyaluronsäure, weshalb eine zusätzliche Versor-gung von außen für die Regeneration der Haut wichtig ist. Als Bestand-teil von Kosmetika bewahrt die entzündungshemmende Hyaluronsäure nachhaltig vor Feuchtigkeitsverlust, sorgt damit für eine gleichbleibend weiche Haut und schützt sie zugleich vor Schmutzpartikeln und Schad-stoffen aus der Umwelt. Hyaluronsäure dringt nicht sehr tief in die Haut ein, sondern verbleibt in den oberen Hautschichten. Früher wurde sie weitgehend aus Hahnenkämmen gewonnen, kann aber glücklicherweise inzwischen synthetisch aus fermentiertem Pflanzenmaterial hergestellt werden.

## Tonerde

Als Bestandteil von Gesichtsmasken entfalten die verschiedenen Sorten Tonerde eine ganze Reihe positiver Wirkungen. Bei der regelmäßigen Hautpflege kommt das Auflegen von Gesichtsmasken häufig zu kurz, aber um einen langfristigen Effekt zu erzielen, sollten Sie sich dieses ural-te Schönheitsmittel je nach Hauttyp mindestens einmal in der Woche gönnen.

Tonerde ist hervorragend geeignet, um überschüssiges Fett, Schmutz-partikel und Schadstoffe aus der Haut zu binden. Tonerden enthalten Mineralstoffe in verschiedenen Zusammensetzungen, die jeweils charak-teristisch für eine bestimmte Sorte sind. Diese Mineralstoffe sind eine wahre Verjüngungskur für die Haut, gleichzeitig haben sie einen Peeling-effekt und regen die Hautdurchblutung an. Diese durchblutungsför-dernde und porenreinigende Wirkung lässt Ihre Haut unmittelbar fri-scher aussehen, und je regelmäßiger Sie Gesichtsmasken mit Tonerde anwenden, desto nachhaltiger ist dieser Effekt.

## Ein uraltes Schönheitsmittel: Rosenwasser

Ihrer Schönheit und ihres süßen Duftes wegen werden Rosen auf der ganzen Welt verehrt. Aber nicht nur für die Sinne, auch für Ihre Haut können sie eine Wohltat sein. Schon im alten Rom soll Rosenwasser zur Hautreinigung gedient haben, und es heißt, dass manche sogar darin gebadet haben. Auch in Indien gehört Rosenwasser seit Jahrtausenden zur traditionellen Hautpflege. Nicht anders als natürliche Lebensmittel können auch natürliche Inhaltsstoffe in Kosmetika ihre schönheitsfördernden Eigenschaften weitergeben. Reines echtes Rosenwasser wird mittels Dampfdestillation aus den Blütenblättern gewonnen. Es verströmt einen mild-aromatischen Duft, der nichts mit dem unangenehm schwülstigen Geruch synthetischer Stoffe zu tun hat, wie sie zum Beispiel in Raumlufterfrischer-Sprays Verwendung finden.

Rosenwasser werden antibakterielle und antiseptische Eigenschaften nachgesagt, es soll den pH-Wert der Haut regulieren helfen und die Hautporen festigen können. Darüber hinaus gilt es als entzündungshemmend und geweberegenerierend. Die natürlichen Zuckerstoffe und Öle in den Blütenblättern der Rose bewahren die Feuchtigkeit Ihrer Haut und verleihen ihr – ebenso wie den Rosenblüten selbst – ein weicheres und glatteres Aussehen. Damit nicht genug, hat der natürliche Duft eine beruhigende Wirkung auf Ihr Nervensystem. Entspannung und Abbau von Stress wiederum sind eine weitere wesentliche Voraussetzung für ein gesundes und jugendliches Erscheinungsbild Ihrer Haut.

Besorgen Sie sich reines Rosenwasser zum Beispiel im Reformhaus und geben Sie ein paar Tropfen davon in Ihre Reinigungsmilch oder Feuchtigkeitscreme. Sie können es auch – entweder pur oder mit Hamameliswasser vermischt – als Gesichtswasser benutzen, indem Sie es nach der Gesichtsreinigung mit einem Wattepad vorsichtig auf der Haut verreiben.

*Rosa Tonerde* ist eine milde Kaolintonerde, die ihre leichte Rosafärbung den enthaltenen Eisenoxiden verdankt. Sie ist besonders für normale bis trockene Haut geeignet, hat eine sanfte Peeling- und Reinigungswirkung und verbessert das Hautbild. *Weiße Tonerde* oder Porzellanerde besteht im Wesentlichen aus Kaolinit und ist die mildeste aller Tonerden. Sie regt die Nährstoffversorgung der Haut an und hat ebenfalls eine sanfte Peeling- und Reinigungswirkung. Die vor allem in Frankreich vorkommende *grüne Tonerde* besteht überwiegend aus Montmorillonit und nimmt besonders gut Fette und Giftstoffe aus der Haut auf. Umgekehrt unterstützt sie die Versorgung der Haut mit Mineralstoffen und pflanzlichen Nährstoffen. Grüne Tonerde ist besonders für fettige Haut geeignet und findet in Kurbädern gewöhnlich in Ganzkörperpackungen Verwendung. Für empfindliche und trockene Haut ist sie weniger gut geeignet. Die mildere *gelbe Kaolintonerde* eignet sich dagegen gut für empfindliche und trockene Haut und unterstützt ebenfalls deren Nährstoffversorgung. *Bentonit-Tonerde* wird aus natürlichen Ablagerungen verwitterter Vulkanasche gewonnen. Wie ein Küchenschwamm nimmt sie Schwermetalle und andere Schadstoffe von Ihrer Hautoberfläche auf. Diese Fähigkeit, Giftstoffe zu absorbieren und zu binden, hat nicht zuletzt etwas mit ihrer negativen elektrischen Ladung zu tun, durch die Bentonit-Tonerde positiv geladene Moleküle anzieht. Da die meisten Giftstoffe eine positive Ladung aufweisen, wirkt sie wie ein Schadstoffmagnet, der Gifte aus dem Körper zieht und aktiv an sich bindet.

## Gesunde oder ungesunde Kosmetik: Zur Situation in den USA

Mag sich ein Kosmetikprodukt auf seinem Platz im Apothekenregal auch noch so harmlos ausnehmen – keineswegs ist damit gewährleistet, dass es gesundheitlich unbedenklich ist. Die amerikanische Lebensmittelüberwachungs- und Arzneimittelzulassungsbehörde US Food and Drug Administration (FDA) hat keine Handhabe, Pharmakonzerne dazu zu verpflichten, ihre Kosmetikprodukte auf deren Unbedenklichkeit hin zu überprüfen. Die meisten Produkte und Inhaltsstoffe bedürfen keiner besonderen Kontrolle oder Zulassung. Lediglich Kosmetika, die als frei verkäufliche Pharmazeutika eingestuft sind, werden vor ihrer Markteinführung von der FDA auf Farbzusätze und Wirkstoffe hin kontrolliert. Ebenso wenig ist die FDA befugt, den Rückruf bedenklicher Produkte anzuordnen, während die Hersteller ihrerseits nicht verpflichtet sind, der Behörde durch Kosmetika verursachte Gesundheitsschäden anzuzeigen. Für die Unternehmen besteht keine Meldepflicht, diesbezügliche Angaben sind freiwillig.

Innerhalb der Europäischen Union ist der Kosmetikmarkt sehr viel strenger reglementiert, über eintausend Zusatzstoffe sind hier verboten. Nur einen Bruchteil davon hat die FDA bislang für unzulässig erklärt, darunter bestimmte Farbzusätze und andere als gesundheitsschädlich eingestufte Substanzen. Beunruhigend ist ebenfalls die Tatsache, dass die amerikanische Bundesgesetzgebung Unternehmen erlaubt, chemische Inhaltsstoffe undeklariert zu lassen, sofern es sich dabei um Betriebsgeheimnisse oder um spezielle Duftstoff- und Nanokomponenten handelt.

Da die FDA als Kontrollinstanz hier keine maßgebliche Rolle spielt, hat sie die Aufgabe an die Kosmetikindustrie delegiert, die sich über die »Cosmetic Ingredient Review«, eine Kommission zur Überprüfung kosmetischer Zusatzstoffe, zur Selbstüberwachung verpflichtet. In seiner mehr als dreißigjährigen Geschichte hat dieser Ausschuss gerade einmal elf Zusatzstoffe als gesundheitlich bedenklich eingestuft, wobei die sich daraus ergebenden Empfehlungen für die Hersteller keinerlei Verbindlichkeit haben. Mit der »Selbstüberwachung« der Kosmetikindustrie ist es also nicht weit her, und als Verbraucher müssen wir uns fragen, woran wir bei alldem sind.

Inhaltsstoffe von Kosmetika werden nicht nur über die Haut aufgenommen, sondern oft auch verschluckt oder bei der Verwendung von Sprays und Pudern inhaliert. Viele von ihnen greifen in den Hormonhaushalt ein und können dadurch Entwicklungsprozesse stören oder die Fruchtbarkeit herabsetzen. Darüber hinaus können sie allergische Reaktionen hervorrufen, zur Entstehung von Krebs beitragen und weitere Gesundheitsschäden verursachen. Wenn das FDA selbst zugibt, dass Bezeichnungen wie »allergikerfreundlich« oder »natürlich« »nichtssagend« sind, erscheint es umso wichtiger, sich mit den Zutatenlisten auszukennen. Wir können nicht einfach davon ausgehen, dass den Unternehmen oder den etablierten Institutionen – ob staatlich oder privat – an unserem Wohlergehen gelegen ist. Daher sollten wir die Etiketten der Produkte und das Ethos der Firmen, die hinter ihnen stehen, genau unter die Lupe nehmen, bevor wir deren Wirkstoffe an und in unseren Körper lassen. Wir müssen die Verantwortung für unsere Gesundheit und die unserer Familie selbst übernehmen und dürfen sie nicht in fremde Hände legen.

## Die giftigsten Inhaltsstoffe in Kosmetika

Kommerzielle Make-ups, Kosmetika, Haut- und Körperpflegeprodukte enthalten zahllose, teils giftige Zusatzstoffe, und es würde mehr als ein ganzes Buch wie dieses erfordern, um sie alle aufzulisten und zu beschreiben. Unter ihnen sind aber einige Substanzen, die durch ihre besondere Schädlichkeit herausragen. Sie stehen im Verdacht, das Erbgut zu schädigen, Krebs zu verursachen, krankhafte Veränderungen an Organen wie Gehirn, Leber und Nieren zu bewirken, allergische Reaktionen hervorzurufen, die Augen und das Nervensystem zu schädigen, die Fruchtbarkeit zu beeinträchtigen und für Missbildungen an Neugeborenen verantwortlich zu sein. Und die Anzahl dieser Gefahrenstoffe wächst mit der Erforschung und Markteinführung immer weiterer chemischer Substanzen. Hier eine Liste der giftigsten Zusatzstoffe, die wie gesagt nicht erschöpfend ist, sondern nur die Spitze des Eisbergs darstellt:
- Benzoylperoxid
- synthetische Farbstoffe
- Propylenglykol (PG) und Butylenglykol
- Diethanolamin (DEA), Monoethanolamin (MEA) und Triethanolamin (TEA)
- Methyl-, Butyl-, Ethyl- und Propylparabene
- Natriumlaurylsulfat (SLS) und Natriumlaurethsulfat (SLES)
- Dioxin
- Polyethylenglykol (PEG)
- Avobenzon
- Phthalate
- Triclosan
- DMDM-Hydantoin und Imidazolidinyl Urea

**Klassische Schönheitsmaske mit zeitloser Rezeptur**

Nach dem Auflegen dieser nährenden und feuchtigkeitsspendenden Gesichtsmaske wird sich Ihre Haut weich und erfrischt anfühlen. Regelmäßig angewandt wirkt die Maske abschwellend und kann der Faltenbildung vorbeugen. Die Zutaten sind reich an Enzymen, Vitamin E und wohltuenden Fetten und Ölen.

1 Esslöffel roher Bio-Honig
1 Teelöffel Mandelöl
1 Teelöffel Rosenwasser

Mischen Sie alles in einer kleinen Schüssel, und verteilen Sie die Paste anschließend auf Gesicht und Hals. Lassen Sie die Maske 15 bis 20 Minuten einwirken und spülen Sie sie anschließend gründlich mit Wasser ab.

## Sonnenschutzmittel: Harmlos oder gesundheitsschädlich?

Sonnenschutzcremes gelten allgemein als geeignete Maßnahme zur Vorbeugung gegen Sonnenbrand und Hautkrebs. Allerdings bemisst sich das Risiko nicht allein danach, wie lange die Haut ungeschützt der Sonneneinstrahlung ausgesetzt ist, da auch die UV-Belastung während der Kindheit das Risiko, im Laufe des Lebens an Hautkrebs zu erkranken, nachhaltig erhöht. Der beste Rat ist und bleibt, sich vor den ultravioletten Strahlen der Sonne so gut wie möglich zu schützen. Aus rein medizinischer Sicht ist ein Sonnenschutzmittel mit höherem Lichtschutzfaktor gewiss ratsam. Einfache Maßnahmen wie der Aufenthalt im Schatten, das Tragen eines Hutes mit breiter Krempe und einer Sonnenbrille mit gutem UV-Schutz sind aber mindestens ebenso geeignet und ersparen Ihrer Haut die Belastung durch chemische Stoffe.

Seien Sie sich auch der Tatsache bewusst, dass die meisten Sonnenschutzmittel eine ganze Reihe gesundheitsschädlicher Substanzen enthalten. Achten Sie bei der Auswahl Ihrer Sonnencreme daher darauf, dass der UV-Schutz auf mineralischen, also physikalisch reflektierenden Substanzen wie Zinkoxid oder Titandioxid anstatt auf chemisch wirksamen Substanzen beruht. Hier eine Übersicht über Wirkstoffe, die Sie vorziehen beziehungsweise meiden sollten.

## Oxybenzon (Benzophenon-3)

Während die American Academy of Dermatology den Stoff für unbedenklich erklärt, steht er aus Sicht der Environmental Working Group und verschiedener Toxikologen unter Verdacht, den Hormonhaushalt zu beeinflussen, zellschädigend zu wirken und dadurch Hautkrebs auslösen zu können. Mehrere Studien bringen Oxybenzon-Belastungen während der Schwangerschaft mit einem geringeren Geburtsgewicht in Verbindung, was für die betroffenen Kinder lebenslange Gesundheitsrisiken birgt. Oxybenzon kann darüber hinaus die Funktion der Nebennieren beeinflussen und den Testosteronspiegel beim Mann senken.

## Nanopartikel

Dabei handelt es sich um mikroskopisch kleine Teilchen, die von der Haut besonders leicht aufgenommen werden. Etwa einhunderttausendmal kleiner als der Durchmesser eines menschlichen Haares, sind diese winzigen Partikel in der Lage, die Blut-Gehirn-Schranke zu überwinden und damit Gehirnzellen zu schädigen oder genetisch zu verändern. Achten Sie also darauf, dass Ihr Sonnenschutzmittel keine Nanopartikel enthält, die auf der Zutatenliste ausgewiesen sein müssen. Aber auch weniger bedenkliche Wirkstoffe wie Zinkoxid und Titandioxid sind als Mikroteilchen kritisch zu bewerten. Zumindest Titandioxid scheint, wenn es im Nanomaßstab vorliegt, Zellschäden verursachen zu können.

## Retinylpalmitat

Im Tierversuch hat sich gezeigt, dass Hautcremes, die Retinylpalmitat, ein Vitamin-A-Derivat, enthalten, in Kombination mit UV-Licht Hautschäden hervorrufen und die Entwicklung von Hauttumoren fördern. Wie an früherer Stelle bereits erwähnt, kann Vitamin A in seiner natürlichen Form als ein vorzüglicher Bestandteil von Hautpflegeprodukten gelten. Aber es sollte dann vor allem in Nachtcremes Verwendung finden und niemals in einem Sonnenschutzprodukt.

## Octyl-Methoxycinnamat
## (Octinoxat alias Tinosorb OMC oder Eusolex 2292)

Es handelt sich um eine Substanz, die im Verdacht steht, im Hautgewebe freie Radikale zu bilden, die dann zu Zell- und Erbgutschäden führen. Ähnlich wie Oxybenzon/Benzophenon-3 wird es in Sonnenschutzmitteln in Kombination mit sogenannten Penetrationsförderern eingesetzt, also Wirkstoffen, die das Einziehen in die Haut erleichtern und zu einer Anreicherung dieser Substanzen im Körper führen. Es ist auch nicht auszuschließen, dass Octinoxat phototoxische Wirkung hat, also in Verbindung mit Licht giftig wirkt.

## p-Aminobenzoesäure (PABA)

Die Substanz kann die Haut stark reizen und ist bereits aus vielen Sonnenschutzmitteln als Wirkstoff verbannt worden. Dennoch empfiehlt es sich, die Liste der Inhaltsstoffe auf *p*-Aminobenzoesäure hin zu überprüfen, da sie noch immer in dem einen oder anderen Produkt enthalten sein kann. Laut der Environmental Working Group kann sie zur Bildung von freien Radikalen führen, allergische Reaktionen hervorrufen, das Erbgut schädigen und in den Östrogenhaushalt eingreifen. Überdies rechnet das Forschungsinstitut die Substanz den krebserregenden Nitrosaminen zu.

## Stichwort Achselpflege: Giftige und ungiftige Deodorants und Antitranspirants

Ein wichtiger Teil des körpereigenen Entgiftungssystems ist die Ausscheidung von Abfallstoffen über die Hautporen, und bekanntlich sind die Achseln eine Zone, in der sich besonders viele Schweiß- und Lymphdrüsen konzentrieren. Die moderne Gewohnheit, Antitranspirants zur Verringerung von Achselschweiß zu verwenden, kann also dazu führen, dass sich Giftstoffe im Hautgewebe stauen. Die natürlichen Entgiftungskanäle des Körpers zu verstopfen ist also ganz gewiss keine gute Idee.

Wenn Sie Bedenken haben, zu stark zu schwitzen, ist es besser, sich mehrfach am Tag unter den Armen zu waschen, außerdem gibt es natürliche Mittel, um Schweißgeruch zu verhindern. Mit der Umstellung Ihrer Ernährung, der Verbesserung Ihrer Verdauung und zunehmender Entschlackung werden Sie wahrscheinlich auch weniger störenden Körpergeruch entwickeln. Wenn Sie dennoch lieber auf Nummer sicher gehen und zumindest ein mildes Deodorant verwenden wollen, sollten Sie Ihre Wahl mit Bedacht treffen. Viele handelsübliche Deodorants enthalten potenziell gesundheitsschädliche Stoffe, die in jedem Fall zu meiden sind. Zu ihnen zählen Aluminium, Parabene, Propylenglykol, Triclosan, Triethanolamin (TEA), Diethanolamin (DEA), Phthalate und Talk.

*Aluminium* wird mit der Entstehung von Alzheimer, Krebserkrankungen und allergischen Reaktionen in Verbindung gebracht. Ob dieser Zusammenhang auch bei der in Deodorants eingesetzten Form des Aluminiums besteht, wird von einigen Forschern bestritten, von anderen für möglich gehalten. Die in Antitranspirants enthaltenen Aluminiumverbindungen stehen ebenfalls im Verdacht, gesundheitsschädlich zu sein, wenn sie über die Haut aufgenommen werden. Aber auch hier konnte die Forschung bislang keine eindeutigen Belege erbringen. Solange in dieser Hinsicht keine Klarheit herrscht, ist es sinnvoll, aluminiumhaltige Produkte zu meiden, was angesichts der vielen auf dem Markt erhältlichen Alternativen auch kein Problem darstellt.

*Parabene* wirken im Körper wie Östrogene. Da Östrogen das Zellwachstum bei Brustkrebs anregt und dieser bei Frauen achtmal häufiger in Achselnähe auftritt, untersuchen Wissenschaftler einen möglichen Zusammenhang mit Parabenen. Auch hier besteht jedoch noch weiterer Forschungsbedarf.

### Ein natürliches und unschädliches Deodorant zum Selbermachen

Es ist ganz leicht, Ihr eigenes ungiftiges Deodorant herzustellen, das sehr gut gegen Achselgeruch hilft. Kokosöl und Natron wirken antibakteriell und verhindern so Schweißgeruch, während Grapefruitöl, das ebenfalls antibakterielle und antiseptische Eigenschaften besitzt, für einen angenehm frischen Duft sorgt. Pfeilwurzmehl verleiht Ihrem Deo eine festere Konsistenz, so dass es sich leicht auftragen lässt.

3 Esslöffel Kokosöl
3 Esslöffel Natron (z. B. Kaisernatron oder Bullrich-Salz)
1–1½ Esslöffel Pfeilwurzmehl (Marantastärke)
etwa 40 Tropfen Grapefruitöl

Verrühren Sie alle Zutaten in einer Schüssel zu einer festen, homogenen Paste. Stellen Sie sie für 20 bis 30 Minuten in den Kühlschrank, damit das Kokosöl, falls es sich bei der Zubereitung verflüssigt hat, wieder fest wird. Füllen Sie die Masse anschließend in ein Glas oder in eine BPA-freie Kunststoffbox. Verstreichen Sie sie dann einfach direkt mit den Fingern unter den Achseln. Bewahren Sie Ihr Deo stets an einem kühlen Ort auf, damit es seine feste Konsistenz behält. Aber auch wenn es einmal ein wenig flüssig wird, tut das seiner Wirksamkeit keinen Abbruch.

# Umstellung 7:
# Trainieren Sie Ihre Haut

Sie haben nun schon vieles über die innere und äußere Schönheitspflege gehört. In der *ersten Säule* haben wir Ihnen gezeigt, mit welchen Nahrungsmitteln Sie die Zirkulationsvorgänge und natürlichen Stoffwechselprozesse Ihres Körpers am besten von innen unterstützen können. Die Versorgung von außen, um die es nun in der *zweiten Säule* vor allem geht, bleibt aber keineswegs auf die Verwendung guter Hautpflegemittel beschränkt. Es gibt noch weit mehr, das Sie auf dem äußeren Weg für Ihren Körper und eine schöne Haut tun können.

## Die Unterstützung des Lymphflusses für eine optimale Entgiftung und Regeneration

Die meisten Menschen denken bei »Kreislauf« wohl in erster Linie an den Blutkreislauf, aber es gibt ein zweites bedeutsames Transportsystem, das wichtige Heilungs- und Immunaufgaben erfüllt: das Lymphsystem. Zu ihm zählen unter anderem Milz, Thymusdrüse, Lymphflüssigkeit, Lymphdrüsen und Lymphbahnen sowie Tonsillen (»Mandeln«) und Lymphgefäße. Das Lymphsystem hängt eng mit dem Blutkreislauf zusammen, mit dem es in ständigem Austausch steht, um das Gewebe mit Nährstoffen zu versorgen und Abfallstoffe abzutransportieren. Die »Lymphe« genannte Gewebsflüssigkeit wird aus den Kapillaren, den feinsten Blutgefäßen, in das umliegende Körpergewebe »gepresst«. Von dort transportiert sie Stoffwechselprodukte durch venenähnliche Lymphgefäße bis zu den Lymphknoten, in denen die Lymphe gefiltert und zum größten Teil wieder dem Blutstrom zugeführt wird. Außerdem transportiert die Lymphe Immunzellen, die auf diesem Weg überall im ganzen Körper kursieren können, um Krankheitserreger zu bekämpfen.

Im Ayurveda wird die Lymphe, ein Teil des Körperplasmas, als *Rasa* bezeichnet und gilt dort als zuerst gebildeter Teil des *Dhatu,* das aus den verschiedenen Gewebeformen bestehende »Grundgerüst« des Körpers. Ein gesunder Rasa ist die Voraussetzung für die Bildung gesunden Blutes oder des *Rakta,* des zweiten Dhatu, und so fort über die verschiedenen Körpergewebe oder Dhatus. Rasa gilt auch als der Sitz von Emotionalität und Verlangen, was ein weiterer Grund ist, ihn stets im Fluss zu halten.

Anders als der Blutkreislauf bedarf der Lymphstrom keiner Pumpe, sondern fließt von sich aus. Schwerkraft, Muskelkontraktionen sowie andere Bewegungs- und Aktivierungsimpulse regen dabei den Lymphfluss an. Wenn er ins Stocken gerät, verbleiben mehr Abfallstoffe im Gewebe, wodurch der Alterungsprozess beschleunigt wird. Auch Beschwerden oder Schmerzen und eine Schwächung der Abwehrkräfte können die Folgen sein. Thymusdrüse, Mandeln und Milz werden dabei in Mitleidenschaft gezogen, wodurch der Körper wiederum allgemein anfälliger für Krankheiten wird. In der Traditionellen Chinesischen Medizin kommt der Milz eine zentrale Rolle für die Vitalität und Energie eines Menschen zu.

Da beide Systeme eng zusammenarbeiten, gelten die Ernährungsempfehlungen aus der *ersten Säule* zur Unterstützung des Herz-Kreislauf-Systems letztlich auch für die Gesunderhaltung des Lymphsystems. Weil das Herz jedoch nicht auch der Motor des Lymphflusses ist, ist es sinnvoll, diesen zusätzlich durch geeignete Mittel von außen zu unterstützen. Hier nun einige wirkungsvolle Methoden, um Ihr Lymphsystem zu stärken, mit denen Sie zugleich die Gesundheit und Schönheit Ihrer Haut fördern.

### Gönnen Sie sich eine Massage

Massagen sind ein hervorragendes Entgiftungsmittel. Blut- und Lymphgefäße werden dabei stimuliert, Durchblutung und Lymphfluss verbessert. Nichts geht über eine professionelle Massage, aber auch die regelmäßige Selbstmassage ist sehr wohltuend.

### Praktizieren Sie Abhyanga (tibetische Ölmassage)

Diese klassische Form der Selbstmassage lässt sich auf einfache Weise in den Alltag integrieren, und Sie werden sich anschließend wie neugeboren fühlen. *Abhyanga* sorgt für eine weiche Haut und verbessert nicht nur allgemein die Hautstruktur, sondern auch den Muskeltonus. Im Ayurveda glaubt man an einen Zusammenhang zwischen Haut- und Muskelgesundheit, so dass sich über die manuelle Einwirkung auf die Haut auch die Struktur der Muskulatur verbessern lässt. Einige der tiefenwirksamen und entgiftenden Eigenschaften von Abhyanga sind eher langfristiger und nachhaltiger Art, so dass Sie nicht unbedingt sofortige Erfolge sehen. Aber schon die Massagebewegungen selbst werden Ihnen ein Gefühl der Kräftigung und Belebung vermitteln, während Sie sich der schönen Gewissheit überlassen können, dass sie in der Tiefe ihre entgiftende Wirkung tun. Wie Sie inzwischen wissen, kann alles, was die Zirkulations- und Entgiftungsprozesse im Körper unterstützt, in seinem Wert für die Bewahrung Ihrer Gesundheit und Schönheit kaum überschätzt werden – und genau darum geht es bei der Abhyanga-Massage.

Seit Jahrtausenden Teil der ayurvedischen Gesundheitslehre, ist die Abhyanga-Massage vielleicht das wichtigste Mittel zur Verzögerung des Alterungsprozesses überhaupt. Das mag übertrieben klingen; täglich angewandt wirkt sie aber nicht nur ausgleichend auf Körper und Geist, sondern hilft auch bei Erschöpfungszuständen und Schlafstörungen, verleiht Kraft und Ausdauer, verbessert den Teint sowie allgemein das Hautbild und unterstützt die Nährstoffversorgung des gesamten Organismus. Vielleicht macht es Sie stutzig, dass eine einfache Selbstmassage-Technik all diese Vorzüge haben und darüber hinaus lebensverlängernd wirken soll. Je mehr Sie jedoch über die Zirkulationsprozesse Ihres Körpers im Allgemeinen und Ihr Lymphsystem im Besonderen lernen, desto mehr wird Ihnen die Wahrheit dieser Aussage aufgehen, und Sie werden die Abhyanga-Massage als den Jungbrunnen, der sie wahrlich ist, immer mehr zu schätzen wissen.

Doch wenden wir uns zunächst der Haut, diesem wichtigen Ausscheidungsorgan und größten Sinnesorgan des Körpers zu. Sie nimmt nicht allein eine große Menge an Informationen aus der Umwelt auf, sondern steht über Tausende von Nervenverbindungen mit dem gesamten Körper in Verbindung. Aus diesem Grund glaubt man im Ayurveda, dass die Berührung der Haut einen großen Einfluss auf das Nervensystem hat, während sich dessen Zustand wiederum auf das endokrine System und das Immunsystem auswirkt. Ein gestörtes Nervensystem kann zu ängstlicher Unruhe und Besorgnis, zu Energieabfall sowie einer gestörten Verdauung führen und den gesamten Alterungsprozess erheblich beschleunigen, was sich unter anderem in vermehrter und tieferer Faltenbildung zeigt.

Nicht anders als chemische Schadstoffe im Körper sammeln sich auch mentale Schadstoffe in Form von Stress im Geist an. Täglich ausgeübtes Abhyanga kann helfen, diese Belastungen wieder abzubauen. Über die manuelle Stimulation der Haut – so heißt es im Ayurveda – bringen Sie sich in den gegenwärtigen Augenblick zurück und verringern überschüssige *Vata*-Energie, also ein Vorherrschen des Luft-Elementes, durch das Sie sich unstet, ängstlich und haltlos fühlen können. Mit anderen Worten: Über die Konzentration auf den Berührungssinn kommt der überaktive und rastlose Geist zur Ruhe, während die Massage zugleich erholsam und erfrischend auf den Körper wirkt.

Laut der ayurvedischen Lehre verhindert die Abhyanga-Massage eine Ansammlung von *Ama,* von Giftstoffen im Körper. Sie festigt das Gewebe, stärkt die Muskulatur, schmiert die Gelenke und stabilisiert so den gesamten Bewegungsapparat. Wenn Sie im Anschluss an die Massage warm duschen oder Sport treiben, fördern Sie damit das Einziehen des Öls in die Haut, was einen zusätzlichen Nähreffekt für das Kollagen und Elastin in Haut- und Bindegewebe hat. Die Aufnahme des Öls über die Haut regt zudem den Abtransport von Abfall- und Giftstoffen an, während es zugleich die Blutgefäße gesund hält.

Was die Auswahl des Öls betrifft, so empfiehlt sich das als wärmend geltende Sesamöl im Winter, während Kokosöl mit seinen kühlenden Eigenschaften besonders für die Anwendung während der Sommermonate geeignet ist. Oder probieren Sie spezielle ayurvedische Kräuteröle aus, die Sie entweder bei einem guten Fachhändler vor Ort oder online kaufen können. Sie können sich auch Ihr eigenes Öl zubereiten. In jedem Fall sollten Sie darauf achten, dass die Öle aus biologischer Erzeugung stammen, nicht raffiniert und kaltgepresst sind.

Die beste Tageszeit für Ihre Abhyanga-Massage ist der Morgen. Giftstoffe, die sich über Nacht im Körper angesammelt haben, werden auf diese Weise besser ausgeleitet, und Sie gehen anschließend gereinigt und erfrischt in den Tag. Um ein Ausrutschen zu verhindern, ist es besser, die Massage im Sitzen vorzunehmen, entweder auf dem Boden im Badezimmer oder auf einem Stuhl neben Badewanne oder Dusche. Stellen Sie Ihr Ölfläschchen zunächst für einige Minuten in ein warmes Wasserbad. Verteilen Sie dann etwas von dem erwärmten Öl in den Händen und massieren Sie den ganzen Körper etwa fünf bis zehn Minuten lang, indem Sie mit Handteller und Fingern einen gewissen Druck gegen das Gewebe ausüben. Auf empfindlicheren Zonen wie Oberkörper, Brustbereich, Herzgegend und Unterleib sollten Sie den Druck entsprechend zurücknehmen. Beginnen Sie beim Massieren des Bauches auf der rechten unteren Seite, führen Sie dann eine Kreisbewegung nach oben aus, die quer über den Bauch bis zur linken Seite Ihres Unterbauches führt. Auf diese Weise unterstützen Sie den natürlichen Weg der Darmpassage. Lassen Sie sich für diese kreisende Bewegung ruhig ein wenig Zeit.

Nehmen Sie als Nächstes noch etwas mehr Öl in die Hände, um damit Fußsohlen, Handteller und die Basis der Fingernägel zu massieren, Stellen also, an denen sich besonders viele Nervenenden befinden. Auch Gesicht, Ohren und Hals werden liebevoll bedacht, wobei Sie sich, wenn Sie naturreines Bioöl verwenden, keine Sorgen um Hautirritationen zu machen brauchen. (Sollten Sie jedoch sehr fettige Haut haben oder dennoch Hautausschläge fürchten, können Sie das Gesicht auch auslassen.) An Tagen, an denen Sie sich die Haare waschen (was je nach Haartyp wahrscheinlich ein- bis fünfmal in der Woche der Fall sein wird), sollten Sie auch Ihre ganze Kopfhaut massieren. Führen Sie auf gerundeten Körperteilen wie Kopf und Füßen kreisende Bewegungen aus, auf den Gliedmaßen hingegen gerade, langgezogene. Konzentrieren Sie sich, wenn Sie nur wenig Zeit für die Massage haben, auf Füße und Kopfhaut. Laut der Lehre des Ayurveda sind dies die Körperbereiche, die der stimulierenden Berührung durch die Hände am meisten bedürfen.

Vergewissern Sie sich am Ende der Massage, dass Sie das Öl überall gut in die Haut einmassiert haben, vor allem an den Füßen. Wenn Sie mit öligen Fußsohlen losmarschieren oder in die Dusche steigen, kann das zu schlimmen Stürzen führen! Anfänglich werden Sie dazu neigen, zu viel

### Ein kleines Schönheitswunder: Sesamöl

Aus gutem Grund ist Kokosöl heutzutage äußerst beliebt. Aber auch Sesamöl ist ein hervorragendes, feuchtigkeitsspendendes und dabei nicht fettendes Öl. Keine Angst, Sie werden danach nicht wie die chinesische Imbissbude an der Ecke riechen. Und die in der asiatischen Schnellküche verwendeten Fette sind auch nicht das, was wir wollen, sondern naturreines, kaltgepresstes Sesamöl. Es riecht angenehm mild und zieht leicht in die Haut ein. Wenn es einen sehr aromatischen und kräftigen Geruch hat, handelt es sich wahrscheinlich um geröstetes Sesamöl. Kaltgepresstes, ungeröstetes Sesamöl dagegen wirkt rückfettend und vitalisierend, unterstützt gesunden Haarwuchs und ist für Haut wie Kopfhaut gleichermaßen gut geeignet. Bewahren Sie es im Kühlschrank auf und entnehmen Sie lediglich die entsprechende Menge für Ihren täglichen Bedarf.

Mit seinem Gehalt an E- und B-Vitaminen, Aminosäuren und Mineralstoffen wie Magnesium, Kalzium und Phosphor ist Sesamöl sehr nährstoffreich. Es sorgt für weiche Haut und weiches Haar, wirkt feuchtigkeitsspendend und -bewahrend. Sesamöl dringt tief in die Haut ein und unterstützt sie in der Selbstheilung, insbesondere in Verbindung mit Wärmeeinwirkung (wie zum Beispiel mit einer warmen Dusche nach der Abhyanga-Massage). Geschädigtes Haar wird von Grund aus revitalisiert. Darüber hinaus schützt Sesamöl die Haut wirksam vor Schadstoffen aus der Luft.

Öl zu nehmen, aber mit der Zeit lernen Sie, die richtige Menge abzuschätzen. Reiben Sie sich im Anschluss an die Massage mit einem frischen Badetuch gut ab. Anschließend können Sie sich entweder Ihrem Gymnastikprogramm zuwenden oder warm duschen. Die durch die Bewegung oder das warme Wasser erzeugte Wärme lässt das Öl noch besser in die Haut einziehen. Das stärkt das Bindegewebe und sorgt für eine geschmeidige, gesunde und schöne Haut. Beim Duschen sollten Sie Seife nur im Intimbereich und unter den Armen verwenden. Intensives Einseifen trocknet nicht nur Ihre Haut aus, sondern verringert auch die antibakterielle und reinigende Wirkung des Massageöls. Falls Ihre Haut sich dennoch zu ölig anfühlt, können Sie eine milde Naturseife verwenden, aber bitte möglichst sparsam. Nach dem Abtrocknen verbleibt auf der Haut ein feuchtigkeitsspendender und schützender Ölfilm, der darüber hinaus den ganzen Tag hindurch Ihre Muskulatur warm hält.

### Trockenbürstenmassage

Ähnlich wie Abhyanga ist die Bürstenmassage eine hervorragende Anwendung zur Verbesserung der Zirkulation und Verjüngung der Haut. Sie können sie auch mit der Abhyanga-Massage kombinieren, indem Sie sich einige Minuten lang abbürsten, bevor Sie zur Handmassage mit Öl übergehen. Dadurch wird die positive Wirkung der Abhyanga-Massage sogar noch verstärkt.

Nicht ohne Grund ist das Trockenbürsten eine in der ganzen Welt bekannte Form der Massage, sei es in Japan oder Schweden, denn abgesehen vom Peelingeffekt hat die manuelle Stimulation der Haut sehr positive Wirkungen auf den gesamten Organismus. Von Nervenzellen dicht durchzogen, ist die Haut zugleich unser größtes Empfindungsorgan. Die Bürstenmassage stimuliert die Nervenenden in der Haut, was ein sehr angenehmes Gefühl ist. (Anfänglich kann es sich ein wenig »kratzbürstig« anfühlen, aber Sie werden sich anschließend wunderbar belebt und behaglich fühlen.) Durch das Bürsten werden abgestorbene Hautzellen entfernt und verstopfte Poren gereinigt, so dass Abfall- und Schadstoffe effektiver über die Haut ausgeschieden werden. Auch die Entschlackung über das Lymphsystem wird angeregt, und die stärkere Durchblutung der Haut sorgt zusätzlich für einen besseren Abtransport von Stoffwechselprodukten. All das macht die Trockenbürstenmassage zu einem hervorragenden Mittel, um die Entgiftung des Körpers zu unterstützen.

Ähnlich einer leichten Massage hilft das Trockenbürsten nicht nur gegen Stress, sondern wirkt außerdem entstauend. Wie bei einer Lymphdrainage wird die Funktion der Lymphknoten und Lymphbahnen angeregt, und zusammen mit überschüssigen Wasseransammlungen werden Giftstoffe aus dem Körper geschwemmt. Die Nierenfunktion wird verbessert und der ganze Organismus durchgespült. Nicht zuletzt sorgt die Trockenbürstenmassage für eine frischere und straffere Haut. Probieren Sie es einfach einmal aus!

Für die Trockenbürstenmassage benötigen Sie nicht mehr als zwei oder drei Minuten (an die Sie idealerweise die Abhyanga-Massage anschließen) und eine Massagebürste mit Naturborsten und langem Stiel, die Sie für unter zwanzig Euro im Internet oder im Gesundheitsfachgeschäft bekommen. Beginnen Sie bei den Füßen und bürsten Sie in langgezogenen Bewegungen stets in Richtung Herz. Verfahren Sie genauso mit Beinen, Armen, Brust, Rücken, Po und Bauch. Lassen Sie dabei das Gesicht und andere empfindliche Zonen aus. Besondere Vorsicht ist bei Krampfadern geboten – wobei sich leichtes Bürsten auf oberflächliche Besenreiser durchaus günstig auswirken kann. Wenden Sie beim Bürsten einen spürbaren, aber nicht zu festen Druck an. Nach der Bürstenmassage sollte Ihre Haut rosig sein, aber auf keinen Fall gerötet oder gereizt. Gehen Sie dann entweder zur Abhyanga-Massage über oder tragen Sie eine natürliche Feuchtigkeitslotion beziehungsweise ein Hautpflegeöl auf, beispielsweise Sheabutter, Kokosöl oder Sesamöl. Da die Trockenbürstenmassage die abgestorbenen Hautzellen der obersten Hautschicht entfernt, können die Öle nun besser in die Haut einziehen und sie effektiver mit Feuchtigkeit versorgen.

**Seetang-Detox- und Schönheitsmaske**
Seetang, eine Meeresalge, ist reich an Mineralstoffen und Vitaminen. Als Bestandteil von Gesichtsmasken wirkt Seetang gegen unreine Haut, verbessert deren Nährstoffversorgung und sorgt damit für einen schöneren Teint.

2 Esslöffel Seetangpulver
½ Tasse Aloe-vera-Gel
2 Teelöffel gefiltertes Wasser

Vermengen Sie Seetangpulver und Aloe-vera-Gel in einer kleinen Schüssel. Gießen Sie unter Rühren langsam das Wasser hinzu, bis eine feste Paste entsteht. Tragen Sie die Maske auf Gesicht und Hals auf und spülen Sie sie nach 15 bis 20 Minuten gründlich ab.

### Springen Sie auf einem Trampolin

Diese Form der Bewegung ist besonders geeignet, um den Lymphfluss anzukurbeln, da die Schwerkraftimpulse des rhythmischen Auf und Ab zusätzlich Lymphe durch die Klappen der Lymphgefäße drücken.

### Gehen Sie spazieren oder wandern

Abgesehen von all den anderen Vorzügen der Bewegung in freier Natur bringt Spazierengehen oder Wandern auch Ihr Lymphsystem in Schwung und verbessert ganz allgemein die Zirkulation.

### Machen Sie eine Saft-Fastenkur

Besonders im Frühjahr empfiehlt sich eine reinigende Fastenkur mit Obst- oder Gemüsesäften. Richtig vorbereitet und durchgeführt, hilft sie, den ganzen Organismus zu entgiften und zu entschlacken, und unterstützt das Lymphsystem beim Abtransport von Abfall- und Schadstoffen. Wenn Sie sich für das Saftfasten interessieren, finden Sie im Buchhandel oder im Internet eine ganze Reihe von Veröffentlichungen zum Thema.

### Tragen Sie lockere Kleidung

Eng anliegende Kleidung behindert die natürlichen Zirkulationsvorgänge im Körper. Entledigen Sie sich also – wenigstens zeitweise – Ihrer engen Jeans und ziehen Sie sich etwas Luftigeres an, zum Beispiel einen weiten Rock. Das ist nicht nur bequemer, sondern auch gesünder. Ihr Lymphsystem wird es Ihnen danken, wenn Sie ihm auf diese Weise öfter die Entgiftungsarbeit erleichtern – und lässt Sie dafür eine umso bessere Figur machen, wenn es dann doch einmal das »kleine Schwarze« sein soll.

### Machen Sie zu Hause eine Kneipp-Kur

Auch in verschiedenen Kulturen des Ostens gelten Wechselbäder als kräftigend, weil sie die Durchblutung und andere Zirkulationsprozesse im ganzen Körper fördern. Wenn Sie schon einmal in einem traditionellen koreanischen Badehaus waren, dann kennen Sie die nebeneinanderliegenden Becken mit heißem und kaltem Wasser. Sie können diese Wirkung auch auf einfache Weise zu Hause erzielen, indem Sie sich abwechselnd warm und kalt abduschen. Beginnen Sie mit einer warmen Dusche von einigen Minuten und duschen Sie dann für zwei Minuten so kalt wie möglich oder wie Sie es gerade noch aushalten. Fahren Sie mit diesem Wechsel fort und beenden Sie ihn mit einer kalten Dusche. Sie werden sich anschließend belebt und erfrischt fühlen. Ihre Haut ist wohlig durchwärmt, und Ihr Haar erhält – falls Sie es in die Wechseldusche einbeziehen – einen seidigen Glanz. Es gibt kaum eine bessere Art, den Tag zu beginnen!

### Nervenberuhigendes Massageöl

Neroliöl ist ein ätherisches Öl, das sich in Studien als angstlösend und schlaffördernd erwiesen hat. Für unser Rezept ist es daher besonders gut geeignet. Abgesehen von seiner beruhigenden und stabilisierenden Wirkung besitzt es ein sehr angenehmes süßlich-würziges Aroma. Jojobaöl ist eine sehr gute Basis für die meisten ätherischen Öle, da es leicht in die Haut einzieht, zudem ist es reich an Vitamin E.

Verrühren Sie 40 Tropfen ätherisches Neroliöl mit ½ Tasse Jojobaöl und verwenden Sie diese Ölmixtur zu einer beruhigenden Abhyanga, einer kleineren Hand- oder Fußmassage am Abend – oder wann immer Sie es nötig haben, zur Ruhe zu kommen.

# Umstellung 8:
# Kümmern Sie sich um
# Ihr spezielles Hautproblem

Bis hierher haben wir Ihnen schon eine ganze Reihe pflanzlicher Stoffe in Lebensmitteln und Kosmetika vorgestellt, die Ihrer Haut generell Frische und Vitalität verleihen. In diesem Abschnitt geht es nun um verbreitete Hautprobleme und darum, auf welche speziellen Wirkstoffe diese besonders gut ansprechen. Wir geben Ihnen Tipps, wie Sie die unterschiedlichsten Hautprobleme in den Griff bekommen können, und stellen Ihnen Rezepte für entsprechende Gesichtsmasken vor.

## Akne

Akne ist eine sehr häufige Hauterkrankung, die sich durch Blutverunreinigungen verschlimmern kann, die über die Haut nach außen treten und dort dann für Irritationen sorgen. Hier einige besonders gut geeignete Maßnahmen, um diese Belastungen des Blutes zu reduzieren und somit für ein klares, reines Hautbild zu sorgen:

- Reduzieren Sie generell den Fettanteil in Ihrer Ernährung und meiden Sie insbesondere schwere, fettreiche Speisen. Ein Zuviel an Fett kann den Feuchtigkeitshaushalt aus dem Gleichgewicht bringen und die Poren der Haut verstopfen.
- Würzen Sie mit Kreuzkümmel, Kurkuma und Ingwer. Das bringt Ihre Verdauung in Schwung und reinigt das Blut.
- Verzichten Sie auf Milchprodukte, da sie laut verschiedenen Studien zur Entstehung von Akne beitragen.
- Nehmen Sie ein gutes probiotisches Nahrungsergänzungsmittel (siehe *Umstellung 2*).

Darüber hinaus gibt es einige gute Hautpflegemittel, die gegen Akne wirksam sind.

### Reinigende Gesichtsmaske

Die Bentonit-Tonerde in dieser Maske hilft bei unreiner und fettiger Haut, während der rohe Honig antibakteriell und antiseptisch wirkt.

1 Esslöffel Wasser
1 Teelöffel roher Bio-Honig
1–1½ Teelöffel Bentonit-Tonerde

Vermischen Sie zunächst Wasser und Honig und rühren Sie dann die Tonerde unter, bis Sie eine breiige Paste erhalten. Tragen Sie die Paste auf das Gesicht auf und vermeiden Sie dabei den Kontakt mit den Augen. Spülen Sie die Maske nach etwa 20 Minuten gründlich ab. Wenden Sie diese Maske bei problematischer Haut ein- bis zweimal in der Woche an.

### Gesichtswasser zur Vorbeugung gegen Akne

Cranberrys und Oregano haben bei äußerlicher Anwendung adstringierende Wirkung, reinigen die Haut und normalisieren deren Fetthaushalt.

2 bis 3 Esslöffel gefiltertes Wasser (bei getrockneten Cranberrys etwas mehr)
1 Esslöffel getrockneter Oregano
½ Tasse Cranberrys (frisch oder getrocknet)

Bringen Sie das Wasser in einem kleinen Topf zum Sieden, geben Sie den Oregano hinzu und rühren Sie kurz um. Stellen Sie die Herdplatte ab, schließen Sie den Topf und lassen Sie den Oreganotee 15 Minuten ziehen. Gießen Sie ihn anschließend durch ein Sieb ab. Pürieren Sie die Cranberrys mit dem Mixer (getrocknete Cranberrys zusammen mit ein paar Esslöffeln gefiltertem Wasser) und pressen Sie das Püree anschließend durch ein Passiertuch. Vermengen Sie Oreganotee und Cranberrypüree. Tunken Sie ein Tuch in die Flüssigkeit und legen Sie es sich auf das Gesicht. (Vielleicht fällt es Ihnen leichter, während der Anwendung still zu sitzen oder zu liegen, wenn Sie dabei entspannende Musik hören.) Spülen Sie nach 15 Minuten Ihr Gesicht mit warmem Wasser ab.

### Teebaumöl

Mit seinen antibakteriellen und beruhigenden Eigenschaften ist es eine gute Alternative zu Benzoylperoxid, das zur Austrocknung und Reizung der Haut führen kann.

### Tonerde

Besonders als Bestandteil von Gesichtsmasken ist Tonerde gut geeignet, da sie die Haut beruhigt und zur Normalisierung der Talgproduktion beiträgt (siehe *Umstellung 6*).

### Alpha-Hydroxysäuren (AHAs)

Sie unterstützen das Abstoßen abgestorbener Hautzellen, verhindern ein Verstopfen der Poren und sorgen für eine weichere Haut (Näheres dazu in *Umstellung 6*).


## Tränensäcke

Dunkle Augenringe oder Tränensäcke können auf mangelhaften Abfluss von Gewebsflüssigkeit hinweisen. Daher ist es wichtig, für eine gute Zirkulation im Körper zu sorgen und Ansammlungen von Gewebsflüssigkeit vorzubeugen.

Auch die Ernährung spielt eine Rolle: Nehmen Sie nicht zu viel Natrium zu sich und achten Sie auf einen ausgewogenen Elektrolytanteil in der Nahrung. (Elektrolyte sind essentielle Mineralstoffe, die verschiedene wichtige Körperfunktionen beeinflussen, unter anderem auch den Flüssigkeitshaushalt.) Tränensäcke können aber auch ein Anzeichen dafür sein, dass sich aufgrund einer trägen Verdauung und überlasteter Nebennieren Abfallstoffe im Körper angesammelt haben. Reichlich Zitronensaft hilft, den Organismus zu entschlacken und den Körper mit Vitamin C zu versorgen.

Bevor wir auf spezielle Hautpflegemittel für die Augenpartie zu sprechen kommen, hier ein paar allgemeinere Tipps zur Vermeidung beziehungsweise Verringerung von Tränensäcken:

- Sorgen Sie für ausreichend Erholung und Schlaf, besonders während der Menstruation. Schlafmangel lässt die Augenringe noch ausgeprägter erscheinen.
- Meiden Sie Koffein und Alkohol oder schränken Sie den Konsum zumindest so weit wie möglich ein. Kaffee und Alkohol entziehen dem Körper Mineralstoffe und belasten die Nebennieren, was wiederum die Bildung von Tränensäcken und Augenringen begünstigt.
- Meiden Sie gegrillte und geräucherte Speisen, da sie oft nicht nur besonders viel Natrium enthalten, sondern auch Nitrosamine, die als krebserregend gelten.
- Kokoswasser versorgt Sie mit Elektrolyten wie Kalium und Natrium.
- Trinken Sie generell mehr Wasser. Studien der Oxford University haben gezeigt, dass das Erscheinungsbild der Haut unterhalb der Augen mit einer gesunden Nierenfunktion in Zusammenhang steht, für die eine ausreichende Zufuhr von Flüssigkeit die beste Voraussetzung ist.
- Vergessen Sie in Ihrem Glowing-Green-Smoothie (Rezept in *Umstellung 2*) nicht die Banane. Bananen enthalten viel Vitamin B und Kalium, sorgen damit für eine weiche Haut und beugen Schwellungen im Gesicht vor.
- Ersetzen Sie raffinierten Zucker durch Stevia und Kokosblütenzucker. Anders als Haushaltszucker belasten diese natürlichen Süßungsmittel weder Ihre Nebennieren noch fördern sie Entzündungsprozesse, die ebenfalls zu Augenringen und geschwollenem Gesicht führen können.
- Nehmen Sie spätabends keine stark natriumhaltigen Lebensmittel wie Sojasauce mehr zu sich, da sie über Nacht dehydrierend wirken. Das kann dazu führen, dass Sie mit ausgeprägten Tränensäcken aufwachen.

Wenden wir uns nun den Inhaltsstoffen in Hautpflegemitteln zu, die gut gegen Tränensäcke helfen.

### Peptide
Achten Sie darauf, dass die Zutatenliste Ihres Kosmetikprodukts Peptide aufweist. Sie unterstützen das Kollagen und Elastin im Hautgewebe, wodurch es straff bleibt und weniger zu Schwellungen neigt.

## Coenzym Q$_{10}$

Äußerlich angewandt kann es dazu beitragen, dass dem Hautgewebe mehr Adenosintriphosphat (ATP) zur Verfügung steht. ATP liefert die Energie für alle Zellfunktionen und ist damit auch die Voraussetzung für eine optimale Hautregeneration.

---

**Abendliche Kur gegen Tränensäcke**

Mandelmilch ist besonders reich an Vitamin E und gilt als entzündungshemmend, während das ebenfalls entzündungshemmende Rosenwasser die Haut beruhigt, sie glatt und geschmeidig macht.

1 Esslöffel Rosenwasser
1 Esslöffel kalte Mandelmilch

Vermischen Sie beide Zutaten miteinander. Tunken Sie einen Waschlappen in die Lotion und legen Sie ihn sich abends für zehn Minuten auf die Augen, während Sie dabei im Liegen entspannen.

---

## Cellulite

Cellulite ist nicht bloß eine Veränderung des Unterhautfettgewebes – sie kann auch mit einem Kollagenschwund sowie einer Anreicherung der Fettzellen mit Schwermetallen und Giftstoffen einhergehen. Viele Frauen denken, dass Cellulite eine Erscheinung ist, mit der sie leben müssen, und tatsächlich entwickelt fast jede Frau mehr oder weniger ausgeprägt die typischen Symptome. Dennoch gibt es einiges, was Sie gegen das Auftreten der »Orangenhaut« unternehmen können. Hier einige der wirksamsten Methoden:

- Die wärmenden Strahlen der Infrarotsauna erreichen auch das Unterhautfettgewebe und regen so den Abbau eingelagerter Schwermetalle an, die zur Ausdehnung von Fettzellen führen können.

- Führen Sie an den betroffenen Partien regelmäßig eine Trockenbürstenmassage durch (siehe weiter oben), um den stockenden Lymphfluss anzuregen.
- Kochen Sie ausschließlich mit Kokosöl. Verwenden Sie zum Kochen
  keine Pflanzenöle, die leicht ranzig werden. Ranziges Öl kann für den
  Körper eine große Belastung darstellen, zur Einlagerung von Schadstoffen in den Fettzellen führen und auf diese Weise die Cellulite verstärken.

Für die Wirksamkeit von Anti-Cellulite-Cremes gibt es wenige oder keine wissenschaftlichen Belege. Wenn Sie als Ergänzung zu anderen Maßnahmen dennoch einen Versuch damit machen wollen, kommen Präparate in Frage, die Vitamin A und Koffein enthalten.

### Vitamin A

Vitamin A stärkt erwiesenermaßen die Zellstruktur der obersten Hautschicht und kann so die Ausprägung der typischen Cellulite-Dellen verringern. Seien Sie sich jedoch bewusst, dass Vitamin-A-haltige Kosmetika, wie in *Umstellung 6* erläutert, gewisse Gesundheitsrisiken mit sich
bringen. Vor und während der Schwangerschaft sollten Sie in jedem Fall
auf deren Gebrauch verzichten.

### Koffein

Äußerlich angewandt kann Koffein die Hautdurchblutung verbessern
und angeblich zu einem strafferen Hautbild bei Cellulite führen.

## Trockene Haut

Trockene Haut ist ein verbreitetes kosmetisches Problem, das häufig auf
unausgewogene Ernährung und Umweltbelastungen zurückzuführen
ist. Hier einige der besten Mittel, um die Haut ausreichend mit Feuchtigkeit zu versorgen:

## Enzym-Gesichts- und Cellulitemaske

Ananas hat eine ausgeprägt entgiftende Wirkung und enthält Bromelain, ein eiweißspaltendes Enzym, das abgestorbene Hautzellen und Verunreinigungen aus der oberen Hautschicht löst. Darüber hinaus ist Ananas reich an Vitamin C und besitzt entzündungshemmende Eigenschaften. Papaya enthält Papain, ein natürliches Enzym, das ebenfalls beim Abschilfern abgestorbener Hautzellen hilft, und ist reich an Beta-Carotin und Vitamin C.

Versuchen Sie die Maske auf den von Cellulite betroffenen Zonen. Enzyme, Beta-Carotin und Vitamin C versorgen das Kollagen in Haut- und Bindegewebe und können auf diese Weise zur Reduktion der Cellulite beitragen. Die Maske ist aber auch sehr gut für Ihren Teint. Beachten Sie allerdings, dass die starken Enzyme der frischen Ananas auf der Haut »kribbeln« können. Wenn Sie also empfindliche Haut haben, sollten Sie unser Rezept zuvor auf einem sehr kleinen Hautbereich testen, um sicherzugehen, dass es nicht zu Hautreizungen kommt.

¼ Tasse frisch geschnittene Ananas*
¼ Tasse frisch geschnittene Papaya*
1 Teelöffel kaltgepresstes Olivenöl
1 Teelöffel Pfeilwurzmehl (Marantastärke) bzw. etwas mehr

Geben Sie Ananas, Papaya und Olivenöl in den Mixer und pürieren Sie die Zutaten kurz und nicht zu fein. Achten Sie darauf, dass sich die Püriermasse nicht zu stark erwärmt. (Da es sich nur um eine kleine Menge handelt, können Sie die Zutaten auch in einem Mörser zu einem Brei zerdrücken.) Fügen Sie Pfeilwurzmehl hinzu, bis eine festere Masse entsteht. Tragen Sie die Fruchtmaske sofort auf das Gesicht auf und spülen Sie sie nach 15 bis 20 Minuten ab.

* Damit die Maske wirksam wird, müssen die Ananas- und Papayastücke frisch aus der ganzen Frucht geschnitten sein. Vorgeschnittene oder konservierte Fruchtstücke sind nicht geeignet, da deren Enzyme denaturiert sind und zumindest ein großer Teil des Vitamin C oxidiert sein dürfte.

- Führen Sie regelmäßig die Abhyanga-Massage (siehe *Umstellung 7*) mit kaltgepressten, unraffinierten Ölen durch. Vor dem zusätzlichen Auftragen einer Feuchtigkeitscreme sollten Sie dann aber duschen.
- Essen Sie nicht zu viel trockenes Salzgebäck wie Cracker, Brezeln oder Salzstangen.
- Nehmen Sie ein pflanzliches DHA/EPA-Omega-3-Präparat.
- Verzichten Sie nicht vollkommen auf Fett, sondern nehmen Sie leichtverdauliche, gesunde Fette in Form von Avocados, Kokosöl und Chia-Samen zu sich.
- Essen Sie viel süßes und saftiges Obst.
- Trinken Sie viel Wasser (Raumtemperatur!).
- Erwägen Sie die Anschaffung eines Luftbefeuchters, falls Ihre Wohnräume sehr trockene Luft aufweisen.
- Duschen Sie nicht zu heiß und baden Sie nicht zu lange in heißem Wasser, da es die Haut austrocknet.
- Verwenden Sie keine Hautreinigungsmittel, die zur weiteren Austrocknung der Haut führen, zum Beispiel solche, die Alkohol enthalten.

Darüber hinaus gibt es einige Inhaltsstoffe in Hautpflegeprodukten, die sich bei trockener Haut empfehlen.

### Hyaluronsäure

Sie wird vom Körper selbst produziert, findet sich aber auch als Zutat in Kosmetika. Sie bewahrt die Haut nachhaltig vor Feuchtigkeitsverlust.

### Sheabutter und Kokosbutter

Sie wirken wie ein natürlicher pflanzlicher Schutzmantel, indem sie auf der Haut einen dünnen Film bilden, der sie vor Austrocknung durch zu rasche Verdunstung von Feuchtigkeit bewahrt.

### Traubenkernöl

Ein hervorragender Feuchtigkeitsspender, der zugleich die Zellmembranen stärkt. Das Öl enthält Antioxidantien, Vitamine, Mineral- und weitere Nährstoffe. Aber nicht nur Traubenkernöl, auch viele andere natürliche Pflanzenöle eignen sich bestens zur Pflege trockener Haut, so zum Beispiel Schwarzkümmel-, Hanf-, Tamanu- oder Mandelöl.

## Hautglättungsmaske

Kokosjoghurt liefert Aminosäuren und Probiotika, Karotten sind reich an Beta-Carotin und Antioxidantien, und Avocado versorgt die Haut mit nährenden und pflegenden Ölen, Vitaminen und Lecithin. Legen Sie diese Gesichtsmaske regelmäßig – am besten einmal in der Woche – auf. Trockene Haut fühlt sich anschließend glatt und weich an. Ihre Haut wird mit der Zeit geschmeidiger, und auch Altersflecken treten weniger stark in Erscheinung.

½ Tasse Kokosjoghurt (im Biomarkt erhältlich)
Fruchtfleisch einer Avocado
3 Esslöffel roher Bio-Honig
1 Karotte aus Bio-Anbau, grob zerkleinert

Vermengen Sie alle Zutaten im Mixer, bis eine sämige Konsistenz erreicht ist. Verteilen Sie die Masse auf Gesicht und Hals. Lassen Sie die Maske für 15 bis 20 Minuten einwirken und entspannen Sie sich dabei. Spülen Sie sie anschließend gut ab.

## Rote Flecken

Laut der Lehre des Ayurveda sind rote Flecken Zeichen eines Übermaßes an *Pitta*-Feuer, das durch allergieauslösende oder entzündungsfördernde Nahrungsmittel verursacht sein kann. Versuchen Sie, ob die Symptome verschwinden, wenn Sie typische Allergene wie Milchprodukte und Gluten für zwei Wochen weglassen. Hier ein paar zusätzliche Tipps, um dem verbreiteten Hautproblem beizukommen:

### Hautberuhigende Gesichtsmaske

1 Stück Salatgurke, etwa daumenlang, geschält und entkernt
1 Teelöffel grüner Tee*, abgekühlt
1 Teelöffel Kamillentee*, abgekühlt
1 Esslöffel Aloe-vera-Gel
1 Esslöffel Pfeilwurzmehl (Marantastärke)

Vermengen Sie Gurke, grünen Tee und Kamillentee (falls das wegen der geringen Menge mit Ihrem Mixer nicht klappt, zerdrücken Sie die Gurke in einem Mörser und gießen Sie dabei die Teezubereitungen an). Rühren Sie Aloe-vera-Gel und Pfeilwurzmehl unter, bis die Masse eindickt. Stellen Sie sie für 30 Minuten in den Kühlschrank. Verteilen Sie die Maske dann gleichmäßig auf Gesicht und Hals, entspannen Sie und spülen Sie sie nach etwa 20 Minuten ab.

* vorzugsweise aus losen Blättern bzw. Blüten frisch gebrüht

- Meiden Sie stark gewürzte Speisen und scharfe Gewürze wie Chilis oder Cayennepfeffer, um Ihr inneres »Feuer« nicht weiter anzufachen.
- Nehmen Sie probiotische Nahrungsergänzungsmittel und essen Sie mehr probiotische Lebensmittel wie rohes Sauerkraut (in der Beauty-Detox-Gemeinde auch als »probiotischer und enzymreicher Salat« bekannt).
- Würzen Sie Ihre Suppen und Gemüsegerichte mit Kurkuma, das eine darmreinigende Wirkung hat.
- Trinken Sie tagsüber Kräutertees. Sie helfen dabei, die Zirkulationswege des Körpers bis in die feinen Verästelungen hinein offen und frei von Schadstoffablagerungen zu halten.
- Trinken Sie kühlendes Kokoswasser.
- Auch rohes Gemüse gilt als kühlend. Nehmen Sie in Ihren Speiseplan also reichlich Rohkost auf.

- Essen Sie süße, saftige Früchte wie Ananas und Mango, um Ihr inneres »Feuer« im Gleichgewicht zu halten.
- Meiden Sie die klassische Sauna und andere Ganzkörper-Anwendungen, bei denen das Gesicht stark erhitzt wird. Die Infrarot-Teilsauna ist dazu eine sehr gute Alternative.
- Meiden Sie Duft- und Farbstoffe sowie Säuren, die zu Hautirritationen führen.

Folgende Zutaten in Hautpflegemitteln helfen gut bei roten Hautflecken:
- Kamille und Aloe vera wirken beruhigend auf die Haut.
- Grüner Tee ist ein natürlicher Entzündungshemmer und neutralisiert freie Radikale, die das Hautgewebe schädigen und schneller altern lassen.

## Besenreiser

Für diese kleine Mitgift dürfen Sie sich bei Ihrer Großmutter bedanken. Zwar hatte die alte Dame ganz gewiss nicht im Sinn, Ihnen das Leben unnötig schwerzumachen; Tatsache ist aber, dass die Neigung zu Besenreisern weitgehend erblich bedingt ist. Normalerweise denken wir nicht viel über unsere Venen nach, es genügt uns zu wissen, dass sie da sind – bis zu dem Tag, an dem sie beginnen, sich als unliebsames bläuliches Linienmuster unter der Haut abzuzeichnen. Es gibt zwei Formen von – auch kosmetisch relevanten – Venenproblemen. Die erste Form bilden die sogenannten Krampfadern, eine Venenwandschwäche, die zu einem ernstzunehmenden Erkrankungsbild führen kann und sich anfänglich häufig nur durch ein Schweregefühl in den Beinen und andere unspezifische Symptome bemerkbar macht. In der Folge kann es zu Beschwerden und ernsten Komplikationen kommen. Dieser Hintergrund muss immer ärztlich abgeklärt werden.

Teleangiektasien oder die als Besenreiser bekannte Unterform der Varikose hingegen bilden eine sehr viel mildere Form der Venenschwäche und stellen vor allem ein kosmetisches Problem dar, sind jedoch aus medizinischer Sicht in der Regel harmlos. Wie aber kommen die unschönen blauen Hauterscheinungen zustande? Erschlaffen die Venenwände, führt das zu schadhaften Ventilklappen. Wenn diese nicht mehr richtig schließen, kann das zu einem Rückstau von Blut führen, das dann in den oberflächlichen Venen und Kapillargefäßen versackt, die sich unter dem Blutandrang weiter ausweiten. Diese Form der Venenschwäche wird durch Bewegungsmangel und unzureichende Zirkulation noch verstärkt. Auch durch Hormonersatztherapie, Schwangerschaft oder medikamentöse Schwangerschaftsverhütung bedingte Veränderungen im Hormonhaushalt können dazu beitragen. Hier einige Dinge, die Sie für die Gesundheit Ihrer Venen tun können:

- Gehen Sie zwischendurch immer wieder einmal ein paar Schritte umher, um die Zirkulation in Gang zu halten.

- Wenn Sie oft längere Zeit an einem Platz stehen, ist eine Stützstrumpfhose hilfreich. Nicht alle sind kleidsam, und vielleicht wollen Sie sie nicht unbedingt sichtbar tragen. Aber unter einem langen Rock oder einer Hose versteckt sollte sie kein Problem darstellen.

- Massieren Sie unter der Dusche die betroffenen Partien zunächst in sanften Kreisbewegungen und anschließend in geraden, aufwärts gerichteten Bahnen. Lassen Sie schmerzende Krampfadern dabei aus.

- Führen Sie eine Trockenbürstenmassage (siehe *Umstellung 7*) durch. Sie fördert die Durchblutung und unterstützt damit die Regeneration des Bindegewebes und der oberflächlichen Venen. Sie sorgt auch dafür, dass aus den Kapillargefäßen ausgesickertes Blut zusammen mit der Gewebsflüssigkeit besser abfließt. Mehrfach am Tag wiederholt, kann ein sehr sanftes Bürsten – zunächst in langsamen Kreisbewegungen, dann in geraden Bewegungen Richtung Herz – das Erscheinungsbild der Besenreiser verbessern helfen.

- Die Vitamine A, C, D und E sowie der Vitamin-B-Komplex sind allesamt wichtig für Geweberegeneration, Zirkulation und Stärkung der Venen. Sehr gute Vitaminquellen sind Karotten, Nährhefe, Pilze, Mandeln, Zitronen und Paprikaschoten.

- Meiden Sie entzündungsfördernde Pflanzenöle, die besonders nach dem Erhitzen dazu neigen, im Körper ranzig zu werden und auf diese

Weise zur Bildung freier Radikale beitragen, die wiederum Zellschäden verursachen können.

- Nehmen Sie vielmehr die richtigen »Schönheitsfette« zu sich – in Form von Avocados, Kokos- und Ölivenöl (Letzteres am besten nicht erhitzt und sparsam über Salate und andere Speisen verteilt). Sie tragen zur Stabilität der Zellwände bei.

- Essen Sie Ananas! Die Tropenfrucht enthält das eiweißspaltende Enzym Bromelain, das insgesamt die Zirkulation verbessert, indem es beim Abbau von Fibrin hilft, einem Protein, das sich an den Wänden der Blutgefäße anlagern kann.

- Besenreiser werden häufig mit Hormonersatztherapie und Antibabypille in Verbindung gebracht. Die durch diese Medikamente bedingten erhöhten Östrogenspiegel scheinen eine vorhandene Venenschwäche verstärken zu können. Wenn Sie die »Pille« nehmen, fragen Sie vielleicht Ihren Arzt, ob er Ihnen ein niedriger dosiertes Präparat verschreiben kann. Dasselbe gilt, falls Sie sich einer Hormonersatztherapie unterziehen: Eventuell können Sie zu einer geringeren Dosis mit Progesteron oder zu einer anderen Anwendungsform mit niedrigerer Dosierung, zum Beispiel einer Östrogensalbe wechseln.

- Legen Sie mehrmals am Tag die Beine hoch. Dabei kommt es weniger auf die Dauer als die Häufigkeit der Wiederholungen an. Gewöhnen Sie es sich ab, die Beine im Sitzen übereinanderzuschlagen oder zu verkreuzen. Wenn Sie am Schreibtisch arbeiten, vertreten Sie sich stündlich für ein paar Minuten die Beine. Wenn Sie bei Ihrer Arbeit für längere Zeit am selben Platz stehen, sollten Sie sich einmal pro Stunde hinsetzen und die Beine auf Hüfthöhe hochlagern.

## Regenerierende und vitalisierende Gesichtsmaske

Kichererbsenmehl ist Bestandteil einiger ayurvedischer Rezepte zur Hautpflege. Es gilt als natürliches Peelingmittel, das für eine weiche Haut sorgt, und es heißt, dass es die Zirkulation und Geweberegeneration anregt. Die nahrhafte Banane ist eine echte Schönheitsfrucht, die nicht nur einen hohen Gehalt an den Vitaminen A und B aufweist, sondern auch reich an Mineralstoffen wie Kalium ist. Versuchen Sie dieses einfache Rezept als Gesichtsmaske oder auch als Kurpackung auf den von Besenreisern betroffenen Stellen an Ihren Beinen.

¼ Tasse zerdrückte reife Banane
1 Esslöffel Bio-Kichererbsenmehl
2 Teelöffel Sesamöl (bzw. etwas mehr oder weniger, je nach Größe der Banane)

Verrühren Sie Banane, Kichererbsenmehl und Sesamöl zu einer festen Creme. Tragen Sie die Maske gleichmäßig auf Gesicht und Hals auf und entspannen Sie sich. Spülen Sie die Maske nach 15 bis 20 Minuten ab.

# Umstellung 9:
# Kräftigen Sie Ihre Haare und Nägel

Im Grunde sind alle Veränderungen, die Sie bislang in Bezug auf Ihre Ernährung und Körperpflege schon vorgenommen haben, auch Wege zu kräftigerem, schönerem Haar und festeren Fingernägeln. Nicht anders als die Haut sind auch Haare und Nägel Ausdruck der Vitalität des *ganzen* Körpers. Aber es gibt noch einiges mehr, was Sie tun können, um die Gesundheit Ihrer Haare und Nägel von innen und außen zu fördern.

## Wie Sie Ihrem Haar von außen zu gesundem Wachstum verhelfen können

Kräftiges, gesundes Haar setzt eine gute Versorgung der Haarwurzeln voraus. Fangen Sie gleich jetzt einmal damit an, Ihren Haarwurzeln etwas Gutes zu tun, indem Sie Ihre Kopfhaut ein wenig mit den Fingerspitzen massieren. Das ist ein gutes Gefühl, nicht wahr? Ihre Kopfhaut ist dicht von Nerven und Blutgefäßen durchzogen, die diese Stimulation zu schätzen wissen. Gönnen Sie Ihrer Kopfhaut also öfter mal eine kleine Massage, nicht nur beim Haarewaschen. Sie wird es Ihnen danken! Jeder Teil Ihres Körpers bedarf Ihrer Aufmerksamkeit und Zuwendung, Ihre Kopfhaut macht da keine Ausnahme. Haarpflegeprodukte sind schön und gut, aber nur was geliebt wird, blüht wahrhaft auf. Wenn Sie also schönes Haar Ihr Eigen nennen wollen, sollten Sie ihm diese Zuwendung nicht versagen, und wie überall im Leben gilt auch hier: Liebe ist nicht käuflich.

Aber auch Schwankungen im Hormonhaushalt und Veränderungen Ihrer Ernährungsgewohnheiten haben Einfluss auf Qualität und Fülle des Haares – ganz abgesehen von den vielzitierten Genen. Die Ernährungstipps aus der *ersten Säule* sind eine wichtige Voraussetzung, um mit der Zeit zu vollerem, schönerem Haar zu gelangen. Äußere, manuelle Maßnahmen tragen allerdings zusätzlich zu einem gesunden Haarwachs-

### Kleine Haarwurzelkur

Einmal wöchentlich durchgeführt, ist diese einfache Ölmassage der Kopfhaut sehr gut als nährende und regenerierende Kur für Ihr Haar geeignet. Sie lässt sich zudem leicht in Ihre Haarpflege-Routine integrieren. Mit seinen heilsamen und pflegenden Eigenschaften wirkt Lavendel, direkt in die Kopfhaut einmassiert, auch gut gegen Anspannungen und Kopfschmerzen. Olivenöl macht das Haar wunderbar weich und elastisch und beugt so Haarbruch vor.

1/3 Tasse kaltgepresstes Olivenöl
10 bis 12 Tropfen ätherisches Lavendelöl

Erwärmen Sie das Öl auf kleinster Stufe in einem kleinen Topf. Nehmen Sie den Topf von der Herdplatte und fügen Sie das Lavendelöl hinzu. Rühren Sie gut um und massieren Sie die noch warme Ölmischung in die Kopfhaut ein. Langes Haar drehen Sie zu einem Knoten und stecken es zusammen. Ziehen Sie eine Duschhaube über Ihr Haar und entspannen Sie sich für 20 oder 30 Minuten, bevor Sie sich die Haare mit Shampoo waschen.

tum bei. Es ist diese Kombination der richtigen Versorgung von innen und außen, die Ihnen zu dem gesunden und glänzenden Haar verhilft, das Sie sich schon immer gewünscht haben.

## Waschen Sie Ihr Haar weniger häufig

Wenn Sie nicht gerade sehr fettiges Haar haben, ist es nicht nötig, es jeden Tag zu waschen. Zwei, drei Haarwäschen in der Woche sind ausreichend, um es sauber zu halten, ohne dass es dabei austrocknet. Die natürliche Rückfettung braucht nämlich eine gewisse Zeit, um Ihr Haar bis in die Spitzen mit Feuchtigkeit zu versorgen.

## Massieren Sie Ihre Kopfhaut

Die Kopfhautmassage ist hervorragend geeignet, um die Haarwurzeln zu verstärktem Wachstum anzuregen, und sie lässt sich sehr gut in die tägliche Abhyanga-Massage einbeziehen (siehe *Umstellung 7*). Nehmen Sie sich also ein paar Minuten Zeit, um das Massageöl – gleich, welches Sie verwenden, ob Kokos-, Sesam- oder ein spezielles Kräuteröl – gut in die gesamte Kopfhaut einzumassieren und so den Nährstofftransport zu den Haarwurzeln zu fördern. Sie können Ihrem Massageöl speziell für die Kopfhautmassage auch ein wenig ätherisches Öl hinzufügen. Gut geeignet sind reine ätherische Öle, etwa Zitrone, Pfefferminze, Lavendel, Basilikum oder Rosmarin. Ein paar Tropfen sind ausreichend. (Wenn Sie noch keine Erfahrung mit der Verwendung ätherischer Öle haben, sollten Sie sich – ganz besonders bei empfindlicher Haut – zuvor mit Ihrem Hautarzt beraten oder es auf einer kleinen Stelle Ihrer Kopfhaut testen.)

## Verwenden Sie eine Haarbürste mit Naturborsten

Naturborsten stimulieren die Haarwurzeln und verbessern die natürliche Rückfettung jedes einzelnen Haares. Setzen Sie am Scheitel an und bürsten Sie in Bahnen über die ganze Länge Ihrer Haare. Gehen Sie bei verfilzten Stellen sanft vor und werden Sie nicht rabiat. Es ist schließlich keine Rodungsaktion, und Sie wollen Ihrem Haar etwas Gutes tun. Seien Sie also geduldig und bürsten Sie Strähne für Strähne gleichmäßig und vorsichtig durch.

## Tiefenreinigung

Ebenso wichtig ist es, Ihre Kopfhaut hin und wieder gründlich von Schmutz- und Fettrückständen zu befreien, die die Haarfollikel verstopfen können. Verwenden Sie dazu regelmäßig ein Reinigungsshampoo auf der Basis natürlicher Inhaltsstoffe oder versuchen Sie eine Apfelessig-Spülung. Apfelessig ist sehr gut geeignet, um Rückstände aus hartem Wasser, Talgreste und Wachsreste aus Haarpflegeprodukten zu entfernen. Träufeln Sie den Apfelessig in der Dusche auf die feuchte Kopfhaut, massieren Sie ihn einige Minuten lang ein und spülen Sie anschließend gründlich nach. Waschen und pflegen Sie anschließend Ihre Haare wie gewohnt. Zwar ist der Apfelessig schnell ausgespült; da Ihre Kopfhaut jedoch auch einiges davon aufnimmt, lohnt es sich, Bio-Apfelessig zu verwenden.

Auch zu einem normalen pH-Wert, der für das Erscheinungsbild und die Gesundheit Ihres Haares von Bedeutung ist, kann Apfelessig beitragen. Haare bestehen im Wesentlichen aus Keratin, einem Faserprotein. Ist der pH-Wert Ihres Haares ausgeglichen, bildet die Cuticula, die äußere Schuppenschicht des Haarschaftes, eine glatte und geschlossene Oberfläche, die dem Haar seidigen Glanz und lockeren Fall verleiht. Ist der pH-Wert aber durch ständige Hitzeeinwirkung und chemische Prozeduren gestört, wirkt das Haar schnell glanzlos und stumpf, es wird spröde und bricht leicht. Wenden Sie die im Anschluss beschriebene Spülung (je nach Haartyp) alle sechs bis acht Wochen an oder auch zwischendurch, wenn Sie das Gefühl haben, dass eine gründliche Reinigung nottut. Übertreiben Sie es aber nicht, sonst trocknet sie Ihr Haar aus.

**Haarspülung zum Ausgleich des pH-Wertes**
Apfelessig ist hervorragend geeignet, um den pH-Wert des Haares auszugleichen und Rückstände von Haarpflegeprodukten zu entfernen. Rosmarinöl stimuliert die Kopfhaut und regt das Haarwachstum an.

1 Tasse Apfelessig
15 Tropfen Rosmarinöl
¾ Tasse warmes Wasser

Vermischen Sie alle Zutaten. Legen Sie den Kopf zurück und gießen Sie sich die Flüssigkeit langsam über das feuchte Haar. Achten Sie darauf, dass sie nicht über das Gesicht läuft und in die Augen gerät. Massieren Sie sie anschließend ein wenig ein und spülen Sie nach.

## Die besten Inhaltsstoffe in Haarpflegemitteln

Auch bei Shampoos und Haarspülungen reicht es nicht aus, sich von den hübschen Aufmachungen der Produkte und den Werbeversprechen der Hersteller leiten zu lassen. Natürlich müssen die Haarpflegemittel, für die Sie sich entscheiden, Ihrem individuellen Haartyp entsprechen.

Dennoch gibt es einige Inhaltsstoffe, die für alle Haartypen gleichermaßen gut geeignet sind. Entsprechende Produkte finden Sie in Reformhäusern und Bioläden, sie sind zunehmend aber auch in Supermärkten
und Apotheken erhältlich.

### Sheabutter

Sie wirkt als ein natürlicher »Weichmacher«, indem sie das einzelne Haar
mit einem dünnen Film umgibt, der es vor Austrocknung bewahrt und
geschmeidig hält.

### Kokosöl

Auch Kokosöl macht das Haar weich und geschmeidig, bewahrt die
Feuchtigkeit und sorgt für einen gesunden Glanz.

### Aloe-vera-Gel

Aloe vera wirkt beruhigend auf Kopfhaut und Haarwurzeln. Außerdem
enthält die Pflanze ein Enzym, dem man nachsagt, dass es die Haarwurzeln anregt und ein gesundes Haarwachstum fördert.

### Pflanzliches Glyzerin

Glyzerin ist ein natürlicher Feuchtigkeitsspender, der die Eigenschaft hat,
Wasser an sich zu binden, und damit das Haar vor dem Austrocknen und
Stumpfwerden bewahrt.

### Jojoba

Auch Jojobaöl ist hervorragend zur Haarpflege geeignet. Es schützt beschädigte Haarspitzen und reguliert den Rückfettungsprozess. So verleiht
es dem Haar Glanz, ohne es fettig erscheinen zu lassen.

### Rizinusöl

Auch Rizinusöl ist ein Feuchtigkeitsspender mit antimykotischer Wirkung, der zu besserem Haarwachstum beiträgt.

## Ceramide

Ceramide reparieren beschädigtes Haar, indem sie brüchige Proteinfasern miteinander »verkleben«. Sie kräftigen die Haarstruktur und glätten sprödes und widerspenstiges Haar.

## Antioxidantien

Nicht nur im Körper sind sie von großem Wert. Antioxidantien können Ihr Haar auch von außen vor freien Radikalen schützen und sogar zum Erhalt seines natürlichen Farbtons beitragen.

## Hyaluronsäure

Sie findet normalerweise in der Hautpflege Verwendung (siehe *Umstellung 6*), bietet sich aber auch zur Haarpflege an, da sie das Haar ebenso wirksam vor Feuchtigkeitsverlust schützt.

## Natürliche Säuren

Nicht immer sind Säuren von Nachteil. Genauso wie Apfelessig können auch andere natürliche Säuren die Kopfhaut von Rückständen reinigen und zum natürlichen pH-Wert des Haares beitragen. Shampoo-Zusätze wie Natriumcitrat oder Zitronensäure leisten denselben Dienst in milderer Form und sind daher eher zur regelmäßigen Anwendung geeignet.

## Panthenol

Panthenol ist ein B-Provitamin, das durch Umweltgifte, freie Radikale und Sonneneinstrahlung verursachten Haarschäden entgegenwirkt. Es ist wasserlöslich, dringt ins Haar ein und ist ein sehr guter Feuchtigkeitsspender, der Ihr Haar nach einer gründlichen Reinigung vor dem Austrocknen bewahrt.

## Zink

Als essentielles Spurenelement muss Zink mit der Nahrung aufgenommen werden. Eine gute Zinkquelle sind Nüsse und Samen, insbesondere Kürbiskerne. Als Zusatz in Shampoos kann Zink die Kopfhaut beruhigen, Schuppenbildung entgegenwirken und eine übermäßige Talgproduktion normalisieren. Auf diese Weise beugt es fettigem Haar und durch verstopfte Haarwurzeln bedingtem Haarausfall vor.

**Schönheits-Tipp: Kaltes Wasser bringt Ihr Haar zum Glänzen**
Nichts gegen eine warme Dusche. Noch besser ist es freilich, sie mit einer kalten Dusche zu beenden! (In *Umstellung 7* sind wir auf die positiven Wirkungen von Wechselduschen bereits zu sprechen gekommen.) Das kalte Wasser strafft Haarfollikel und -cuticula, verleiht Ihrem Haar so mehr Glanz, und Sie fühlen sich anschließend wunderbar erfrischt!

## Inhaltsstoffe in Haarpflegemitteln, die Sie meiden sollten

Haarwurzeln sind von vielen Blutgefäßen durchzogen, die dicht unter der Kopfhaut liegen. Entsprechend schnell geraten auch die Inhaltsstoffe von Haarpflegeprodukten in den Blutkreislauf und verteilen sich so im ganzen Körper. Wenn Sie sich also aus gutem Grund für biologisch angebaute Lebensmittel entscheiden, ist es nur konsequent, ebenso bewusst auf die Zusammensetzung Ihrer Körperpflegemittel zu achten und die in vielen gängigen Haarpflegeprodukten enthaltenen giftigen Zusatzstoffe zu meiden. Es gilt, den Kontakt mit Schadstoffen so gering wie möglich zu halten und ihr Eindringen in den Körper – egal auf welchem Weg und in welcher Form – so weitgehend wie möglich zu verhindern. Leider gibt es eine Unzahl von Chemikalien, die in den verschiedenen Haarpflegeprodukten enthalten sein können, und so liegt es an Ihnen, die Augen offen zu halten und die Zutatenlisten eingehend zu studieren. Nachfolgend einige sehr gebräuchliche Inhaltsstoffe, um die Sie besser einen Bogen machen.

### Sulfate
Diese billig zu produzierenden Chemikalien, zu denen Natriumlaurylsulfat, Natriumlaurethsulfat und andere Sulfatverbindungen gehören,

werden in Shampoos, aber auch in Bodenreinigern, Handspülmitteln und Flüssigwaschmitteln zur Schaumbildung eingesetzt. Aber Hand aufs Herz: Ist es nicht gerade auch die intensive Schaumentwicklung, die für uns ein gutes Shampoo ausmacht und uns das Gefühl der gründlichen Haarreinigung gibt? Aber Sulfate sind keineswegs unbedenklich. Sie können nicht nur zu Juckreiz und Hautreizungen führen, sondern auch gravierendere Folgen für die Gesundheit haben. Aus einem Bericht des *Journal of the American College of Toxicology* geht hervor, dass Sulfate »aufgrund ihrer denaturierenden Wirkung auf Proteine die Zellmembranen schädigen« und »bereits in geringen Anwendungs-Konzentrationen sehr leicht in die Haut eindringen können«[4]. Andere Studien berichten davon, dass Sulfate über den Hautkontakt bis in Herz, Leber, Lunge und Gehirn vordringen und sich dort anreichern können. Darüber hinaus können Rückstände auf Haut und Haarfollikeln zu Schäden an den Haarwurzeln führen. Weiteren Forschungen zufolge können Sulfate auch das Immunsystem beeinträchtigen.

## Ethyl- und Isopropylalkohol (Ethanol und 2-Propanol)

Diese Alkoholarten können das Haar stark austrocknen, wodurch es spröde und brüchig wird. Andere nichtflüchtige Alkohole oder Fettalkohole wie Cetylalkohol sind dagegen unbedenklich, da sie längere Kohlenstoffketten aufweisen und mit ihrem höheren Fettanteil pflegend wirken. Achten Sie also genau auf die jeweiligen Bezeichnungen auf den Etiketten.

## Formaldehyd

Wie Sie vielleicht noch aus dem Biologieunterricht wissen, dient Formaldehyd unter anderem zur Konservierung anatomischer und biologischer Präparate. Als konservierender Zusatzstoff in Kosmetikprodukten führt es zu Hautreizungen und kann überdies allergische Reaktionen, Gelenkbeschwerden, chronische Müdigkeit und Schwindel verursachen. Darüber hinaus gilt es als wahrscheinlich krebserregend. Lassen Sie also die Finger davon und meiden Sie ebenfalls Nagellacke, die Formaldehyd enthalten.

### Imidazolidinylharnstoff, Diazolidinylharnstoff und (D)MDM-Hydantoin

Gleiches gilt auch für diese drei Stoffe, sogenannte Formaldehydabspalter, die in Kosmetika ebenfalls als Konservierungsmittel Verwendung finden. Sie setzen Formaldehyd frei, achten Sie also in der Zutatenliste darauf, ob sie dort aufgeführt sind.

### Propylenglykol (1,2-Propandiol)

Es handelt sich um ein Nebenprodukt aus der Erdölverarbeitung. Als Zusatzstoff in kosmetischen Produkten ist Propylenglykol umstritten, unter anderem werden ihm immuntoxische Wirkungen, also schädliche Auswirkungen auf das Immunsystem nachgesagt. Es kommt in verschiedenen Konzentrationen zum Einsatz, in der Industrie zum Beispiel als Kühl- und Frostschutzmittel oder auch als Lösungsmittel in Farben und Lacken. Als Zusatz in Kosmetika verbessert es die Resorption verschiedener Wirkstoffe, also deren Aufnahme durch Haut oder Haare. Möglicherweise greift es die Faserproteine an, aus denen das Haar besteht (mithin das Gegenteil von dem, was in der Haarpflege erwünscht ist), und es kann zu Reizungen und allergischen Reaktionen kommen.

### Polyethylenglykol (PEG)

In Shampoos findet es wegen seiner entfettenden Wirkung Verwendung. Allerdings kann PEG das Haar stark strapazieren, wodurch es an Widerstandskraft verliert und entsprechend anfälliger wird.

## Diethanolamin (DEA), Monoethanolamin (MEA), Triethanolamin (TEA)

Auch wenn die drei Kürzel so fröhlich wie die Namen aus einer Kindersendung klingen, sind die Substanzen, die sich dahinter verbergen, doch alles andere als harmloser Natur: Sie können den Hormonhaushalt stören, Hautreizungen hervorrufen, in Haarwurzeln vordringen und sich im Körper anreichern. Sie dienen unter anderem als »Schaumbildner« und sind über diesen Zweck hinaus Ihrem Haar nicht unbedingt förderlich. Vor die Wahl zwischen feinem Schaum und Gesundheit gestellt, sollte Ihnen die Entscheidung nicht schwerfallen. Wenn Sie also auf Ihrem Shampoo-Etikett eines dieser drei Kürzel entdecken: ab damit in die Tonne!

## Duftstoffe

An ihnen scheiden sich die Geister, da uns verständlicherweise an wohlriechendem Haar gelegen ist. »Duftstoff« ist jedoch ein Sammelbegriff, hinter dem sich Tausende unterschiedlichster, zum großen Teil synthetischer Inhaltsstoffe verbergen können, von denen viele giftig sind. Wenn auf der Zutatenliste lediglich »Duftstoffe« oder »Aromastoffe« angegeben ist, wissen Sie natürlich nicht, was tatsächlich in Ihrem Shampoo oder Ihrer Haarspülung steckt, und riskieren unter Umständen Kopfschmerzen, Schwindel, Ausschläge oder verschiedene allergische Reaktionen. Untersuchungen entsprechender Aromazusätze haben in jedem Produkt durchschnittlich vierzehn versteckte Substanzen nachweisen können, darunter auch solche, die mit Störungen des Hormonhaushalts und Spermienschäden in Verbindung gebracht werden. Auch das zentrale Nervensystem kann in Mitleidenschaft gezogen werden, was sich durch Stimmungsschwankungen und Reizbarkeit bemerkbar macht – ein hoher Preis für den angenehmen Shampoo-Duft! Halten Sie sich lieber an Produkte mit ätherischen Ölen, die nicht nur wohlduftend, sondern auch ungiftig sind.

## Ölziehen für schöne Zähne und gesundes Zahnfleisch

Eine Maßnahme zur Förderung eines gesunden Mundraumes, die sich gut in die Morgenroutine einbeziehen lässt, ist das Ölziehen, bei dem Sie Sesamöl oder ein anderes Öl einige Minuten lang im Mund hin und her bewegen, bevor Sie es ausspucken. Auch dabei handelt es sich um eine traditionelle ayurvedische Anwendung, die insbesondere der Gesundheit der Mundhöhle, der Zähne und des Zahnfleisches zugutekommt.

Das Ölziehen bindet Giftstoffe, Parasiten und Bakterien (die besonders zahlreich in der Mundhöhle vorkommen). Zugleich werden Rachen und Nebenhöhlen von Schleim befreit. Manche glauben sogar, dass es den Nervus vagus aktiviert, der für den Austausch zwischen Gehirn und dem enterischen Nervensystem zuständig ist, das die Verdauungsvorgänge steuert. Die Stimulation des Nervus vagus soll überdies entzündungshemmende Prozesse im Verdauungstrakt in Gang setzen.

Das Ölziehen ist sehr einfach durchzuführen:

1. Erwärmen Sie 1 bis 2 Teelöffel reines, kaltgepresstes Sesamöl (zum Beispiel indem Sie diese Menge in ein kleines Gefäß abfüllen, das Sie anschließend kurz in ein heißes Wasserbad stellen).
2. Bewegen Sie das warme Öl für zwei bis sechs Minuten kräftig in der ganzen Mundhöhle hin und her und ziehen Sie es durch die Zwischenräume der Zähne. Lassen Sie es nicht in den Rachen fließen und widerstehen Sie dem Impuls, damit zu gurgeln! Auch wenn die Empfehlung manchmal lautet, das Ölziehen sehr viel länger durchzuführen, ist dies laut der traditionellen Lehre des Ayurveda nicht erforderlich. Spucken Sie das Öl anschließend in den Mülleimer aus.

Zusätzlich zum Ölziehen gibt es im Ayurveda ein weiteres Morgenritual: Dazu werden 2 bis 3 Teelöffel schwarzer Sesam ein bis drei Minuten lang gekaut, wobei man ihn überall zwischen den Zahnreihen hin und her bewegt. Zum Schluss spuckt man aus. Das Sesamkauen soll die Zähne glätten, stärken und remineralisieren, Verfärbungen entfernen und das Zahnfleisch gesund erhalten. Schwarzer Sesam enthält besonders viel Kalzium, außerdem Phosphor, Eisen und Magnesium.

# Natürliche Nagelpflege

Auch Hände und Fingernägel sind Ausdruck Ihrer natürlichen Schönheit und bedürfen besonderer Pflege, da sie tagtäglich großen Belastungen ausgesetzt sind wie heißem oder kaltem Wasser, aggressiven Seifen, Spül- und Reinigungsmitteln.

**Schönheits-Tipp: Nagelaufhellung**
Probieren Sie zur Aufhellung gelblicher Fingernägel Weißweinessig.

Ihre Nägel bestehen zum größten Teil aus Keratin, einem Faserprotein. Für gesunde, feste Nägel ist daher eine optimale Ernährung und gute Nährstoffversorgung von größter Wichtigkeit. Aber auch von außen können Sie einiges für die Gesundheit Ihrer Nägel tun:

- Anstatt die Nagelhaut zurückzuschneiden, tauchen Sie Ihre Fingernägel lieber in warmes Wasser, um die Nagelhäute aufzuweichen, und schieben Sie sie dann vorsichtig zurück. Schneiden Sie abgestorbene, überstehende Haut nur dann ab, wenn es nicht anders geht.
- Achten Sie bei Ihrem Nagellack darauf, dass er frei vom »giftigen Trio« ist: Dibutylphthalat (DBP), Toluen (Toluol) und Formaldehyd – Stoffe, die sich negativ auf Entwicklungsprozesse und Fortpflanzungsfähigkeit auswirken, Schwindel verursachen, in den Hormonhaushalt eingreifen und krebserregend sein können. Als »3-free« gekennzeichnete Produkte kommen ohne diese drei Substanzen aus. Es gibt inzwischen sogar vegane Nagellacke, darunter einige auf Wasserbasis, die bis zu »10-free« sind und weder Lösungsmittel noch andere Giftstoffe enthalten.
- Nagellackentferner sollten Sie nicht zu häufig verwenden, da sie das Nagelbett austrocknen können, wodurch die Nägel brüchiger werden. Achten Sie beim Kauf auf acetonfreie Produkte.
- Meiden Sie schnelltrocknende Nagellacke, die stark acetonhaltig sind und damit Ihre Nägel austrocknen.

- Verwenden Sie beim Geschirrspülen Gummihandschuhe und meiden Sie generell den Kontakt mit heißem Wasser.
- Setzen Sie Ihre Hände nicht direkt der kalten Luft aus. Gehen Sie daher in der kalten Jahreszeit nicht ohne Handschuhe aus dem Haus und nicht, ohne zuvor Ihre Hände einzucremen.
- Massieren Sie Ihre Fingernägel und Nagelhäutchen häufig mit feuchtigkeitsspendendem Mandel-, Jojoba- oder Kokosöl.

### Kleine Hand- und Nagelkur

Walnüsse sind reich an Omega-3-Fettsäuren, und das Walnussmehl hilft beim Entfernen abgestorbener Zellen, wodurch die Haut Feuchtigkeit und Nährstoffe besser aufnehmen kann. Die Kombination aus Rizinus- und Avocadoöl erhöht die Elastizität Ihrer Fingernägel, sie brechen nicht so leicht ab und reißen weniger schnell ein. Honig pflegt die Haut und macht sie weich, darüber hinaus hat er antibakterielle und antiseptische Eigenschaften.

¼ Tasse geschälte Walnüsse
1 Esslöffel Rizinusöl
1 Esslöffel kaltgepresstes Avocadoöl
1 Teelöffel roher Bio-Honig

Vermahlen Sie die Walnüsse grob in einem Mörser. Vermengen Sie das Walnussmehl mit den Ölen und dem Honig zu einer festen Paste. Reiben Sie Hände, Fingernägel und Nagelhäute kräftig, aber nicht gewaltsam mit der Paste ab. Spülen Sie anschließend mit warmem Wasser nach. Den größten Erfolg erzielen Sie mit dieser Kur, wenn Sie sie ein- bis zweimal pro Woche durchführen.

# Dritte Säule:
# Optimaler Schönheitsschlaf

Sicher ist Ihnen der Ausdruck *Schönheitsschlaf* geläufig, auch wenn Sie vielleicht nicht so genau zu sagen wissen, warum gesunder Schlaf eigentlich so wichtig für die Schönheit ist und auf welche Weise er sich fördern lässt. In dieser Säule gehen wir ausführlich auf die konkreten Zusammenhänge zwischen Schlaf und Schönheit ein und zeigen Ihnen, wie Sie die Nachtruhe für Ihre Schönheit nutzen können. »Optimaler Schönheitsschlaf« in diesem Sinne bedeutet nichts anderes, als das Optimum an Schlafquantität und -qualität zu verwirklichen, um Ihren Körper bestmöglich darin zu unterstützen, sein ganzes Schönheitspotenzial zu entfalten.

Aber auch wenn uns bewusst ist, wie wichtig guter Schlaf ist, heißt das noch lange nicht, dass wir keine unbewussten Strategien auf Lager hätten, um uns darum zu bringen. Viele Menschen finden nicht ins Bett, weil der Tag für sie stets zu wenige Stunden hat und daher auch der späte Abend noch für allerlei Aktivitäten herhalten muss: noch schnell die Küche aufräumen, einen Arbeitsrückstand aufholen, nach E-Mails sehen, eine Online-Bestellung aufgeben oder eine letzte Fernsehsendung anschauen – zu tun bleibt immer etwas. Und so wird es immer später, bis wir uns endlich aufraffen, den Tag zu beschließen. Und das andere Ende der Nachtruhe ist oft nicht weniger beschnitten: Allzu früh klingelt der Wecker, weil es gilt, die Kinder zu versorgen, einem Fitnessprogramm zu folgen oder rechtzeitig bei der Arbeit zu erscheinen.

Wie es um Ihre Schlafgewohnheiten auch bestellt sein mag: Wenn Sie zu Ihrem optimalen Schönheitsschlaf finden wollen, müssen Sie anfangen, Prioritäten zu setzen. In diesem Abschnitt zeigen wir, wie ein gesunder Schlafrhythmus Ihnen nicht nur dabei hilft, Ihr Gewicht zu reduzieren oder zu halten, sondern auch Stoffwechsel, Immunabwehr und Geweberegeneration (einschließlich des Hautgewebes) zu verbessern, Krankheiten vorzubeugen und den Alterungsprozess zu verlangsamen.

Wir geben Ihnen Tipps und stellen Ihnen wirksame Methoden für besseren Schlaf vor und verbinden damit die Hoffnung, dass es Ihnen gelingt, auch zum Schlaf eine grundlegend neue Einstellung zu gewinnen.

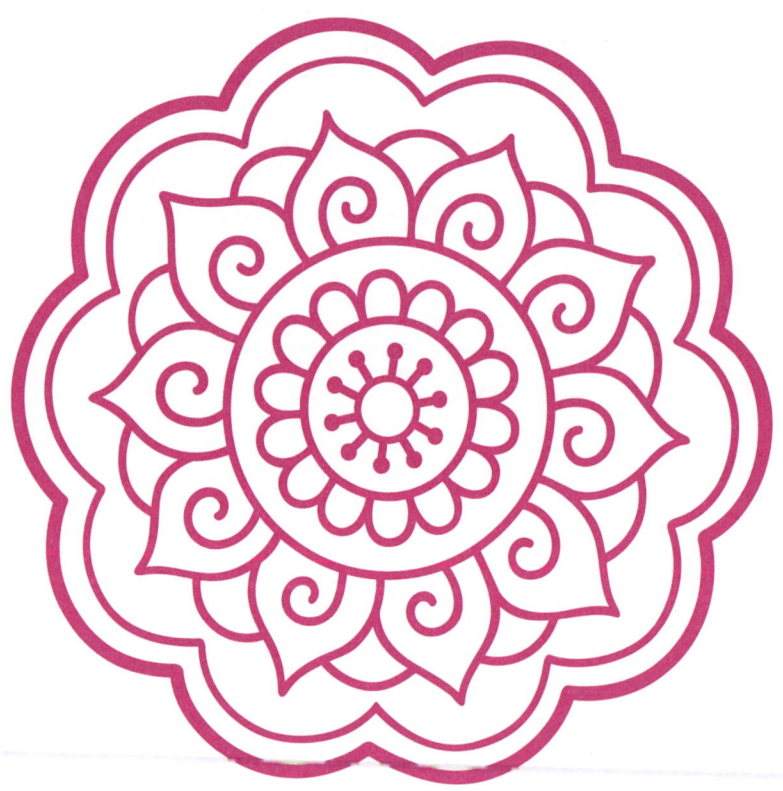

# Umstellung 10:
# Machen Sie sich den Zusammenhang zwischen Schlaf, Schönheit und Wohlbefinden bewusst

## Wie viel Schlaf brauchen Sie wirklich?

Wie man es auch dreht und wendet: Tatsache ist, dass die meisten Menschen zu wenig Schlaf bekommen. Erwachsene benötigen im Durchschnitt sieben bis neun Stunden Schlaf. Dabei handelt es sich aber nur um eine allgemeine Empfehlung, und es ist durchaus möglich, dass je nach Konstitution das individuelle Schlafbedürfnis größer ist. Doch auch diese empfohlene Schlafdauer wird von den meisten Menschen nicht erreicht, und entgegen der weitverbreiteten Meinung kommt nur ein geringer Teil der Bevölkerung über einen längeren Zeitraum mit weniger als sieben Stunden Schlaf aus. Ein gesunder Schlaf zeichnet sich zudem dadurch aus, dass er ungestört ist und nicht immer wieder von Wachphasen unterbrochen. Aus einer entsprechenden Befragung geht hervor, dass mindestens dreißig Prozent der amerikanischen Bevölkerung zu wenig schlafen, mithin weniger als sechs Stunden am Tag.

Da klingt es wie Ironie, wenn in letzter Zeit häufig von den Gefahren übermäßigen Schlafens die Rede ist. Aus einer im Jahr 2002 wiederaufgetauchten Studie geht hervor, dass die Lebenserwartung bei einer Schlafdauer von 6,5 bis 7,4 Stunden höher ist als bei einer Schlafdauer von weniger als vier und mehr als acht Stunden. Bevor man daraus nun schließt, dass mehr als acht Stunden Schlaf »schlecht« seien, muss man wissen, dass die Studie mit Krebspatienten durchgeführt wurde. Da davon auszugehen ist, dass Krebspatienten einen von der Allgemeinbevölkerung abweichenden Schlafbedarf haben, sind diese Resultate natürlich interpretationsbedürftig. Demnach kann der überdurchschnittlich geringe beziehungsweise hohe Schlafbedarf auch Folge der Erkrankung und muss nicht zwangsläufig *Ursache* der geringeren Lebenserwartung sein. Dieses Beispiel zeigt einmal mehr, wie wichtig es ist, die Bedingungen, unter denen solche Studien zustande kommen, genauer zu betrachten, bevor man aus ihnen weitreichende Schlüsse zieht, die mehr oder weniger die ganze Lebensweise betreffen.

Inzwischen gehen immer mehr Forscher davon aus, dass es so etwas wie übermäßigen Schlaf nicht gibt. Die Schlafforscherin Sigrid Veasey von der University of Pennsylvania bringt es so auf den Punkt: »Wir können gar nicht ›zu viel‹ schlafen. Wer ausgeschlafen hat, wacht auf.«

Aber damit nicht genug. Wissenschaftler der Stanford University haben die Auswirkungen der Schlafdauer bei Studenten untersucht, denen aufgrund ihrer sportlichen Aktivitäten nur wenige Stunden Schlaf verblieben. Dazu führten sie ein Experiment mit Mitgliedern der Universitäts-Basketballmannschaft durch, die über einen Zeitraum von fünf bis sieben Wochen statt der gewohnten durchschnittlich sechs Stunden zehn Stunden täglich schlafen sollten. Anschließend zeigte sich, dass sich nicht nur Tempo und Treffsicherheit beim Basketballspiel merklich gesteigert, sondern auch das körperliche, geistige und seelische Wohlbefinden der Studenten verbessert hatten. Da verwundert es nicht, wenn viele Spitzensportler angeben, bis zu zehn oder zwölf Stunden täglich zu schlafen.

Jetzt sagen Sie vielleicht: So weit, so gut – aber was hat all das mit Schönheit zu tun? Um Spitzenleistungen zu erbringen, müssen Sportler ihrem Körper ausgiebige Ruhe- und Regenerationsphasen gönnen, damit er bei den Wettkämpfen in einer optimalen Verfassung ist. Dasselbe Prinzip gilt aber letztlich für alle Körperfunktionen, die nur, wenn Sie ihnen ausreichend Zeit zur Erholung und Regeneration lassen, optimal ablaufen können. Und das wirkt sich unmittelbar ebenso auf die Schönheit aus. Ein Artikel zum Thema, der auf der Webseite der Harvard Medical School veröffentlicht wurde, führt aus, dass die meisten regenerativen Funktionen »wie Muskelwachstum, Gewebeheilung, Proteinsynthese und die Ausschüttung von Wachstumshormonen überwiegend, wenn nicht ausschließlich im Schlaf ablaufen«.[1]

Um das für Sie individuell richtige Schlafmaß herauszufinden, gibt es keinen anderen Weg, als sich auf die Signale Ihres Körpers zu verlassen.

Vielleicht brauchen Sie acht, vielleicht neun, vielleicht auch zehn Stunden Schlaf. Das kann von Person zu Person ganz unterschiedlich sein. Vielleicht fragen Sie sich, woher in aller Welt Sie denn die Zeit für mehr Schlaf nehmen sollen. Oft ist es aber doch möglich, wenn man auf abendliche Aktivitäten, die nicht unbedingt sein müssen, verzichtet und einfach früher zu Bett geht. Dazu zählt vor allem das Fernsehen, mit dem die meisten Menschen auf vollkommen unproduktive Art sehr viel Zeit zubringen. Vielleicht klingt es für Sie wie ein radikaler Schritt, ganz ohne Fernsehen auszukommen. Möglicherweise fällt Ihnen dieser Schritt aber auch viel leichter, als Sie denken, und bringt Ihnen zudem einen erheblichen Zuwachs an Lebensqualität. Und wenn Sie erst einmal erkannt haben, wie sehr sich der Schlaf auf Ihre Schönheit und Ihr generelles Wohlbefinden auswirkt, werden Sie wahrscheinlich ganz von selbst das Bedürfnis entwickeln, hier neue Prioritäten zu setzen.

## Die Folgen unzureichenden Schlafs

Permanenter Schlafmangel kann weitreichende Konsequenzen haben, von denen wir einige die wichtigsten nennen wollen.

### Beschleunigter Alterungsprozess

Falls Ihnen noch ein wissenschaftlicher Beleg dafür fehlt, dass der Begriff »Schönheitsschlaf« mehr als eine Metapher darstellt – hier ist er: Eine im Jahr 2005 veröffentlichte Studie zum Thema Schlaf und Hautalterung ergab, dass bei jenen Probanden, deren Schlafqualität als »gut« bezeichnet wurde, die normale Hautalterung insgesamt weniger fortgeschritten war als bei jenen, die »schlecht« schliefen. Außerdem wies die natürliche Schutzbarriere ihrer Haut eine um dreißig Prozent bessere Regenerationsfähigkeit auf.

Ein anderes klinisches Experiment, das am University Hospitals Case Medical Center in Cleveland durchgeführt wurde, ergab einen unmittelbaren Zusammenhang zwischen schlechtem Schlaf und beschleunigtem Alterungsprozess, und zwar insbesondere der Haut. Die Wissenschaftler untersuchten die Auswirkungen von Schlafmangel an sechzig Frauen im Alter zwischen dreißig und neunundvierzig Jahren, die zwei Gruppen zugeordnet wurden, je nachdem, ob ihre Schlafqualität als »gut« oder »schlecht« zu bewerten war. Bewertungskriterien waren Dauer und generelle Erholsamkeit des Schlafs. Die Probandinnen in der Gruppe der schlechten Schläferinnen wiesen doppelt so viele Alterungsmerkmale auf wie die Probandinnen in der Kontrollgruppe, und zwar in Form von Fältchen sowie ungleichmäßiger Pigmentierung, zunehmender Erschlaffung und nachlassender Elastizität der Haut. Auch die Regenerationsfähigkeit der Haut bei Verletzungen und anderen Stressfaktoren wie UV-Licht erwies sich in dieser Gruppe als vermindert. Das zeigt jedenfalls, dass bei der Frage der Hautalterung die UV-Belastung nicht das *alleinige* Kriterium darstellt. Weitere Faktoren wie die Schlafqualität spielen bei der Hautregeneration offenbar ebenfalls eine wichtige Rolle.

Auch eine an der Stockholmer Universität durchgeführte Studie zu den Folgen von Schlafentzug ergab, dass Schlafmangel mit einer Zunahme an sichtbaren Altersspuren einhergeht. Dazu zählten hängende Augenlider, dunkle Augenringe, geschwollene Augen, Falten und Fältchen sowie herabhängende Mundwinkel mit sogenannten »Marionettenfalten«. Und was könnten wir uns weniger wünschen, als in der Beschreibung der eigenen Gesichtszüge dem Wort *hängend* zu begegnen!

## Gewichtszunahme

Im Allgemeinen bringen Menschen, die schlecht schlafen, auch mehr auf die Waage. Eine andere Studie des University Hospitals Case Medical Center in Cleveland ergab, dass Menschen, die schlecht schlafen, fast doppelt so häufig übergewichtig sind wie Menschen mit gutem Schlaf. Während von den Probanden mit guter Schlafqualität 23 Prozent übergewichtig waren, lag der Anteil unter denjenigen mit schlechter Schlafqualität bei 44 Prozent. Die »Wisconsin Sleep Cohort Study«, eine Längsschnittstudie zu den Ursachen und Folgen von Schlafstörungen, zeigt, dass proportional mit der Abnahme der Schlafdauer der Body Mass Index (BMI) ansteigt. Auch dieses Resultat lässt berechtigten Zweifel an der allzu stark vereinfachenden Ansicht aufkommen, unser Körpergewicht sei allein eine Frage der Bilanz von Kalorienzufuhr und -verbrauch.

Eine Studie hatte zum Ergebnis, dass bei Frauen, die nur fünf Stunden oder weniger täglich schliefen, die Wahrscheinlichkeit, übergewichtig zu werden, um 15 Prozent höher lag als bei Frauen, die es auf sieben Stunden Nachtschlaf brachten. Über die gesamte Studienlaufzeit von sechzehn Jahren hatten die Frauen mit wenig Schlaf ein um 30 Prozent höheres Risiko, über diesen Zeitraum mehr als 25 Pfund zuzunehmen.

Nun fragen Sie sich vielleicht, *wie* denn nun Schlaf und Gewicht genau zusammenhängen. Die Antwort lautet, dass Schlafmangel hemmenden Einfluss auf die Ausschüttung von Hormonen hat, die als Appetitzügler fungieren, was nichts anderes bedeutet, als dass schlechter Schlaf hungrig macht. Eine Studie untersuchte den Zusammenhang zwischen Schlaf und einem Hormon namens Leptin, das das Hungerempfinden hemmt, und fand eine Entsprechung zwischen Schlafqualität und der Höhe des Leptinspiegels. Fazit: Je mehr wir schlafen, desto zuverlässiger stellt sich das Sättigungsgefühl ein.

Auch ein Forscherteam der Stanford University School of Medicine konnte diesen Zusammenhang zwischen Schlafdauer, Körpergewicht, Stoffwechsel und der Ausschüttung bestimmter Hormone bestätigen. Sie stellten fest, dass Schlafmangel sowohl den Leptinspiegel senken als auch den Ghrelinspiegel erhöhen kann. Während Leptin, wie gesagt, ein appetitzügelndes Hormon ist, wirkt Ghrelin umgekehrt appetitanregend. Mit anderen Worten: Je weniger wir schlafen, desto hungriger gehen wir durch den Tag.

Laut der Harvard School of Public Health sind beim Schlafmangel noch weitere Faktoren beteiligt, die für die Gewichtszunahme verantwortlich sind. So nehmen manche Menschen, wenn sie schlecht schlafen, möglicherweise auch deshalb zu, weil sie zu erschöpft sind, um Sport zu treiben. Vielleicht haben sie durch den Schlafmangel aber auch einfach mehr Zeit und Gelegenheit zum Essen. Wir alle kennen Zeiten, in denen wir anfälliger für Heißhungerattacken sind. Und gerade bei Schlafmangel, wenn wir übermüdet und emotional instabiler sind, pflegen sie sich besonders leicht einzustellen. Das bestätigt auch ein Ergebnis aus der

Neurobiologie: Eine weitere Studie zum Zusammenhang von Schlafentzug und Essverhalten fand heraus, dass die Amygdala, eine Kernregion des Gehirns, die bei emotionalen Reaktionen und Entscheidungsprozessen eine wesentliche Rolle spielt, bei Schlafmangel verstärkt aktiv ist.

Offenbar werden auch hier die Weichen schon früh gestellt: Eine neuere Studie ergab, dass Schlafmangel in der frühen Kindheit ein lebenslang bestehendes Risiko für Übergewicht mit sich bringen kann. Die Studie zeigte auch, dass ein zusätzlicher Mittagsschlaf die Neigung zum Übergewicht nicht verringert und in dieser Hinsicht keinen Ersatz für fehlenden Nachtschlaf darstellt. Wenn Sie also Kinder im Vorschulalter haben und beim Thema Schlafenszeit öfter ein Machtwort sprechen müssen, dürfen Sie sich zugutehalten, der Gesundheit Ihrer Kinder damit einen Dienst zu erweisen, von dem sie ihr Leben lang profitieren werden.

## Gestörter Hormonhaushalt

Hormone sind biochemische Botenstoffe, die von verschiedenen Organen und Drüsen gebildet werden und im Körper wichtige Signalfunktionen erfüllen. Sie sind maßgeblich an der Steuerung von Regenerationsprozessen beteiligt und haben damit großen Einfluss auf Ihr Aussehen und Wohlbefinden. Ein gut funktionierender Hormonhaushalt ist also entscheidend dafür, dass Ihre Schönheit ungehindert zum Ausdruck kommen kann. Hormone sind wie Schlüssel, die zu ganz bestimmten Zellen wie zu Schlössern passen. Wird ein Zellenschloss auf diese Weise von einem Hormonschlüssel geöffnet, werden unterschiedliche Signale in der Zelle wirksam, zum Beispiel sich zu teilen, Proteine oder Enzyme zu produzieren oder andere wichtige Aufgaben zu erfüllen, zu denen auch die Ausschüttung anderer Hormone gehört. In diesen hormonalen Steuerungsprozessen ist eine erstaunliche biologische Intelligenz am Werk. Manche Hormone sind wie Generalschlüssel, die zu vielen verschiedenen Arten von Zellen passen, aber in jeder Zellenart jeweils andere Prozesse in Gang setzen. Zum Beispiel kann ein und dasselbe Hormon eine Zellenart zu einer bestimmten Aktivität anregen, während es einer anderen Zellenart das Signal zur Passivität erteilt. Noch verwickelter wird das Ganze dadurch, dass Zellen während ihres Lebenszyklus auf spezifische Hormonsignale in unterschiedlicher Weise reagieren können.

Zum Glück erfüllt unser Körper all diese komplizierten Aufgaben ganz ohne unser Zutun. Umso wichtiger ist es, dass wir unserem Hormonhaushalt die optimalen Voraussetzungen bieten, um reibungslos funktionieren zu können. Die Hormonproduktion unterliegt im Tagesverlauf und auch im Lauf des Lebens gewissen Schwankungen. Während einige dieser Schwankungen vollkommen natürlich sind, gibt es andere, die es zu vermeiden gilt, da sie auf chronischem Schlafmangel beruhen.

Wie oben schon ausgeführt, sind die negativen Auswirkungen mangelnden Schlafs auf den Hormonhaushalt durch Studien gut belegt. Schlafmangel beeinflusst aber nicht nur solche Hormone, die das Hunger- und Sättigungsgefühl regulieren, sondern führt auch zu einem erhöhten Cortisolspiegel, der die Hautzellen schädigen und zu verschiedenen Hautproblemen führen kann. Cortisol ist ein Stresshormon, das sich vorzugsweise in der Bauchregion konzentriert und insbesondere dort zu einer Gewichtszunahme führt, indem es die Bauchfettzellen dazu anregt, Energie in Form von Fett zu speichern.

Ein weiteres Hormon, dessen Bildung eng mit dem Schlafrhythmus im Zusammenhang steht, ist Somatropin, ein Wachstumshormon. Es ist zugleich ein wichtiges Schönheitshormon, da es für die Gesundheit, Festigkeit und Elastizität der Haut sorgt, womit es auch der Faltenbildung entgegenwirkt. Auch beim Muskelaufbau und bei der Geweberegeneration ist es beteiligt. Da Somatropin vor allem während des Schlafs gebildet wird, kann schlechter Schlaf zu einem Somatropinmangel und damit zu einem weniger jugendlich straffen Haut- und Muskeltonus führen.

## Geschwächtes Immunsystem

Es gibt eine zunehmende Zahl an Forschungen, die einen engen Zusammenhang zwischen Schlafqualität und Immunsystem aufzeigen und Belege dafür liefern, dass unzureichender Schlaf die Abwehrkräfte herabsetzt. Während des Schlafs findet offenbar ein erhöhter Zustrom von T-Lymphozyten aus dem Knochenmark in die Lymphknoten statt, wo sie bestimmte Immunfunktionen erfüllen. T-Lymphozyten sind ein wesentlicher Teil des Immunsystems und tragen so maßgeblich zu Wohlbefinden und Vitalität bei, und je ungehinderter sie ihren Platz im Lymphsystem einnehmen, desto besser für uns und unsere Gesundheit. Wenn aber ein großer Teil der Bevölkerung an chronischem Schlafmangel zu leiden scheint, würde das bedeuten, dass Abwehrschwäche heute das Ausmaß einer Volkskrankheit annimmt, und im Umkehrschluss, dass ausreichender Schlaf ungeahnte positive Auswirkungen auf die Volksgesundheit haben könnte! Nicht zuletzt ließen sich auf diese Weise die explodierenden Kosten im Gesundheitswesen drastisch senken. Aber wie so oft gilt auch hier, dass jeder bei sich selbst anfangen muss.

Zu erkranken ist nicht nur lästig und unangenehm, es kann auch den Alterungsprozess vorantreiben. Unter anderem wird diskutiert, inwiefern eine Erkrankung und selbst eine banale Erkältung freie Radikale im Körper freisetzen kann. Demzufolge produziert das Immunsystem im Kampf gegen Viren und Bakterien gezielt freie Radikale, die aber genauso körpereigene Zellen schädigen und so für die sichtbaren Spuren des Alterns sorgen. Positiv formuliert bedeutet das: Mit der Hilfe von ausreichendem Schlaf möglichst selten krank zu werden ist ein weiterer wichtiger Trumpf in Ihrem Anti-Aging-Repertoire.

### Mangelhafte Entgiftung

Schlaf gibt Ihrem Körper die nötige Ruhe, um lebenswichtige Funktionen erfüllen zu können. Zu ihnen gehören auch eine optimale Entgiftung und der zügige Abtransport von Stoffwechselabfallprodukten. Und wie Sie bereits wissen, hängt auch Ihre Schönheit nicht zuletzt von einer möglichst vollständigen Entgiftung und Selbstreinigung des Körpers ab.

### Leistungsabfall

Es ist kein Geheimnis, dass ausreichender Schlaf die Leistungsfähigkeit und geistige Präsenz fördert. Ausgeschlafen fahren wir nicht nur besser Auto, sondern haben auch ein besser funktionierendes Gedächtnis. Schlafmangel dagegen mindert in praktisch allen Lebensbereichen unsere Leistungsfähigkeit. Wenn wir bei der Arbeit nicht vollkommen wach und auf der Höhe sind, in unseren kreativen Projekten nicht vorankommen, beim

Spiel mit den Kindern nicht wirklich da oder beim Sport müde und abgeschlagen sind, ist das frustrierend und schränkt uns in unserer Lebensqualität spürbar ein.

## Ängste und Depressionen

Auch ängstliche Unruhe kann von Schlafmangel herrühren, und erst recht kann Schlaflosigkeit, als Extremform schlechten Schlafs, zu akuten Angststörungen führen. Wenn wir dagegen regelmäßig ausreichend Schlaf bekommen und uns vollkommen ausgeruht fühlen, ist es viel leichter, uns mit einer gelassenen Präsenz unseren Aufgaben zu widmen. Gelassenheit ist die beste Voraussetzung für den Umgang mit dem Alltagsstress, und eine gelungene Stressbewältigung ist, wie gesagt, ein guter Schutz vor vorzeitiger Alterung.

Wer unter Depressionen leidet, schläft oft auch schlecht und unregelmäßig. In einigen neueren Therapieansätzen gelten Schlafstörungen daher als erstes Warnzeichen für eine bevorstehende depressive Episode. Gerade dann ganz besonders auf ausreichenden Schlaf zu achten kann dazu beitragen, einen Depressionsschub abzuwenden, bevor er uns richtig erfasst. Beugt guter Schlaf demnach Depressionen vor? Darüber herrscht kein allgemeiner Konsens, aber es kann sicher nicht schaden, einen Versuch damit zu machen.

## Schädigung des Gehirns

Wenn die Gehirnleistung nachlässt, ist das gleichbedeutend mit einer allgemeinen Einbuße an Vitalität, und Vitalität wiederum ist ein Grundzug ursprünglicher Schönheit. Die meisten Menschen denken wahrscheinlich, dass ihnen ein paar um die Ohren geschlagene Nächte nicht viel anhaben können und der verlorene Schlaf sich später nachholen lässt. Wissenschaftler der University of Pennsylvania kommen da in einer Studie zu einem ganz anderen Ergebnis. Die Leiterin der Studie, Sigrid Veasey, schreibt: »Erstmals konnte dokumentiert werden, dass Schlafmangel offenbar tatsächlich zu einem Verlust von Nervenzellen führt.«[2] Und weiter: »Bisher hat niemand ernsthaft in Erwägung gezogen, dass Schlafmangel das Gehirn irreversibel schädigen kann. Im Allgemeinen gehen wir davon aus, dass auf einen kürzeren oder längeren Schlafentzug die völlige Wiederherstellung der kognitiven Funktionen folgt. Demgegenüber ergaben verschiedene Tests mit menschlichen Probanden, dass die Aufmerksamkeitsspanne und bestimmte andere kognitive Leistungen sich auch nach drei Tagen erholsamen Schlafs nicht wieder normalisiert hatten. Ein Ergebnis, das die Frage nahelegt, ob Schlafmangel zu dauerhaften Hirnschäden führen kann.«[3] Ein besseres Argument für einen gesunden Schlafrhythmus kann es wohl kaum geben! Auch Wissenschaftler der Duke-National University of Singapore kommen zu einem ähnlichen Ergebnis: Sie stellten einen Zusammenhang zwischen Schlafmangel und einem beschleunigten Alterungsprozess des Gehirns fest.

Schlafentzug gilt als ein chronisch wirkender Stressfaktor für den gesamten Organismus. Er beeinträchtigt nicht nur Lernfähigkeit und Gedächtnisleistung, sondern spielt möglicherweise auch bei der Entstehung und dem Fortschreiten von Alzheimer eine Rolle. Um sich der eigenen Schönheit auf überzeugende Weise gewiss zu sein, ist nicht zuletzt ein wacher und beweglicher Geist eine wesentliche Voraussetzung.

All diese Beispiele aus der Forschung belegen im Grunde nur, wie der Schlaf als grundlegender biologischer Rhythmus in jeden Aspekt unseres Lebens hineinspielt. Aber keine Sorge: Mit unserer Übersicht über die zum Teil schwerwiegenden Folgen des Schlafmangels geht es uns nicht darum, Ihnen Angst einzujagen, sondern im Gegenteil die Augen dafür zu öffnen, in welchem Ausmaß Sie von einer Verbesserung Ihrer Schlafqualität profitieren können! Im nächsten Kapitel zeigen wir Ihnen daher, wie Sie sich besser auf die natürlichen Rhythmen Ihres Körpers einstimmen können, um sich schon bald eines optimalen Schönheitsschlafs zu erfreuen.

# Umstellung 11:
# Folgen Sie den natürlichen Rhythmen Ihres Körpers

## Im Einklang mit dem Stundenplan der Natur

Unserem inneren Rhythmus zu folgen bedeutet, uns mit der Kraft und Schönheit der Natur zu verbinden. Die Mächte der Natur begegnen uns nicht nur in dramatischen Gewittern und den wärmenden Strahlen der Sonne, sondern nicht minder in den im Verborgenen wirkenden Kräften der Verjüngung und Regeneration. Wir brauchen diesen Rückzug und diese Einkehr in uns selbst, brauchen tiefen, erholsamen Schlaf, um unser ganzes Potenzial an Kreativität und natürlicher Schönheit zur Geltung zu bringen.

Bei unserem revolutionären Weg zu mehr Gesundheit, Schönheit und Energie geht es letztlich darum, im Einklang mit der Weisheit der Natur zu leben. Ein gesunder Schlafrhythmus befindet sich daher so weit wie möglich in Übereinstimmung mit dem natürlichen Wechsel des Tageslichtes und seinem Wandel im Lauf des Jahres. So, wie sich aus der Rotation der Erde um die eigene Achse der Rhythmus von Tag und Nacht ergibt, so ergeben sich aus dem Winkel dieser Achse gegenüber der Sonne die Jahreszeiten mit ihren unterschiedlich langen Tagen und Nächten. Auch wenn diese astronomischen Bezüge unendlich weit von unserem durchschnittlichen Erdendasein entfernt zu sein scheinen, haben sie doch ganz realen Einfluss auf unseren Körper. Wir tragen alle wesentlichen Elemente der Natur in uns, und im Ayurveda glaubt man deshalb, dass der Mensch eine Miniaturausgabe des Universums sei, des gesamten Kosmos.

Der Tageszyklus von etwa vierundzwanzig Stunden geht mit spezifischen Veränderungen in Körper, Psyche und Verhalten lebendiger Wesen einher, einschließlich der Pflanzen und Mikroben. Diese Veränderungen beruhen auf natürlichen Vorgängen im Körper, die ihrerseits von äußeren Signalen ausgelöst werden. Das wichtigste Signal für diese zyklischen Prozesse ist der Wechsel von Licht und Dunkelheit, an dem sich die innere Uhr unseres Organismus ausrichtet. Der Wechsel von Tag und Nacht beeinflusst unseren Schlafrhythmus, die Hormonausschüttung, die Körpertemperatur und andere wichtige Körperfunktionen, während Verschiebungen dieses Rhythmus zu Schlafstörungen, Übergewicht, Diabetes und verschiedenen Formen der Depression führen können.

Für einen optimalen Schönheitsschlaf ist es wichtig, uns auch mit unseren Aktivitäten am natürlichen Tagesrhythmus zu orientieren. Wenn unsere innere Uhr mit ihm im Einklang ist, wird unser Energieniveau am Morgen ansteigen und am Abend entsprechend abfallen. Die ideale Tageszeit für ein Workout ist deshalb der frühe Morgen, wenn mit dem zunehmenden Sonnenlicht auch unser Energieniveau steigt, oder die Mittagszeit, wenn die Sonne am höchsten steht, nicht jedoch der späte Abend, wenn die untergehende Sonne dem Körper signalisiert, dass es Zeit für Rückzug und Entspannung ist. Spätabendliche Workouts können auf den Organismus zu stark stimulierend wirken und halten dann eher wach, anstatt für einen guten Schlaf zu sorgen.

Auch die elektrischen Impulse im Gehirn bilden eine Aktivitätskurve, die parallel zur tagesrhythmischen Zu- und Abnahme natürlicher Licht- und Geräuschreize verläuft. Bis hin zur mikroskopisch kleinen Zellebene hängt unsere Gesundheit davon ab, wie sehr wir im Einklang mit dem natürlichen Wechsel von Tag und Nacht sind. Das gilt selbst für grundlegende und selbstverständlich scheinende Körperfunktionen wie Blutdruck, Immunabwehr und Zellwachstum, die an den Melatoninspiegel gebunden sind, dessen rhythmische Schwankungen im Tagesverlauf ihrerseits von einem gesunden Biorhythmus abhängen (dazu gleich noch mehr). All dies macht deutlich, wie eng und untrennbar wir mit den Rhythmen der Natur zusammenhängen.

# Künstliches Licht: Segen oder Fluch?

Wenn man bedenkt, dass Thomas Edison 1879 die ersten erfolgreichen Tests mit elektrischen Glühlampen durchführte, ist man vielleicht überrascht zu sehen, dass die Menschheit angesichts ihrer langen Entwicklungsgeschichte tatsächlich noch nicht sehr lange mit künstlichen Lichtquellen lebt. Auch wenn die Elektrizität ganz offensichtlich enorme Vorteile mit sich bringt, so birgt sie doch gesundheitliche Risiken, die nicht zu vernachlässigen sind. Erst das elektrische Licht erlaubt uns, die Nacht zum Tag zu machen und uns auf diese Weise vom natürlichen Tagesrhythmus des Planeten vollständig unabhängig zu machen.

Unsere innere Uhr ist ein kompliziertes Instrument, das schätzungsweise aus zwanzigtausend Neuronen besteht. Von der Brücke – dem Pons, einer Region im Hinterhirn – gehen Schlafsignale aus, die über den Thalamus schließlich den Cortex erreichen, den Sitz des Denkens. In der Zirbeldrüse wird Melatonin produziert, ein Hormon, das den Organismus gewissermaßen über die äußeren Lichtverhältnisse informiert. Dabei beeinflusst das in die Augen einfallende Licht, wie das Gehirn diese Informationen interpretiert. Wird der inneren Uhr nun eine Abnahme von Licht signalisiert – was idealerweise am Abend der Fall ist –, sendet sie ihrerseits an das Gehirn das Signal zur verstärkten Produktion von Melatonin, wodurch sich Schläfrigkeit und Schlafverlangen einstellen.

So weit der natürliche Ablauf. Heute leben wir aber in einer Zeit, in der wir zahlreichen neuen Einflüssen ausgesetzt sind, die unseren inneren Schlafrhythmus durcheinanderbringen. Elektronische Geräte mit beleuchtetem Display wie Smartphone, Tablet, E-Book-Reader und Laptop sind unsere ständigen Begleiter geworden, die wir häufig gerade kurz vor dem Schlafengehen benutzen und nicht selten auch noch im Bett. Auf diese Weise erhält das Auge bis spät in die Nacht tageslichtähnliche Impulse. Eine Umfrage der National Sleep Foundation ergab, dass neun von zehn Amerikanern moderne Kommunikationsgeräte in den späten Abendstunden nutzen. Wie können wir erwarten, uns einen natürlichen Schlafrhythmus zu bewahren, wenn wir unser Gehirn, unseren Hormonhaushalt und unser ganzes Sein bis in die Nacht hinein diesen künstlichen Reizen aussetzen?

Die Folge davon ist, dass wir die Verbindung zu den natürlichen inneren und äußeren Rhythmen immer mehr verlieren. Diesem Verlust gilt es entgegenzuwirken. Auch wenn Ihr Alltag noch so hektisch und arbeitsreich ist, sollten Sie versuchen, Ihre Nachtruhe mehr in die Zeit zwischen Sonnenuntergang und Sonnenaufgang zu verlagern, um sich wieder mehr den universalen Rhythmen und Kräften der Natur anzunähern. Und mehr als eine *Annäherung* kann es natürlich nicht sein, denn die moderne Lebensführung scheint es unmöglich zu machen, mit dem Einbruch der Dunkelheit zu Bett zu gehen, um es mit den ersten Sonnenstrahlen wieder zu verlassen. Sehr wohl können Sie aber versuchen, eine halbe Stunde früher zu schlafen und entsprechend früher aufzustehen. Versuchen Sie auch, das Abendessen vorzuverlegen, was ebenfalls hilfreich ist, um Ihren Alltag wieder mehr mit den natürlichen Rhythmen in Einklang zu bringen.

## Yin und Yang: Wie sich der Tag auf die Nacht auswirkt

Sich dem natürlichen Tageslicht auszusetzen stellt einen wichtigen Kontrast zur Dunkelheit der Nacht dar und fördert wiederum einen gesunden Schlaf-wach-Rhythmus. Wenn Ihnen also an einer ungestörten Nachtruhe gelegen ist, müssen Sie auf der anderen Seite auch die Helligkeit des Tages zu ihrem Recht kommen lassen. Halten Sie sich also möglichst regelmäßig unter freiem Himmel auf. Nicht nur unser Schlafrhythmus ist durch künstliche Lichtquellen, die noch lange nach Sonnenuntergang auf uns einwirken, gestört. Auch unsere Wachphasen sind dadurch beeinträchtigt, dass wir uns immer weniger in natürlichen Lichtverhältnissen aufhalten. Die meisten Menschen verbringen den größten Teil des Tages in geschlossenen Räumen mit künstlicher Beleuchtung.

Serotonin ist ein Neurotransmitter, der mit zunehmendem Licht vermehrt im Gehirn ausgeschüttet wird. Serotonin beeinflusst unter anderem den Tag-Nacht-Rhythmus, das Gedächtnis und das Hungergefühl – im Wesentlichen also solche Funktionen, die in besonderer Weise an unsere inneren Rhythmen gekoppelt sind. Das für die Schlafqualität entscheidende Melatonin wird vom Körper, zumal bei einsetzender Dunkelheit, aus Serotonin gebildet. Die Menge des in der Nacht verfügbaren Melatonins hängt also davon ab, wie viel Serotonin zuvor unter dem Einfluss des Tageslichts ausgeschüttet wurde. Hier ist folglich ein perfekt aufeinander abgestimmter Wechsel von Serotonin- und Melatoninspiegel am Werk, der vollkommen dem natürlichen Rhythmus von Tag und Nacht entspricht.

## Der Einfluss der Farbe

Besonders zur Schlafenszeit ist künstliches Licht einem optimalen Schönheitsschlaf offenbar abträglich. Licht ist aber nicht gleich Licht, und der bewusste Einsatz bestimmter Farben kann offenbar hilfreich sein, um das strapazierte Nervensystem zu beruhigen. Untersuchungen zur »Farbtemperatur« und ihren Einfluss auf das Gehirn deuten darauf hin, dass die »Temperatur« des Lichts entscheidender ist als seine Helligkeit. Gelbweißes bis rotes Licht (das als Licht von »niedriger Temperatur« gilt) hat demnach weit weniger störenden Einfluss auf den Organismus und das Nervensystem als das blaue Licht am anderen Ende des Farbspektrums.

Viele elektronische Geräte emanieren blaues Licht, das auf das Gehirn stärker als andere Farben wirkt und insbesondere den Schlaf beeinträchtigt. Ein lichtempfindliches Protein namens Melanopsin, das in der Netzhaut vorkommt und eine Rolle bei der Steuerung unseres inneren Tag-Nacht-Rhythmus spielt, reagiert besonders stark auf blaues Licht in einem schmalen Frequenzbereich zwischen 460 und 480 Nanometer. Es gilt also nicht nur, das Maß an künstlichem Licht überhaupt zu reduzieren, sondern insbesondere blaues Licht, das gerade von Geräten wie Smartphones, Tablets und Computern ständig in hohem Maße ausgesendet wird. Diese Geräte kurz vor dem Schlafengehen zu benutzen kann die Schlafqualität daher maßgeblich herabsetzen.

Wissenschaftler der University of Pennsylvania School of Medicine and School of Arts and Sciences, die die biologischen Auswirkungen von blauem Licht untersuchten, konnten diesen Zusammenhang ebenfalls bestätigen.

## Elektronische Geräte vertragen sich nicht mit gutem Schlaf

Eine Umfrage ergab, dass gut die Hälfte der Smartphone-Benutzer, die insbesondere in der Stunde vor dem Zubettgehen noch SMS-Nachrichten verschicken, an Werktagen schlechter schläft. Mehr als zwei Drittel der Befragten gaben an, während dieser Zeit ebenfalls Computer oder Laptop zu benutzen. Auch von ihnen schlief die Hälfte deutlich schlechter.

Das von elektronischen Geräten ausgehende Licht hat erhebliche Auswirkungen auf den Schlaf-wach-Rhythmus. Dies wird durch mehr als dreißig Jahre Forschung an der Harvard Medical School bestätigt. Störungen des 24-Stunden-Rhythmus beeinträchtigen dabei nicht nur die Einschlafphase, sondern die gesamte Schlafqualität. Laut Charles A. Czeisler von der Harvard Medical School »hemmen künstliche Lichtquellen, die in der Zeit zwischen der Abenddämmerung und dem Zubettgehen auf uns einwirken, die Ausschüttung des schlaffördernden Hormons Melatonin, verlängern damit die Wachphase und erschweren das Einschlafen«.[4]

Und wenn Sie spätabends noch E-Mails schreiben, die mit Ihrer Arbeit oder bevorstehenden Terminen zusammenhängen, kann das zusätzlich zu Beunruhigungen führen, die dem Schlaf ebenfalls nicht gerade förderlich sind. Aber wie steht es mit einem der neuesten Phänomene im Bereich der Unterhaltungselektronik, den E-Book-Readern? Auch sie haben Einfluss auf das Gehirn und den Biorhythmus. Eine entsprechende Studie ergab, dass die Verwendung dieser Geräte am späten Abend die Einschlafzeit verlängert, den 24-Stunden-Rhythmus beeinträchtigt, die Melatoninausschüttung bremst, das Einsetzen der REM-Phase verschiebt und die Konzentrationsfähigkeit am folgenden Tag herabsetzt.

Kurz, das von diesen Geräten ausgehende Licht übt auf das Gehirn einen Reiz aus, der es glauben lässt, es sei Tag. Das Gehirn bleibt also aktiv, anstatt in den abendlichen Ruhemodus zu wechseln. Zwar sind Apps auf dem Markt, die in der Lage sind, die Anteile an blauem Licht zu reduzieren, dennoch gehen von den entsprechenden Geräten weiterhin störende Lichtreize aus. Es ist also besser, sie früh genug am Abend auszuschalten.

## Konkrete Schritte für einen gesunden Schlafrhythmus

Hier nun einige der wichtigsten Maßnahmen, um die von künstlichen Lichtquellen – insbesondere elektronischen Geräten – ausgehenden Störungen des Schlafrhythmus so gering wie möglich zu halten.

### Halten Sie sich an die »Stundenregel«

Schalten Sie Ihre elektronischen Geräte wie Handy, Tablet oder E-Book-Reader spätestens eine Stunde vor dem Schlafengehen aus.

### Aktivieren Sie den Flugmodus

Wenn Sie Ihr Smartphone nicht ganz ausschalten wollen, versetzen Sie es vor dem Zubettgehen zumindest in den Flugzeugmodus. Auf diese Weise werden Sie während der Nacht nicht von Ton- oder Lichtsignalen durch eingehende Anrufe, SMS oder E-Mails gestört. Außerdem sind Sie dann weniger der potenziell gesundheitsschädlichen elektromagnetischen Strahlung ausgesetzt, die von Handys und anderen elektronischen Geräten ausgeht.

### Greifen Sie zur Taschenlampe

Jeder muss nachts mal raus. Wenn Sie dabei aber im Badezimmer oder auf dem Weg dahin das Licht anschalten, kann die Helligkeit Ihren Schlafrhythmus unterbrechen, so dass Sie anschließend nur schwer wieder einschlafen. Lassen Sie stattdessen im Badezimmer ein kleines Orientierungslicht brennen, dessen Schein nicht in das Schlafzimmer fällt, oder legen Sie sich am Bett eine schwach leuchtende Taschenlampe bereit. Vermeiden Sie es auch, vor dem Zubettgehen viel zu trinken, um das Problem gar nicht erst entstehen zu lassen.

### Legen Sie sich einen anderen Wecker zu

Leider stellt sich bei LED-Weckern dasselbe Problem wie bei anderen elektronischen Geräten: Von ihnen geht Licht aus, das den Schlafrhythmus stört. Außerdem produzieren solche Wecker elektromagnetische Felder, die laut entsprechenden Studien zu Melatoninmangel führen können. Ersetzen Sie Ihren LED-Wecker lieber durch ein batteriebetriebenes Modell oder lassen Sie sich von Ihrem Handy wecken, das nachts allerdings im Flugmodus bleiben sollte. Lassen Sie im Schlafzimmer auch keine anderen elektronischen Geräte wie Radio oder MP3-Player während der Nacht eingeschaltet.

**Wenn sich der Schlaf nicht einstellen will**

Wenn Sie einfach nicht einschlafen können, nach einer halben Stunde immer noch wachliegen und zunehmend gereizt sind, sollten Sie lieber aufstehen und ins Wohnzimmer gehen, ein Buch oder eine Zeitschrift lesen, entspannende Musik hören oder meditieren. Auf keinen Fall aber sollten Sie etwas tun, was Ihr Nervensystem noch mehr anregt, sich also nicht etwa vor den Fernseher oder den Computer setzen. Ebenso wenig sollten Sie ständig auf die Uhr sehen, ob an der Wand oder auf dem Handy (da kommt schon wieder das blaue Licht ins Spiel!). Sich ständig über die schlaflos verstreichende Zeit Gedanken zu machen stresst Sie nur noch mehr, und das raubt Ihnen erst recht den Schlaf. Versuchen Sie also loszulassen und halten Sie sich vom Handy fern, das ohnehin im Flugmodus sein sollte und am besten so weit außerhalb Ihrer Reichweite, dass Sie nicht automatisch danach greifen.

## Lesen Sie Print-Ausgaben

Ein E-Book mag praktisch sein, wenn Sie mit öffentlichen Verkehrsmitteln unterwegs oder auf Reisen sind, aber im Bett sollten Sie dem gedruckten Buch den Vorzug geben. Diese gute alte Art des Lesens wirkt entspannend und fördert den optimalen Schönheitsschlaf.

## Gönnen Sie sich ausreichend Tageslicht

Ein erholsamer Nachtschlaf hängt auch davon ab, wie viel natürliches Licht tagsüber in die Augen fällt. Ziehen Sie also morgens gleich nach dem Aufstehen die Vorhänge beiseite und lassen Sie das Tageslicht herein. Wenn Sie aufgrund Ihres Arbeitsplatzes kaum nach draußen kommen, richten Sie es sich so ein, dass Sie täglich wenigstens einen kleinen Gang machen, und wenn es nur zum Supermarkt oder eine kleine Runde durch den Park ist. Verbringen Sie, solange das Wetter es zulässt, Ihre Mittagspause im Freien. Aber auch im Winter sollten Sie sich so viel wie möglich unter freiem Himmel aufhalten. Packen Sie sich einfach warm ein. Je mehr natürliches Licht Ihre Augen aufnehmen, desto ausgeglichener werden Sie sein und desto mehr im Einklang mit dem natürlichen Schlaf-wach-Rhythmus.

# Umstellung 12:
# Legen Sie sich
# gesunde Schlafgewohnheiten zu

## Die Bedeutung eines regelmäßigen Tagesablaufs

Wir Menschen sind Gewohnheitstiere, und es sind die täglichen Routinen, die letztlich unseren inneren Rhythmus ausmachen. Um also den Schlafrhythmus zu normalisieren, gibt es kein besseres Mittel, als sich bei all den anderen täglich wiederkehrenden Abläufen an feste Zeiten zu halten, auch bei den Mahlzeiten oder beim Workout. Wenn der übrige Tagesablauf einem festen Zeitplan folgt, gelingt es Ihrem Körper am Abend umso eher, zu entspannen und sich auf die Nachtruhe einzustellen. Je besser Sie diesen Stundenplan einhalten können – zum Beispiel auch auf Reisen –, desto besser wird Ihr Körper von sich aus »wissen«, wann es Zeit für Schlaf und Erholung ist. Auf diese Weise stellt sich der Schlaf ganz von selbst Nacht für Nacht um die gleiche Zeit ein und kann damit Ihrer Schönheit zugutekommen. Dazu ein paar generelle Empfehlungen:

- Legen Sie Ihr Workout möglichst immer auf dieselbe Zeit, am besten in die Morgenstunden oder in die Zeit vor dem Mittagessen, und vermeiden Sie danach größere körperliche Anstrengungen. Zu spätes Trainieren regt den Organismus zu sehr an und hält Geist und Körper wach. Machen Sie Ihr Workout zum festen Teil Ihrer Tagesroutine, beenden Sie es aber spätestens drei bis vier Stunden vor dem Schlafengehen. Eine an der Northwestern University in Chicago durchgeführte Studie ergab, dass Sport generell gut gegen Schlaflosigkeit wirkt. Die Teilnehmerinnen der Studie, die bis dahin eine vorwiegend sitzende Lebensweise gepflegt hatten, folgten an vier Tagen in der Woche einem Aerobic-Programm. Daraufhin verbesserte sich ihre Schlafqualität, sie gewannen an Lebensfreude, waren tagsüber weniger müde und wiesen weniger Symptome depressiver Verstimmung auf.

- Halten Sie sich an feste Essenszeiten, zumindest bei Frühstück, Mittag- und Abendessen.
- Essen Sie nicht zu spät zu Abend. Während der Nacht verlangsamen sich die Verdauungsvorgänge, weil Ihr Körper dann auf Regeneration umstellt. Davon abgesehen ist es einem tiefen, erholsamen Schlaf nicht gerade förderlich, sich mit vollem Magen zu Bett zu begeben. Idealerweise liegen zwischen Abendessen und Beginn der Nachtruhe drei bis vier Stunden. (Das ist nicht so abwegig, wie es auf den ersten Blick klingt: Wenn Sie zum Beispiel um elf zu Bett gehen, sollten Sie spätestens um acht Ihr Abendessen beendet haben.)
- Führen Sie Ihre Abhyanga-Massage (siehe *Umstellung 7*) oder eine andere Hautpflege-Routine stets zur selben Zeit durch.
- Folgen Sie einem festen Morgenritual, zu dem auch das warme Zitronenwasser gehören sollte, und lassen Sie sich genügend Zeit für Ihren Toilettengang.
- Halten Sie sich ebenso an eine feste Abendroutine (siehe weiter unten), um Ihrem Körper zu signalisieren, dass es Zeit ist, zur Ruhe zu kommen und sich auf Schlaf einzustellen.
- Halten Sie möglichst keinen Mittagsschlaf. Innerhalb der ayurvedischen Lehre ist er verpönt, und er gilt dort als krankheitsfördernd. Auch wenn die Versuchung, sich zwischendurch hinzulegen, noch so groß oder das Nickerchen längst zur lieben Gewohnheit geworden ist: Gerade wenn Sie unter Schlafstörungen leiden, sollten Sie lieber darauf verzichten, vor allem nach vier oder fünf Uhr nachmittags.
- Und vielleicht das Wichtigste von allem: Halten Sie sich an feste Schlafzeiten. Auf diese Weise stellen Sie Ihre innere Uhr, so dass sich die Bettschwere zur rechten Zeit einstellt und das Einschlafen leichterfällt. Weichen Sie möglichst auch an den Wochenenden nicht zu weit von Ihrem gewohnten Schlafrhythmus ab. Je konsequenter Sie ihn einhalten, desto besser werden Sie auch an den anderen Tagen der Woche schlafen.

# Die Vorzüge einer festen Abendroutine

Für einen optimalen Schönheitsschlaf ist eine generelle Tagesroutine also eine wichtige Voraussetzung. Am wichtigsten jedoch ist die abendliche Routine vor dem Zubettgehen. Auch wenn das Thema in Kimberly Snyders *Beauty Detox Power* bereits behandelt wurde, wollen wir es hier nochmals aufgreifen, weil es von besonderer Bedeutung für das Anliegen dieses Buches ist.

Regelmäßig befolgt, stimmt uns die Abendroutine, indem sie Signale an unsere innere Uhr sendet, sowohl körperlich als auch mental auf die Schlafphase ein. Sie verhilft Ihnen damit Tag für Tag und auch langfristig zum bestmöglichen Schönheitsschlaf, und diese langfristige Optimierung ist es, von der Sie am meisten profitieren. Wie Sie Ihre Abendroutine im Einzelnen gestalten, bleibt natürlich Ihnen überlassen. Jeder Mensch hat seine eigenen Strategien, um sich abends in Schlafstimmung zu versetzen. Sie können dazu den einen oder anderen unserer Vorschläge aufgreifen oder auch Ihren ganz persönlichen Vorstellungen folgen. Wichtig dabei ist nur zweierlei: dass Sie etwas tun, wobei Sie sich wirklich entspannen, und dass Sie es möglichst täglich zur gleichen Zeit tun. Im Folgenden ein paar Anregungen.

## Trinken Sie etwas Beruhigendes

Trinken Sie nach dem Abendessen Kräutertee oder Hanfmilch (siehe auch weiter unten das Rezept für unseren nervenberuhigenden Abendtrunk).

## Sorgen Sie für gedämpftes Licht

Reduzieren Sie im Sommer ab neunzehn Uhr und im Winter ab achtzehn Uhr die Beleuchtung Ihrer Wohnräume. Sie können sich stattdessen Kerzen anzünden, nicht nur zum Abendessen, sondern auch in anderen Räumen, in denen Sie sich aufhalten. Sie brauchen es mit der Verdunkelung nicht zu übertreiben, aber je weniger Sie sich künstlichen Lichtquellen aussetzen, umso besser.

### Führen Sie eine Abhyanga-Selbstmassage durch

Wenn Sie morgens nicht dazukommen, können Sie Ihre Abhyanga-Massage (siehe *Umstellung 7*) auch am Abend praktizieren, eventuell auch in Form einer Teilmassage, gefolgt von einem entspannenden warmen Bad oder einer warmen Dusche. Wenn Sie sich bereits am Morgen massiert haben, tut es auch das Bad oder die Dusche allein.

### Entspannen Sie bei Musik

Hören Sie wieder regelmäßig Ihre liebste Entspannungsmusik. Musik kann ein wunderbares Beruhigungsmittel für den angespannten Geist sein. Wählen Sie aber solche Musik aus, die Sie in eine ruhige und friedvolle Stimmung versetzt, also nicht gerade Hardrock oder Hip-Hop!

### Betrachten Sie den Tagesausklang als heilig

Die Stunde vor dem Zubettgehen sollte Ihnen heilig sein. Lesen Sie etwas, das Sie entspannt oder spirituell aufbaut. Auch Meditation ist eine hervorragende Möglichkeit, sich energetisch auf den Schlaf einzustimmen (in der *sechsten Säule* noch mehr zum Thema). Für Ihre Nachtlektüre sollten Sie, wie gesagt, zum gedruckten Buch greifen, da ein E-Book-Reader Ihre innere Uhr und damit Ihren Schlafrhythmus stören kann.

Es gilt aber nicht nur, während dieser Stunde das Richtige zu tun, sondern auch das Falsche zu unterlassen. Dazu gehören alle Aktivitäten, die Körper und Geist an- oder aufregen. Weder für ein Workout im Fitnessstudio noch ein dynamisches Vinyasa-Yoga oder die letzten Striche an einer Präsentation ist der späte Abend der ideale Zeitpunkt. Ebenso wenig eignet er sich für eine emotional geführte Auseinandersetzung mit dem Partner oder der Partnerin. Heikle Themen sollten Sie dann tunlichst meiden und lieber am Morgen bei einer Tasse Tee oder auf einer Wanderung am Wochenende besprechen. In der Zeit kurz vor dem Schlafengehen hat all das nichts zu suchen. Anstrengungen und Konflikte veranlassen Ihren Körper, das Stresshormon Cortisol auszuschütten, das Sie innerlich in Alarmbereitschaft versetzt. Kommen Sie stattdessen zur Ruhe und vermeiden Sie alles, was Unruhe schafft.

**Sorgen Sie für eine optimale Schlafposition**

Aus entsprechenden Forschungen geht hervor, dass die Art, wie wir uns betten, insbesondere die Lage des Kopfes auf dem Kopfkissen, Einfluss auf die Faltenbildung haben kann. Eine in der Zeitschrift *Clinical and Experimental Dermatology* veröffentlichte Studie untersuchte die mechanischen Kräfte, die während des Schlafs auf das Gesicht einwirken. Sie kommt zu dem Schluss, dass der Druck zu Faltenbildung und anderen oberflächlichen Hautveränderungen wie Krähenfüßen und Mundfältchen beitragen kann. Druckverteilung und -entlastung hingegen reduzieren die Neigung zur Faltenbildung.

Was also können Sie tun? Achten Sie zunächst darauf, dass Sie das richtige Kopfkissen haben (siehe weiter unten im Abschnitt »Schlafhöhle plus Komfort«). Schlafen Sie nicht auf dem Bauch, was noch mehr Druck auf das Gesicht ausübt und somit auch die Faltenbildung fördert. Schlagen Sie auch nicht die Beine übereinander. Das ist nicht nur schlecht für die Zirkulation, sondern kann auch zu einer Verdrehung der Wirbelsäule führen mit dem Ergebnis, dass Sie sich am Morgen aus dem Lot fühlen. Ein Kissen, das Sie sich während der Nacht zwischen die Oberschenkel legen, sorgt für eine gleichmäßige Lagerung von Beinen und Hüfte.

## Richten Sie sich Ihre persönliche Schlafhöhle ein

Eine der wichtigsten Voraussetzungen für guten Schlaf besteht darin, für eine optimale Umgebung zu sorgen. Wenn man sich die Schlafgewohnheiten von Tieren ansieht, egal, ob es sich um tagaktive Bären oder nachtaktive Fledermäuse handelt, wird man sehen, dass sie sich gern an einen kühlen, dunklen und stillen Ort zurückziehen, in einen Bau oder eine tiefe Höhle. Folgen wir also dem Beispiel der Natur, um uns selbst einen optimalen Schlafplatz einzurichten. Für Ihre »Schönheitsschlafhöhle« innerhalb Ihrer vier Wände gibt es demnach drei wesentliche Kriterien: Sie sollte kühl, dunkel und still sein.

## Kühle

Im Allgemeinen und besonders dann, wenn wir gerne draußen sind – ob wir dabei am liebsten wandern, Fahrrad fahren oder einen Tag am Strand verbringen –, haben wir es natürlich gerne angenehm warm. Für unseren Schlafraum sollte das allerdings nicht gelten. Das wird durch Untersuchungen bestätigt, die einen Zusammenhang zwischen Schlaflosigkeit und erhöhter Körpertemperatur feststellen. Sie kennen sicher das wohlige Gefühl, im kühlen Schlafzimmer unter die kuschelige Bettdecke zu kriechen. Auch die Körpertemperatur fällt während des Schlafs leicht ab, was das Durchschlafen fördert.

Eine Zimmertemperatur, die zwischen 15 und 18 Grad Celsius liegt, ist eine gute Voraussetzung für einen tiefen und erholsamen Schlaf. Einige Wissenschaftler sind der Ansicht, dass schwankende Raumtemperaturen die Qualität der REM-Phase beeinträchtigen. Versuchen Sie also, die Temperatur (zum Beispiel anhand Ihres Thermostats) konstant zu halten. Auch vom Standpunkt der Schönheit ist ein überheizter Schlafraum von Nachteil. Während des Schlafs verliert der Körper ohnehin schon viel Wasser, und durch eine zu hohe Raumtemperatur dehydriert er noch mehr. Auf die Dauer kann die Haut dadurch austrocknen.

## Dunkelheit

In Ihrem Schlafraum sollte es so dunkel wie möglich sein. Elektronische Geräte sollten Sie aus Ihrem Schlafzimmer möglichst verbannen (der Drucker findet bestimmt auch im Wohnzimmer Platz). Auch von digitalen Weckern gehen Lichtsignale und elektromagnetische Felder aus, also raus damit. Was dann noch an Blinken oder Leuchten übrig bleibt, decken Sie am besten mit dunklen Klebestreifen ab. Licht signalisiert Ihrem Gehirn, dass es Zeit zum Aufwachen ist, und selbst ein noch so schwacher Lichtschein von Handy oder Laptop kann die für den Schlafzyklus wichtige Melatoninausschüttung unterbrechen.

Sinnvoll ist außerdem das Anbringen schwerer Vorhänge, die das Sonnenlicht sowie das von Straßenlaternen und Autoscheinwerfern einfallende Licht weitgehend abfangen. Besonders gilt das in der Stadt und zumal dann, wenn Sie an einer vielbefahrenen Straße wohnen. Auch eine Augenmaske kann in dieser Hinsicht gute Dienste leisten. Wenn Sie keine Schlafmasken mögen, deren Druck manche Menschen als störend empfinden, können Sie sich einfach ein dunkles T-Shirt über die Augen legen. Nehmen Sie sich die vollständige Dunkelheit einer tiefen Höhle zum Vorbild und versuchen Sie, deren Stille und Geborgenheit so gut wie möglich in Ihrem Schlafraum zu verwirklichen.

## Das Schlafzimmer als ein heiliger Ort

Wahrscheinlich werden Sie die Räume Ihrer Wohnung oder Ihres Hauses hin und wieder zweckentfremden. Manchmal ist uns einfach danach, uns mit dem Laptop an den Küchentisch zu setzen oder mit dem Abendessen auf die Couch im Wohnzimmer zu verziehen, und das ist ja auch vollkommen in Ordnung. Ihr Schlafzimmer allerdings sollte da die große Ausnahme bilden und lediglich drei Aktivitäten vorbehalten bleiben: Schlaf, Entspannung und Sex. Laptop, Fernseher oder Arbeitsunterlagen haben im Schlafzimmer nichts zu suchen. Wenn Sie Ihr Bett strikt für Entspannung und Sex reservieren, assoziieren Sie die im Schlafzimmer verbrachte Zeit automatisch stärker mit Erholung – oder eben mit Sex, der ja bekanntlich ebenfalls schlaffördernd wirkt.

Eine leichte Bettlektüre ist ebenfalls sehr zu empfehlen, besonders wenn es sich um einen spirituell oder auf andere Weise innerlich bereichernden Text handelt. Während Sie langsam in den Schlaf gleiten, sinkt der Inhalt in Ihren Geist und entfaltet dort seine positive Wirkung. Der flackernden Bilderflut des Fernsehens sollten Sie sich im Schlafzimmer jedoch auf keinen Fall aussetzen.

## Stille

Je nachdem, in welcher Umgebung Sie wohnen, werden Sie von einer mehr oder weniger störenden Geräuschkulisse umgeben sein: Hundegebell, lautstarke Teenagerversammlungen, Motorenlärm und dergleichen mehr. So wünschenswert es auch wäre, wir können zur Schlafenszeit nicht einfach das Straßengeschehen abstellen. Wohl aber können wir bis zu einem gewissen Grad gegensteuern. Manchen Menschen verhilft es zu einem tieferen Schlaf, wenn sie den äußeren Lärmpegel durch eine andere

Geräuschquelle überlagern, zum Beispiel einen laufenden Ventilator, eine Luftfilteranlage oder einen Geräuschesimulator. Eine weitere Option wäre, durch Ohrstöpsel für Stille zu sorgen. Je weniger störende Geräusche, desto besser für Ihren Schlaf.

## Schlafhöhle plus Komfort

Echte Höhlen sind ja nicht unbedingt komfortabel, sondern meist eher ungemütlich steinige und feuchte Orte mit glitschigen Wänden. An diesen Gegebenheiten müssen Sie sich bei der Ausstattung Ihrer eigenen Schlafhöhle natürlich nicht orientieren, sondern dürfen sich jede Bequemlichkeit gönnen, um sich so behaglich wie möglich zu fühlen. Dazu gehören eine erstklassige Matratze, weiche Bettwäsche, die die Haut nicht reizt, das richtige Kopfkissen und vielleicht auch besänftigende Düfte.

Welche Art von Matratze ist für Sie nun die beste? Wissenschaftliche Daten, die dafür sprechen, dass ein Matratzentyp besser geeignet wäre als der andere, sind eher rar. Und worauf Ihre Nachbarin oder Ihr Bruder schwört, muss deshalb noch lange nicht für Sie das Optimum sein. Am besten ist es, auf verschiedenen Matratzen probezuliegen, um zu sehen, mit welcher Sie am besten zurechtkommen, vor allem dann, wenn Sie Nacken- oder Rückenprobleme haben. Howard Levy, Dozent für Orthopädie, physikalische Medizin und Rehabilitation an der Emory University in Atlanta, meint dazu: »Auf einer zu weichen Matratze sinken Sie ein und hängen durch. Wenn sie zu hart ist, übt sie zu starken Druck auf Kreuz, Schultern und Hinterkopf aus.« Mit anderen Worten: Auf einer Matratze von mittlerer Festigkeit, die für gleichmäßigen Halt sorgt, ruht die Wirbelsäule am besten.

Wenn Sie mit gesundheitlichen Problemen zu tun haben wie chronisch obstruktiver Lungenerkrankung (COPD) oder häufigem Sodbrennen, kann ein verstellbares Bettgestell vorteilhaft sein, das Ihnen erlaubt, den Kopf während der Nacht höher zu lagern, was die Atmung erleichtert und die Refluxneigung mindert. Wenn Sie allergisch gegen Hausstaubmilben sind, ist ein waschbarer Matratzenbezug sinnvoll, der sich zum Waschen leicht abnehmen und wieder aufziehen lässt.

Es empfiehlt sich, vor dem Kauf einer Matratze mindestens 15 Minuten zur Probe zu liegen, weil es, zumal in der fremden Umgebung, eine Weile dauert, um sich zu entspannen und ein Gefühl für die neue Matratze zu bekommen. Haben Sie also keine Hemmungen, es sich im Laden auf jeder einzelnen Matratze, die in Frage kommt, eine Zeitlang bequem zu machen. Schließlich geht es hier um *Sie* und *Ihren* Schönheitsschlaf. Nehmen Sie sich samstags ein paar Stunden Zeit, fahren Sie zum nächstgelegenen Bettengeschäft und probieren Sie verschiedene Matratzen durch. Es kann auch nicht schaden, bei Ihrem Liegetest ein gutes Buch dabeizuhaben!

Beim Thema Schlafkomfort ist auch die Wahl des Kopfkissens nicht unwesentlich, da es die Qualität Ihres Schönheitsschlafs mitbestimmt. Wenn Sie zu Kopfschmerzen neigen oder leicht Schmerzen in Nacken, Schultern und im oberen Rückenbereich bekommen, kann das Kopfkissen ebenfalls eine Rolle spielen.

Welches Kopfkissen sich am besten für Sie eignet, hängt aber nicht zuletzt von Ihrer Schlafposition ab. Wenn Sie auf dem Rücken schlafen, sollten Sie ein flacheres Kopfkissen wählen, damit Sie im Nacken nicht Richtung Brust einknicken, was zu anhaltenden Verspannungen führen kann. Oder Sie besorgen sich ein ergonomisch geformtes Kissen, das im unteren Bereich stärker gewölbt ist und Ihrem Nacken so zusätzlich Halt und Stütze bietet. Wenn Sie auf der Seite liegend schlafen, sollten Sie ein nicht zu weiches Kissen wählen, das die Position von Kopf und Nacken stabilisiert, damit der Kopf nicht zu sehr einsinkt und der Nacken seitlich abknickt. Verspannungen und Verkrampfungen, die Sie am Einschlafen hindern oder mit Schmerzen im Nacken aufwachen lassen, werden so vermieden. Auf dem Bauch zu schlafen ist wie gesagt aus Schönheitsgründen nicht zu empfehlen (siehe oben). Wenn es aber Ihre bevorzugte Schlafposition ist, sollten Sie sich ein flaches Kopfkissen zulegen oder zusätzlich eines unter den Bauch schieben, um den unteren Rückenbereich und die Wirbelsäule zu entlasten.

Auch Düfte können dem Schlaf zuträglich sein. Für eine jede Gemüts-

und Körperverfassung findet sich in der Natur ein geeignetes Mittel, und auch zur Förderung des Schlafs. Einige ätherische Öle aus der großen Schatzkammer der Natur – insbesondere Lavendel, Neroli, Vetiver, Baldrian, Kamille und Muskatellersalbei – regen die Tätigkeit der Alphawellen im Gehirn an, die entspannungsfördernd wirken und zu einem tiefen Schlaf beitragen. Von Lavendel heißt es, dass er die Melatoninausschüttung durch die Zirbeldrüse anregt und dadurch schlaffördernd wirken kann.

Sie können sich Ihr eigenes Raumspray herstellen, indem Sie einige Tropfen ätherisches Öl (eine einzelne Sorte oder eine Kombination aus mehreren) in einer Sprühflasche mit destilliertem Wasser vermischen. Eine weitere Möglichkeit besteht darin, einen speziellen Duftring für die Glühbirne, zum Beispiel Ihrer Nachttischlampe, zu verwenden.

### Hund und Katz

Ob Ihr Vierbeiner mit in die Schlafhöhle darf? Auch wenn sie uns noch so treue und liebe Weggefährten sind, bieten einige Untersuchungen Hinweise dafür, dass es nicht ratsam ist, Hund oder Katze mit im Bett schlafen zu lassen. Durch ihre Anwesenheit können sie Ihren Schlaf unterbrechen und zumindest unruhiger machen. Richten Sie Ihrem Vierbeiner lieber einen eigenen, getrennten Schlafplatz ein.

## Lebensmittel, die schlaffördernd wirken

Vielen Menschen ist gar nicht bewusst, dass ihre Essgewohnheiten erheblichen Einfluss auf die Schlafqualität haben. Auch bestimmte Lebensmittel können aufgrund ihrer Inhaltsstoffe durchaus zu einem optimalen Schönheitsschlaf beitragen. Deshalb sollten Sie diese am späten Nachmittag und am Abend bevorzugt verzehren.

## Hanfmilch

Hanfmilch enthält eine Vielzahl von Mineralstoffen und die ganze Bandbreite an essentiellen Aminosäuren, darunter Tryptophan, eine Aminosäure, die im Körper zu Serotonin umgewandelt wird und schlaffördernd wirkt. Versuchen Sie auch unseren nervenberuhigenden Abendtrunk auf Hanfmilchbasis (siehe unten).

## Komplexe, unraffinierte Kohlenhydrate

Essen Sie mehr Quinoa, Naturreis, Amarant, glutenfreie Wraps aus Naturreis oder Teff (Zwerghirse) und Buchweizennudeln. Deren Kohlenhydrate erhöhen den Tryptophanspiegel im Blut und fördern so ebenfalls den Schlaf.

## Bananen

Mit den natürlichen Muskelrelaxantien Magnesium und Kalium wirken auch Bananen schlaffördernd. Ebenso tragen die Kohlenhydrate zu einem guten Schlaf bei. Bananen haben einen geringen Wassergehalt und, je nach Reifegrad, einen mehr oder weniger hohen Gehalt an Stärke, die im Gegensatz zu Zucker langsam aufgeschlossen wird. Essen Sie Ihre Banane daher nicht zu reif und am besten einige Stunden vor dem Schlafengehen, wenn Sie Ihren Hunger mit einer leichten und zugleich schlaffördernden Mahlzeit stillen wollen.

## Süßkartoffeln

Das herzhafte Knollengemüse enthält ebenfalls das muskelentspannende Kalium und komplexe Kohlenhydrate. Backen Sie sich Süßkartoffeln zum Abendessen und verspeisen Sie dazu einen großen Salat.

## Kirschen

Das köstliche, rot glänzende Sommerobst ist eine der wenigen natürlichen Melatoninquellen. Wie eine Studie ergab, kann Sauerkirschensaft bei chronischer Schlaflosigkeit bis zu einem gewissen Grad Schlafdauer und -tiefe positiv beeinflussen.

**Nervenberuhigender Abendtrunk**

Dieser Gewürztrank enthält nährende essentielle Fettsäuren sowie Gewürze, die entzündungshemmend wirken und das Nervensystem beruhigen.

1 große Tasse Hanfmilch
½ Teelöffel Kurkumapulver
½ Teelöffel Kardamompulver
¼ Teelöffel Gewürznelkenpulver
roher Bio-Honig oder Kokosblütenzucker zum Abschmecken

Erhitzen Sie die Hanfmilch, ohne sie zum Kochen zu bringen. Nehmen Sie den Topf von der Herdplatte und rühren Sie Kurkuma-, Kardamom- und Gewürznelkenpulver unter. Schmecken Sie mit Honig oder Kokosblütenzucker ab und genießen Sie Ihre gewürzte Hanfmilch, solange sie noch warm ist.

## Chia-Pudding

Chia-Samen, in einer beliebigen Flüssigkeit eingeweicht, ergeben eine leckere Zwischenmahlzeit und bieten eine hervorragende Kombination aus komplexen Kohlenhydraten, Omega-3-Fettsäuren und Aminosäuren. Chia-Pudding sättigt, ohne zu überfüllen, so dass einem ungestörten Nachtschlaf nichts im Wege steht.

# Lebens- und Genussmittel, die den Schlaf stören

Natürlich gibt es nicht nur schlaffördernde Speisen und Getränke, sondern auch solche, die einem optimalen Schönheitsschlaf eher abträglich sind. Meiden Sie am Abend vor allem die Lebens- und Genussmittel, die wir Ihnen jetzt vorstellen.

### Eiweißreiche Mahlzeiten

Sehr proteinhaltige Mahlzeiten sollten Sie am späten Abend nicht mehr zu sich nehmen. Sie sind schwerverdaulich und stören damit den Schlaf. Wenn Sie Lust auf etwas Deftiges zum Abendessen haben, nehmen Sie es also möglichst frühzeitig zu sich. Sollten Sie aber doch einmal erst zu später Stunde zum Essen kommen, ist ein leichtverdauliches vegetarisches Gericht die bessere Wahl.

### Fettreiche Mahlzeiten

Fett regt die Produktion von Magensäure an und kann die Verschlussfunktion des Ösophagusmundes in der Speiseröhre herabsetzen. Das wiederum kann zu einem Rückfluss von Mageninhalt in die Speiseröhre und damit zu Sodbrennen führen, besonders dann, wenn Sie nach einem schweren und fetten Essen in die liegende Position wechseln. Ein absolutes No-Go für Ihren Schönheitsschlaf und höchst unangenehm dazu.

### Schokolade

Ein kleines Stück Bitterschokolade kann den Heißhunger auf Süßes besänftigen, aber belassen Sie es besser dabei. Denken Sie daran, dass Kakao Koffein und ein Alkaloid namens Theobromin enthält, das ebenfalls anregend wirkt und Ihren Schlaf beeinträchtigen kann.

### Stark gewürzte Speisen

Aufgrund ihrer anregenden Wirkung können sie Ihnen eine unruhige Nacht bescheren. In einer australischen Studie traten nach dem Verzehr einer stark gewürzten Abendmahlzeit bei den Probanden Störungen des Schlafrhythmus auf. Außerdem stieg während der ersten Schlafphase die Körpertemperatur an, was sich in anderen Studien als Begleitsymptom verminderter Schlafqualität gezeigt hat.

### Koffein

Auch wenn Sie an Kaffee gewöhnt sind, wirkt er auf Ihren Körper doch nicht minder stimulierend. Aus einer entsprechenden Studie geht hervor, dass sich Koffein noch sechs Stunden nach seiner Aufnahme auf den

Schlafrhythmus auswirken kann. Daraus leitet sich die konkrete Empfehlung ab, nachmittags keinen Kaffee, schwarzen oder grünen Tee und Matetee mehr zu trinken. Vielleicht können Sie sich bei der Gelegenheit auch von der Gewohnheit lösen (falls Sie sie haben), das Mittagessen mit einem Kaffee zu beschließen. Tun Sie sich und Ihrer Schönheit etwas Gutes und trinken Sie, wenn Sie nach dem Essen gerne etwas Heißes schlürfen, lieber einen Kräutertee.

### Nikotin

Es gibt viele Gründe, zugunsten von Gesundheit und Schönheit mit dem Rauchen aufzuhören. Als Raucher/-in wissen Sie das natürlich selbst und haben hoffentlich konkrete Pläne, dieser schädlichen Angewohnheit bald auf immer zu entsagen. Bis dahin sollten Sie aber zumindest in der Zeit vor dem Schlafengehen auf die Zigarette verzichten. Nikotin ist ein Stimulans und damit dem Schönheitsschlaf nicht eben förderlich.

### Alkohol

Hier wird es schwierig. Wenn Sie gerne mal ein Gläschen trinken, werden Sie es wahrscheinlich eher nicht am helllichten Tag tun, es sei denn zu einer besonderen Gelegenheit wie auf einer Feier oder bei einem geselligen Brunch. Das Problematische am Alkohol (und besonders beim Wein) ist, dass er zwar entspannt und schläfrig macht, aber zu einem insgesamt weniger erholsamen Schlaf und häufigerem Aufwachen führt.

Wenn Ihnen also ernstlich an gutem Schlaf gelegen ist, sollten Sie erwägen, Ihren Umgang mit Alkohol grundlegend zu korrigieren. Das mag auf den ersten Blick schwierig erscheinen; aber sobald Sie erst einmal die positiven Auswirkungen auf Ihre Stimmung am folgenden Tag verspüren und in vielen Lebensbereichen einen Zuwachs an Wohlgefühl erleben, wird der Alkohol allmählich ganz von selbst an Bedeutung verlieren. Sie werden sehen, dass Sie nach diesem reinigenden »Entzug« schon mit weit geringeren Alkoholmengen auskommen und Ihren Riesling oder Spätburgunder jetzt ganz anders genießen können. Idealerweise sollten Sie drei Stunden vor dem Zubettgehen keinen Alkohol mehr trinken. Wenn Sie abends mit Freunden unterwegs sind, lässt sich das natürlich kaum realisieren. Gehen Sie aber bewusst und verantwortlich mit Alkohol um und halten Sie sich beim Quantum zurück. Mehr als ein oder zwei Gläser am Abend sollten es nicht werden. Und vielleicht finden sich auch andere Wege, mit Freunden eine entspannte Zeit zu verbringen, ohne dass Alkohol im Spiel sein muss.

Es sollte nun hinreichend klargeworden sein, wie wichtig ein optimaler Schönheitsschlaf nicht allein für Ihre Schönheit, sondern generell für Ihre Gesundheit und Vitalität ist. Er ist tatsächlich von so großer Bedeutung, dass es kaum möglich sein dürfte, Ihr ganzes Schönheitspotenzial zu entfalten, ohne zugleich für einen optimalen Schlaf zu sorgen. Nehmen Sie also die nötigen Umstellungen vor, damit Ihr Schlaf die ihm gebührende Stellung im Tagesrhythmus erhält. Auch langfristig gesehen können Sie Ihrer Schönheit kaum einen besseren Dienst erweisen.

## Vitamin B$_{12}$ für erholsamen Schlaf

Dieses wichtige wasserlösliche Vitamin erfüllt viele Funktionen im Körper, unter anderem im Energiehaushalt. Es unterstützt die Leistungsfähigkeit und beugt Erschöpfungszuständen vor. Vitamin B$_{12}$ ist wichtig für die gesunde Funktion von Gehirn und Herz und sorgt darüber hinaus für einen guten Schlaf, da es auch bei der Bildung von Melatonin eine wesentliche Rolle spielt. Es unterstützt den Fett- und Kohlenhydratstoffwechsel, ist wichtig für Blutbildung, Zellteilung und wandelt Folsäure (Vitamin B$_9$) in eine vom Körper verwertbare Form um. Vitamin B$_{12}$ kann für längere Zeit in der Leber gespeichert werden. Wenn Sie Bedenken haben, dass bei Ihnen ein Vitamin-B$_{12}$-Mangel vorliegt, können Sie sich anhand eines Bluttests Klarheit verschaffen.

Da sich Vitamin B$_{12}$ vor allem in tierischen Produkten findet, sollten gerade Veganer und Vegetarier die Deckung ihres Bedarfs über entsprechende Nahrungsergänzungsmittel sicherstellen. Aber auch wer Fleisch isst und andere Vitamin-B$_{12}$-haltige Nahrungsmittel (wie tierisches Protein, mit B-Vitaminen angereicherte Getreideprodukte oder Nährhefe) zu sich nimmt, kann bei gestörter Vitamin-B$_{12}$-Aufnahme und -Verwertung einen Mangel daran aufweisen. Das kann verschiedene Ursachen haben. So ist möglicherweise die Fähigkeit der Magenschleimhaut gestört, einen sogenannten intrinsischen Faktor, das heißt ein Protein zu bilden, das notwendig ist, damit Vitamin B$_{12}$ anschließend im Dünndarm aufgenommen werden kann.

Halten Sie Rücksprache mit Ihrem Arzt, wenn Sie unsicher sind, ob Sie zusätzlichen Bedarf an Vitamin B$_{12}$ haben. Im Allgemeinen gilt eine Tagesdosis zwischen 500 und 1000 Mikrogramm als empfehlenswert. [Anmerkung der Redaktion: Die Empfehlung der DEG liegt mit 3 Mikrogramm deutlich darunter. Neueren Studien zufolge sollte vor allem bei Ergänzungsbedarf die Dosierung von Zusatzpräparaten jedoch sehr viel höher sein, unter anderem da nur ein Teil vom Körper aufgenommen wird.] Im Zweifelsfall können Sie über ein Vitamin-B-Komplex-Präparat die ausreichende Versorgung mit allen B-Vitaminen sicherstellen.

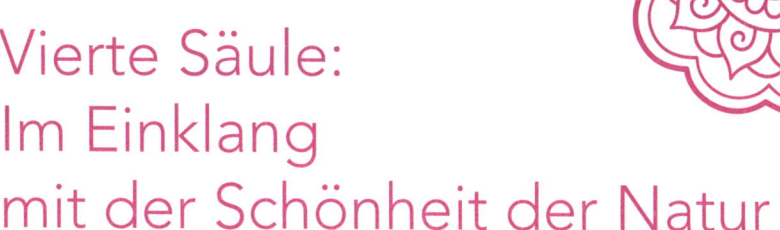

# Vierte Säule:
# Im Einklang
# mit der Schönheit der Natur

Ob in einem Sonnenaufgang oder -untergang, ob im Anblick der mächtigen Ströme und Ozeane der Erde oder in der friedvollen Symbiose eines jeden Waldes: Überall in der Natur begegnet uns der vollkommene Ausdruck ursprünglicher Schönheit. Und während wir in Ehrfurcht vor der Schönheit der Natur verweilen, können wir uns zugleich bewusst werden, dass wir alle ein Teil dieser Harmonie sind. Jeder Mensch trägt sie in sich und hat auf seine Weise daran teil – und je mehr unsere Lebensweise im Einklang mit den Gesetzen und Rhythmen der Natur ist, desto mehr kommt ihre Schönheit auch in uns zum Ausdruck.

*Shakti* ist das Sanskritwort für diese schöpferische Kraft der Natur. Ihren Rhythmen gemäß zu leben ist entscheidend für unser ganzes Sein, für unser Wachen und Schlafen und Atmen. Leider lösen wir uns durch unsere moderne Lebensweise immer mehr aus dieser Verbindung mit den Rhythmen der Natur, und wenn wir ihnen einen künstlichen und unnatürlichen Zeittakt entgegensetzen, leidet darunter nicht zuletzt auch unsere natürliche Schönheit.

Kehren wir zur Natur als unserer Lehrmeisterin zurück. Wir können eine Menge von ihr lernen, wenn wir auf ihre rhythmischen Abläufe achten, uns auf sie einstimmen, auf ihre Klänge und Laute, auf die Bahnen von Sonne und Mond, und spüren, wie sie sich auf unser eigenes Energieniveau auswirken. Mit der Natur und ihren Rhythmen so weit wie möglich im Einklang zu leben ist der beste Weg zur Steigerung unseres Wohlbefindens und unserer Schönheit.

# Umstellung 13:
# Folgen Sie dem Rhythmus
# der Jahreszeiten

Für Ihre Gesundheit und Schönheit ist es von grundlegender Bedeutung, im Einklang mit dem natürlichen Wechsel der Jahreszeiten zu sein. Jede Jahreszeit hat ihre besondere Form von Energie, die sich auch auf uns und unsere persönliche Energie auswirkt. Je mehr wir uns mit den Energieströmen der Erde in Übereinstimmung befinden, desto besser werden wir uns fühlen und aussehen und umso mehr werden wir in allem, was wir tun, in unserer Kraft sein.

Sie können den ersten Schritt dazu tun, indem Sie sich bei der Auswahl Ihrer Lebensmittel auf das jahreszeitliche Angebot Ihrer Region konzentrieren. So können Sie sicher sein, stets das frischeste Obst und Gemüse auf Ihrem Teller zu haben. Was in Ihrer Nähe wächst und unmittelbar nach der Ernte verkauft wird, schmeckt nicht nur besser, sondern hat auch den größten Nährstoffgehalt. Regional angebautes Obst und Gemüse der Jahreszeit ist in der Regel auch preiswerter, weil das Angebot reichlicher ist und lange Transportwege wegfallen.

Wenn Sie regelmäßig auf den Wochenmarkt gehen und dort bei regionalen Erzeugern einkaufen, werden Sie sich ganz automatisch viel natürlicher und abwechslungsreicher ernähren, als wenn Sie sich das ganze Jahr über an Ihr Standardrepertoire halten. Auch das kommt wieder Ihrer Schönheit zugute, denn die verschiedenen Gemüse- und Obstsorten enthalten Mineral- und andere Nährstoffe in jeweils unterschiedlichen Zusammensetzungen. Außerdem werden Sie sich mit Ihrer heimischen Umgebung verbundener fühlen, wenn Sie essen, was in Ihrer Gegend wächst. Aber regional einzukaufen hat nicht nur Vorteile für Sie selbst, sondern auch die Umwelt profitiert davon. Sie helfen so, die $CO_2$-Bilanz zu senken, denn natürlich ist der Treibstoffverbrauch geringer, wenn Ihr Obst und Gemüse vom Bauern aus der Umgebung stammt, als wenn es per Flugzeug oder Schiff und Lkw um den halben Erdball transportiert wird.

Was nun unser Schönheitsthema betrifft, so werden Sie sicher schon festgestellt haben, dass sich jede Jahreszeit anders auf die Haut auswirkt, weshalb sie eine entsprechend angepasste Pflege braucht. Auch Ihre sportlichen und anderen Aktivitäten werden mehr oder weniger dem Einfluss der Jahreszeiten unterliegen. Es gilt, mit dem Wandel zu gehen, sich auf die jeweils andere Energieform einzustellen und mit ihr zu arbeiten anstatt gegen sie. So kann es beispielsweise sinnvoll sein, im Hochsommer dem Drang zu folgen, ein Kreativprojekt zu verwirklichen, zu dem Sie den »Samen« im Frühjahr gelegt hatten. Es wird Sie mehr in Ihre Mitte und Kraft bringen, wenn Sie diesen natürlichen Impulsen nachgehen.

Wenden wir uns nun den Jahreszeiten im Einzelnen zu, um zu erkunden, welche Prioritäten in den verschiedenen Bereichen wie Ernährung, Hautpflege und energetisches Gleichgewicht zu setzen sind, um im Einklang mit dem großen Jahreskreis der Natur Ihrer Schönheit den jeweils besten Entfaltungsrahmen zu schaffen.

## Schön und kraftvoll durch den Winter

Der Winter ist die Jahreszeit mit dem wenigsten Licht. Ihre Haut braucht jetzt mehr Feuchtigkeit, und Sie werden mehr Lust auf warme, herzhafte Gerichte haben. Während der langen, dunklen Abende werden Sie den natürlichen Hang verspüren, nach innen zu gehen und Bilanz zu ziehen, was Ihnen wichtig im Leben ist und in welcher Richtung Sie sich weiterentwickeln wollen. Hier eine Reihe von Vorschlägen, wie Sie schön und gesund durch den Winter kommen:

- Nehmen Sie mehr warme, frisch zubereitete Mahlzeiten zu sich. Es wird Sie jetzt mehr nach Suppen und Eintöpfen, Gemüsepfannen und Ähnlichem gelüsten. Geben Sie diesem Verlangen also nach und gönnen Sie sich etwas Warmes, das auch der Seele guttut. Das heißt natürlich nicht, dass Sie im Winter auf Rohkost gänzlich verzichten sollen. Lassen Sie die Lust auf Herzhaftes einfach etwas mehr zu ihrem Recht kommen.

- Essen Sie viel Knollen- und Wurzelgemüse wie Süßkartoffeln oder Kürbisse, die zu dieser Jahreszeit überall auf den Wochenmärkten angeboten werden. Sie enthalten besonders viel Beta-Carotin, das vom Körper in Vitamin A umgewandelt wird. Es sorgt dafür, dass Ihre Haut auch in der trüben Jahreszeit gesund und frisch aussieht.
- Greifen Sie zu Gewürzen wie Ingwer, Gewürznelke und Zimt. Sie verleihen Ihren Gerichten und Tees eine zusätzliche wärmende Note.
- Wechseln Sie bei Ihrer Abhyanga-Ölmassage jetzt zu kaltgepresstem Bio-Sesamöl, um Ihre Haut mit der nötigen Feuchtigkeit zu versorgen. Sesamöl wird außerdem ein wärmender Effekt nachgesagt.
- Aufgrund der austrocknenden Wirkung der kalten Winterluft benötigen Sie jetzt möglicherweise eine reichhaltigere Gesichtscreme. Steigen Sie dann von einer Creme auf Wasserbasis auf eine Fettcreme um. Deren Öle bilden auf der Haut eine schützende Schicht, die ihre Feuchtigkeit länger bewahrt. Cremes mit reinen Pflanzenölen wie Kokos-, Mandel-, Avocado- oder Primelöl sollten nicht zu Hautreizungen führen. Sheabutter dagegen kann die Poren verstopfen. Besonders wenn Sie zu Akne neigen, sollten Sie zur Pflege der Gesichtshaut keine Produkte verwenden, die Sheabutter enthalten. Zur Körperpflege ist Sheabutter dagegen sehr gut geeignet. Sie sollten jedoch Produkte mit synthetischen Ölen meiden, die aus der Mineralölaufbereitung stammen.
- Ihre Haut wird jetzt wahrscheinlich trockener als sonst sein, nicht nur wegen der kalten Außenluft, sondern auch aufgrund der trockenen Heizungsluft in Ihren Wohn- oder Arbeitsräumen. Achten Sie daher bei Ihrer Gesichts- und Körperlotion darauf, dass sie Hyaluronsäure oder andere feuchtigkeitsspendende Zusätze enthält, die Ihre Haut geschmeidig halten.
- Nehmen Sie etwas mehr pflanzliche Fette als sonst zu sich, zum Beispiel in Form von Chia-Samen, Walnüssen und Avocados, aber übertreiben Sie es nicht. Deren essentielle Fette sorgen ebenfalls für eine geschmeidige Haut. Ein paar Teelöffel Chia-Pudding und eine Avocado-Hälfte genügen, um Ihre Haut von innen heraus mit Feuchtigkeit zu versorgen. Die Extraportion Fett tut in der dunklen Jahreszeit außerdem der Seele gut.

- Ihre Reinigungslotion sollten Sie jetzt eher in Form einer Creme statt in Gelform wählen. Eine Reinigungscreme laugt die Haut weniger aus und bewahrt besser den natürlichen Fettschutzmantel der Haut.
- Führen Sie wenigstens einmal in der Woche eine Ölkur für Ihr Haar durch, um es bei den winterlichen Wetterverhältnissen vor dem Austrocknen zu bewahren. Massieren Sie dazu Kokosöl über die ganze Länge Ihrer Haare Strähne für Strähne von den Spitzen bis zur Kopfhaut ein. Stecken Sie Ihr Haar anschließend zu einem Knoten zusammen oder ziehen Sie eine Duschhaube darüber. Lassen Sie das Öl für mindestens 30 Minuten, besser eine Stunde lang einwirken, und waschen Sie Ihr Haar danach wie gewohnt.
- Entfernen Sie abgestorbene Hautzellen mit einer selbstgemachten Peelingcreme. Vermischen Sie dazu Kokosöl und unraffinierten Zucker zu gleichen Teilen und fügen Sie 15 bis 20 Tropfen ätherisches Öl Ihrer Wahl hinzu. Bewahren Sie die Creme in einem Glas oder in einer BPA-freien Plastikbox auf. Reiben Sie in der Dusche den ganzen Körper einschließlich der Ellbogen und Fersen vorsichtig mit der Creme ab. Duschen Sie danach wie gewohnt. Ein gutes Peelingverfahren für die Beine ist auch eine Rasur.
- Bleiben Sie aktiv. Natürlich ist es verlockend, sich in dieser Jahreszeit auf die faule Haut zu legen. Aber zusammen mit dem Lichtmangel und dem ungemütlichen Wetter kann die Trägheit nicht nur zu Verstimmungen und Depressionen führen, sondern auch das Immunsystem schwächen. Jetzt ist der ideale Zeitpunkt, um mit einem häuslichen Yogaprogramm zu beginnen beziehungsweise Ihre Yogapraxis zu vertiefen, ob unter Ihrer eigenen Regie oder anhand einer DVD. Sie müssen sich nicht unbedingt Wind und Wetter aussetzen, um aktiv zu bleiben und den ganzen Körper in Bewegung zu halten.
- Folgen Sie Ihrem natürlichen Hang zu Rückzug und innerer Einkehr. Bleiben Sie zu Hause, wenn Ihnen danach ist, und zwingen Sie sich nicht, vor die Tür zu gehen, nur weil Sie glauben, sich selbst oder anderen das schuldig zu sein. Wenn Sie glauben, dass Sie mehr davon haben, den Abend mit einem warmen Bad, einem Kräutertee und einem guten Buch zu verbringen, dann sollten Sie diesem Gefühl nachgeben.

- Wenn Sie an einem Ort wohnen, der während der Wintermonate nur sehr wenige Sonnenstunden aufzuweisen hat, sollten Sie an eine Zusatzversorgung mit Vitamin $D_3$ denken oder sich eine spezielle Lampe anschaffen, die die Vitamin-D-Produktion im Körper anregt. Vitamin D ist generell wichtig für Ihre Gesundheit – insbesondere für gesunde, starke Knochen, ein stabiles Immunsystem, seelische Ausgeglichenheit und allgemeines Wohlbefinden.
- Wenn gegen Ende des Jahres mit der Wintersonnenwende die Tage langsam wieder länger werden, ist das ein guter Zeitpunkt zur Selbstbesinnung. Überlegen Sie sich, wohin Sie im kommenden Jahr Ihre Energie lenken wollen und was für Ihren Geist jetzt besonders aufbauend und hilfreich wäre. In der Natur liegen die Samen in der Erde bereit, und bald wird unter der Oberfläche vieles in Bewegung kommen. Auch für Sie ist dies eine günstige Zeit, um sich zu fragen, welche Saat Sie ausbringen, welche Projekte Sie verfolgen, wo Sie Ihre Energie hineinstecken wollen und was Sie sich als die Früchte Ihrer Bemühungen wünschen. Herausfinden können Sie das nur, wenn Sie aufrichtig mit sich selbst sind und auf die Stimme Ihres Herzens hören.

## Schön und kraftvoll durch den Frühling

Im Frühjahr beginnt das Leben, sich von neuem zu regen. Wie endlos die kalten Wintermonate in manch einem Jahr auch scheinen mögen, irgendwann folgt der Frühling doch. Während überall zarte Keime, Blätter und auch die ersten Blütenknospen zu sehen sind, reizt es vielleicht auch Sie, es der Natur gleichzutun und sich mit einem leichten Sommerkleid, einem kurzen Rock und kräftigerem Make-up in neuer Frische und Schönheit zu zeigen. Die Tage werden heller und länger, und es ist an der Zeit, die Schwere und Trägheit des Winters abzuschütteln. Dazu gehört auch die wiedererwachende Lust auf leichtere Mahlzeiten und vielleicht auch eine entsprechende Umstellung im Sortiment Ihrer Hautpflegeprodukte. Auch Ihr Energieniveau wird jetzt ansteigen, Sie verspüren neue Lebenslust und sind vielleicht voller Tatendrang, die in Ihrer winterlichen Bilanz formulierten Zielsetzungen anzugehen. Hier eine Reihe von Vorschlägen, wie Sie diese Energie des Frühjahrs am besten für sich nutzen:

- Der Frühling ist die beste Jahreszeit für eine Fasten- oder Entgiftungskur. Falls Sie sich für das Saftfasten entscheiden, finden Sie im Internet oder Buchhandel dazu entsprechende Anleitungen und Rezepte. Oder kreieren Sie Ihre eigene Saftfastenkur mit grünen Smoothies beziehungsweise Obst- oder Gemüsesäften und verzichten Sie während dieser Zeit auf feste Nahrung.

- Stellen Sie Ihre Ernährung jetzt auf leichtere Kost um. Ideal ist die Jahreszeit auch für Rohkost – was nicht heißt, dass Sie nun nur noch rohes Gemüse essen sollen! Verringern Sie den Fettanteil, damit Sie sich nicht belastet fühlen. Bereiten Sie sich statt deftiger Eintöpfe mehr klare Suppen oder Gemüsebrühen zu. Halten Sie sich dafür bei Avocado, Walnuss & Co. eher zurück. Jegliche Öle und Fette sollten Sie in der Küche jetzt sparsam verwenden.

- Haben Sie es sich im Winter ein wenig zu gut gehen lassen, ist jetzt auch der ideale Zeitpunkt, um sich entschlossen von schlechten Angewohnheiten zu lösen und Ihr Essverhalten zu korrigieren. Bringen Sie sich in Einklang mit den aufkeimenden Kräften der Natur, indem Sie von schweren, fetten Speisen Abstand nehmen. Meiden Sie Milchprodukte, raffinierten Zucker, Gluten, zu viel tierisches Eiweiß und bringen Sie dafür mehr leichte vegetarische Kost auf den Tisch.

- Verwenden Sie in der Küche mehr Apfelessig, zum Beispiel im Salatdressing, oder geben Sie einen Schuss davon in ein Glas mit warmem Wasser. Auch Apfelessig macht Sie durch seine entschlackende und antibakterielle Wirkung fit für den Frühling und sorgt überdies für eine gesunde Darmflora. Außerdem enthält er das »Schönheits-Elektrolyt« Kalium.

- Sprossen und Minigemüse fangen die erwachende Kraft des Frühlings ein und strotzen nur so von Enzymen, Vitaminen, Mineralstoffen und anderen Pflanzennährstoffen. Spülen Sie das Junggemüse gut mit Wasser ab und garnieren Sie damit großzügig Salate und Suppen oder beliebige andere Gerichte. So hübsch es anzuschauen ist, eignet sich eine Handvoll davon auch sehr gut als Zugabe für Ihren Smoothie!

- Fügen Sie Ihren Smoothies natürliche Diuretika hinzu, um zusätzliche Pfunde durch Wasseransammlungen loszuwerden. Harntreibend wirken zum Beispiel Koriander, Petersilie, Spargel, Cranberrys und Ananas. Wenn der Sommer näherrückt, kommen auch Wassermelone und Aubergine in Frage.
- Nutzen Sie das Angebot Ihres Wochenmarktes an regionalem Gemüse, das jetzt viel abwechslungsreicher als im Winter ist. Fenchel, Brokkoli, Spargel, Blattkohl, verschiedene Salatsorten und Kresse sind nur einige der Frühlingsgenüsse, die der Wochenmarkt jetzt zu bieten hat.
- Treiben Sie Schweißtreibendes! Der Frühling ist die ideale Jahreszeit für Wanderung, Walking oder Jogging. Oder gönnen Sie sich einen Gang in die Infrarotsauna. Durch das Schwitzen befreien Sie sich zugleich von Giften und Schlacken, die sich im Lauf des Winters im Körper angesammelt haben.
- Wenn Sie ein häusliches Yogaprogramm absolvieren, ist dies jetzt auch die ideale Zeit für den *Surya Namaskar,* den Sonnengruß, oder andere Bewegungsabfolgen im Stehen. Sie kommen dem natürlichen Bewegungsdrang entgegen, der sich im Frühjahr wieder vermehrt einstellt.
- Nutzen Sie das zunehmende Tageslicht. Stehen Sie zeitig auf, um die frühen Morgenstunden zu genießen, und machen Sie vor oder nach dem Abendessen noch einen Gang zu einem Platz, von dem aus Sie den Sonnenuntergang betrachten können. Auf diese Weise bringen Sie sich in Einklang mit dem sich wandelnden Rhythmus der Natur.
- Entfernen Sie abgestorbene Hautpartikel behutsam mit einer Reinigungsmilch, die Alpha- oder Beta-Hydroxysäuren enthält.
- Sie können dazu auch wieder eine selbstgemachte Peelingcreme verwenden, für die Sie nicht wie im Winter Zucker, sondern Salz mit Kokosöl vermischen. Ein Salzpeeling wirkt etwas intensiver, und die negativ geladenen Salz-Ionen sollen negative Energien und Schadstoffeinflüsse aus der Umwelt neutralisieren können. Auf demselben Prinzip beruhen auch die in Reformhäusern und Bioläden angebotenen Salzlampen, denen man nachsagt, eine von Elektrogeräten bewirkte Anreicherung der Luft mit positiv geladenen Ionen ausgleichen zu können. – Vermischen Sie Kokosöl und Salz zu gleichen Teilen und fügen Sie 15

bis 20 Tropfen ätherisches Öl Ihrer Wahl hinzu (zum Beispiel Lavendel- oder Neroliöl). Bewahren Sie die Creme in einem Glas oder in einer BPA-freien Plastikbox auf. Reiben Sie in der Dusche den ganzen Körper vorsichtig mit der Creme ab. Duschen Sie anschließend wie gewohnt.

- Das Frühjahr ist die richtige Jahreszeit, um gründlich zu entgiften. Unterstützen Sie daher insbesondere den Lymphfluss (siehe *Umstellung 7*).
- Im Ayurveda werden Reinigungsmethoden des *Panchakarma* empfohlen, um den Körper zu entgiften und zu entschlacken. Dazu gehört auch die Darmreinigung durch Einläufe. Diese lassen sich mit Hilfe eines einfachen Klistiers durchführen oder auch mit einem Irrigator, der sich die Schwerkraft zunutze macht. Im Sanitätsgeschäft können Sie sich fachlich beraten lassen.
- Trinken Sie zur Entschlackung reichlich Wasser. Auch warmes Zitronenwasser ist hervorragend geeignet, um den Körper durchzuspülen und zu entschlacken. Bereiten Sie es sich zusätzlich am Nachmittag und/oder Abend zu.
- Unterschätzen Sie nicht die Kraft der Frühjahrssonne. Schützen Sie sich durch einen breitkrempigen Hut, eine große Sonnenbrille und eine giftfreie Sonnenmilch (siehe *Umstellung 6*).
- Verbinden Sie sich mit den schöpferischen Kräften der Natur und den Rhythmen des Universums. Stecken Sie mehr von Ihrer Energie in kreative Ideen und Projekte und verbringen Sie weniger Zeit vor dem Fernseher und mit anderen passiven Beschäftigungen, wie Sie es vielleicht in der kalten Jahreszeit getan haben. Tun Sie mehr von dem, worauf Sie wirklich Lust haben. Nutzen Sie den kosmischen Kraftschub dieser Jahreszeit!

## Schön und kraftvoll durch den Sommer

Der Sommer ist die Zeit des intensivsten Lichtes, das uns Energie gibt und die Lebensgeister weckt. Je nach Wetter und Wohnort kann die Luftfeuchtigkeit jetzt sehr unterschiedlich sein. Möglicherweise sind Sie auch dem Wechsel zwischen hohen Außentemperaturen und der kühlen Luft klimatisierter Innenräume ausgesetzt. Daher ist es wichtig, Ihre Abwehrkräfte auch während der Sommermonate ausreichend zu stärken. Hier eine Reihe von Tipps für die heiße Jahreszeit:

- Essen Sie reichlich »kühlendes« Obst wie Aprikosen, Trauben, Blaubeeren, Himbeeren, Brombeeren, Kirschen, Pflaumen, Feigen, Nektarinen und Melonen.

- Unter den Gemüsesorten finden Sie auf dem Wochenmarkt jetzt besonders frisch Rote Bete, Gurken, Paprika, Sommerkürbis, Endivien und Bohnen.

- Während der »feurigen« *Pitta*-Jahreszeit, die auch unser inneres Feuer schürt, regen wir uns leichter auf, sind schneller ungeduldig und gereizt. Es kann daher nicht schaden, in dieser Hinsicht besonders »aktive« Lebensmittel zu meiden, die diese Tendenz noch verstärken, wie Peperoni, Zwiebeln und Knoblauch.

- Trinken Sie kühlende Kräutertees mit frischer Minze oder Kamille. Sie können sich dazu auch eine kleine Minzepflanze auf dem Fensterbrett in Ihrer Küche halten, die Sie den ganzen Sommer über mit frischen Minzeblättern versorgt.

- In der Sommerhitze bevorzugen wir leichtere Mahlzeiten. Hören Sie auf Ihren Körper und zwingen Sie sich niemals zum Essen. Machen Sie sich bewusst, dass Sie nicht das ganze Jahr hindurch an denselben Essgewohnheiten festhalten müssen. Es ist die ideale Jahreszeit für Rohkost, Salate und Obst.

- Trinken Sie Kokoswasser. Es ersetzt Elektrolyte und Mineralstoffe, die Ihrem Körper durch vermehrtes Schwitzen verlorengegangen sind.

- Essen Sie in der Sommersaison viel rohes Blattgemüse und Salate, die von Natur aus *yin* sind und damit kühlend. Nutzen Sie das reichhaltige Angebot des Wochenmarktes, um neue, schmackhafte Salatvariationen zu kreieren.

- In der Sommerhitze fühlen wir uns häufiger geschwollen oder aufgedunsen. Verwenden Sie daher in der Küche weniger Salz und stattdessen aromatische frische Kräuter. Mit der Zeit wird Ihr Bedürfnis an kräftig gesalzenen Speisen ganz von selbst nachlassen.

- Wenden Sie bei fettiger Haut unsere reinigende Gesichtsmaske (siehe *Umstellung 8*) oder andere Tonerde-Masken an, um Hautirritationen und -unreinheiten vorzubeugen.
- Wechseln Sie – falls Sie nicht sehr trockene Haut haben – von einer Reinigungscreme zu einem intensiver wirkenden Reinigungsgel.
- Ersetzen Sie Ihre Fettcreme, wenn diese Ihnen jetzt als zu reichhaltig erscheint, durch eine leichtere Feuchtigkeitsmilch auf Wasserbasis, die schnell einzieht.
- Die »echte Aloe« ist eine robuste und wuchsfreudige Pflanze, die sich gleichermaßen als Zimmer- wie als Balkonpflanze eignet. Mit ihr haben Sie jederzeit frisches Aloe-vera-Gel parat, falls Sie – was wir nicht hoffen wollen – sich doch einmal einen Sonnenbrand zugezogen haben sollten.
- Auch Kokosöl wird eine kühlende Wirkung zugesprochen. Verwenden Sie es im Sommer für Ihre Abhyanga-Selbstmassage (siehe *Umstellung 7*).
- Tragen Sie helle, natürliche Stoffe wie Leinen und Baumwolle, die Ihre Haut atmen lassen.
- Füllen Sie Rosenwasser in einen Parfum-Zerstäuber und besprühen Sie damit Gesicht und Dekolleté, sooft Sie eine milde Erfrischung nötig haben.
- Übertreiben Sie es nicht mit Ihrem Workout. In der sommerlichen Hitze ist ein selbst zusammengestelltes Yogaprogramm besser geeignet als schweißtreibendes Aerobic im Fitnessstudio. Auch für das in überheizten Räumen praktizierte »Hot Yoga« (*Bikram*-Yoga) ist dies kaum die ideale Jahreszeit. Gegen leichte Bewegung am Strand oder Schwimmen ist natürlich nichts einzuwenden.
- Nicht nur für die Umsetzung kreativer oder beruflicher Impulse ist jetzt die Zeit, sondern auch, um mit der Natur und den Elementen auf Tuchfühlung zu gehen, sei es während eines Strandtages oder auch nur bei einer Erholungspause im Park. Gönnen Sie sich diese Auszeit, um sich von der Natur und Ihren eigenen inneren Impulsen inspirieren zu lassen. Nutzen Sie das höhere Energieniveau und verbringen Sie viel Zeit im Freien. Gegen Ende eines heißen Sommers stellen sich dann

ebenso natürlich Sättigung und ein größeres Bedürfnis an Ruhe ein, und auch diesem Impuls sollten Sie nachgehen.

## Schön und kraftvoll durch den Herbst

Mit der leuchtenden Pracht des sich verfärbenden Laubes zeigt sich der Herbst von seiner schönsten Seite. Aber die Luft kühlt merklich ab, es wird windiger, und nun gilt es, die Haut stärker vor Witterungseinflüssen zu schützen. Uns verlangt jetzt weniger nach erfrischenden Getränken wie Kokoswasser, sondern eher nach einer wärmenden Tasse Tee. Die Lust auf warme, kräftige Mahlzeiten, die sich im Sommer in Grenzen hielt, stellt sich nun ebenfalls wieder stärker ein. Da im Herbst *Vata,* das Luftelement, vorherrscht, ist es aus energetischer Sicht wichtig, uns jetzt durch entsprechende Mittel zu erden und für Ausgleich zu sorgen. Sind wir nicht ausreichend in unserer Mitte, kann das zu Stress und ängstlicher Unruhe führen, vor allem dann, wenn uns nach einem eher gemächlich verbrachten Sommer ein anstrengender Arbeitsalltag erwartet. Hier ein paar Tipps:

- Essen Sie jetzt wieder mehr warme Gerichte, die Ihnen eine gute Grundlage geben, aber achten Sie dabei weiterhin auf Ausgewogenheit.
- Nutzen Sie das herbsttypische Gemüseangebot wie zum Beispiel Rosenkohl, Rüben, Rettich, Blumenkohl und Pilze, um daraus einfache, aber schmackhafte und nahrhafte Gerichte zu zaubern.
- Glutenfreie Körnersorten wie Quinoa, Naturreis und Amarant eignen sich hervorragend für diese Jahreszeit, vor allem in Kombination mit viel frischem Gemüse.
- Teezubereitungen aus Zitronenmelisse, Kamille, Baldrian, Ashwagandha (Schlafbeere) oder Tulsi (Indisches oder Heiliges Basilikum) wirken beruhigend und entspannend. Sie finden sie zum Beispiel in Naturkostläden.
- Wind und geringe Luftfeuchtigkeit können die Haut jetzt spröder machen. Nehmen Sie sich daher für Ihre Abhyanga-Massage (siehe *Umstellung 7*) etwas mehr Zeit. Sie eignet sich auch gut zum Ausgleich

eines Überschusses an *Vata,* durch den Sie sich leicht ängstlich und überfordert fühlen können, wenn Sie nicht in Ihrer Mitte sind. Überhaupt ist Abhyanga ein ausgezeichnetes Mittel gegen Stress.

- Da der Einfluss von *Vata* oder des Luftelementes im Herbst stark überwiegt, kommt es jetzt auch häufiger zu Symptomen wie Darmträgheit. Essen Sie ballaststoffreich und vor allem langsam und bewusst, indem Sie jeden Bissen gut kauen.

- Schützen Sie mit Mütze, Schal und Handschuhen Gesicht, Hals und Hände gut bei Wetterumschwüngen und trockenem Wind, damit Ihre Haut nicht austrocknet und spröde oder rissig wird.

- Vielleicht ist Ihre Haut mit dem Wechsel der Jahreszeit auch insgesamt trockener und benötigt jetzt zusätzliche Pflege. Unsere klassische Schönheitsmaske (siehe *Umstellung 6*) eignet sich auch ganz besonders für die Anwendung im Herbst.

- Gerade die empfindlichen Lippen, die in dieser Jahreszeit schnell spröde und rissig werden, benötigen jetzt besondere Pflege. Benutzen Sie häufig einen natürlichen Lippenbalsam mit Sheabutter oder Olivenöl und Vitamin E. Meiden Sie aber mineralölhaltige Produkte und andere synthetische Inhaltsstoffe, die – wie alles, was Sie auf die Lippen auftragen – zwangsläufig den Weg in den Körper finden.

- Hat Ihre Haut im Lauf des Sommers reichlich (oder auch überreichlich!) Sonne, Wasser, Salz oder Chlor abbekommen, kann sie sich jetzt mehr oder weniger strapaziert anfühlen. Kehren Sie dann zu der milderen Zucker-Peelingcreme zurück (siehe oben bei den Tipps für den Winter) und nehmen Sie im Verhältnis mehr Kokosöl, wenn Sie den Eindruck haben, dass Ihre Haut zusätzliche Versorgung mit Feuchtigkeit braucht.

- Verwenden Sie unter der Dusche keine aggressiven Seifen, die Ihre Haut auslaugen. Nehmen Sie lieber eine natürliche, milde Reinigungslotion mit ätherischen Ölen anstatt künstlicher Duftstoffe, die die Haut reizen können.

- Wenn es draußen kälter und windiger wird, ist es Zeit, wieder zu einer reichhaltigeren Fettcreme überzugehen, die Ihre Haut zusätzlich schützt und mit Feuchtigkeit versorgt.

- Besonders gilt das für Ihre Hände, die Wind und Wetter besonders ausgesetzt sind. Verwenden Sie regelmäßig eine gute Handcreme (mit
Sheabutter oder auf einer anderen natürlichen Fettbasis), besonders
nach dem Händewaschen.
- Mit dem Ende der Sommerferien hat uns auch der Alltag wieder: Das
neue Schuljahr beginnt, die Arbeit fordert ihren Tribut, und vielleicht
ist auch das eine oder andere Projekt bis zum Jahresende zum Abschluss zu bringen. Lassen Sie den Stress nicht überhandnehmen und
sorgen Sie rechtzeitig für Ausgleich. Nehmen Sie sich immer mal wieder eine Auszeit, um nicht aus dem Gefühl der Überlastung in ungesunde Verhaltensweisen wie übermäßiges Essen zu verfallen. Nehmen
Sie sich Zeit für sich selbst: Meditieren Sie, gönnen Sie sich eine Massage oder lesen Sie ein Buch. Tun Sie etwas, das Sie zur Ruhe kommen
lässt.

Folgen Sie also dem großen Jahreskreis der Natur. Gehen Sie mit dem
Rhythmus der Jahreszeiten und passen Sie sich den unterschiedlichen
Energieeinflüssen an. Sie haben eine stärkere Auswirkung auf Körper,
Geist und Seele, als Ihnen vielleicht bewusst ist. Wenn Sie Ihren Alltag
mehr darauf abstimmen, können Sie dabei nur gewinnen und werden mit
einem Zuwachs an Gesundheit, Energie und Schönheit belohnt. Am besten fangen Sie gleich jetzt damit an, unsere Vorschläge umzusetzen, um
sich schon bald mehr im Einklang mit diesem umfassenden Energiestrom
zu fühlen, von dem wir alle ein Teil sind.

# Umstellung 14:
# Leben Sie im Einklang mit Sonne, Mond und den Elementen der Erde

## Die Kraft der Sonne

Wohl niemand würde behaupten, dass es gut für die Haut sei, stundenlang in der Sonne zu braten. Inzwischen ist allgemein bekannt, dass ein Übermaß an UV-Strahlung zu Hautkrebs und vorzeitiger Hautalterung führen kann. Das bedeutet aber nicht, dass wir die Sonne gänzlich meiden müssen. Das Sonnenlicht ist ein elementarer Teil der Natur und ermöglicht erst das Leben auf der Erde, und das gilt natürlich auch für den Menschen. Auch im digitalen Zeitalter bleiben wir Teil der Natur und unaufhebbar mit Mutter Erde verbunden.

Gewiss müssen wir sorgfältig abwägen, wann und wie lange wir uns der Sonne aussetzen (darauf gehen wir weiter unten noch ein), aber es wäre wie gesagt auch nicht angebracht, ihr vollständig aus dem Weg zu gehen. Robyn Lucas, ein Hautarzt an der Australian National University, kommt in einer Studie zu dem Schluss, dass wesentlich mehr Todesfälle auf einen *Mangel* an Sonne als ein Übermaß daran zurückzuführen sind. Das Sonnenlicht hat nämlich auch etliche positive Auswirkungen auf unsere Gesundheit und Schönheit. Einige Aspekte werden nachfolgend genannt.

### Endorphin- und Hormonproduktion
Das Sonnenlicht kann – auch wenn die Haut ihm nicht direkt ausgesetzt ist – den Körper zur Ausschüttung von Endorphinen und Hormonen wie Serotonin anregen und damit stimmungsaufhellend wirken. Schon ein Blick aus dem Fenster, während Sie an einem sonnigen Tag am Computer oder beim Mittagessen sitzen, kann auf diese Weise spürbar die Laune heben. (Die Vitamin-D-Synthese wird durch Fensterglas einfallendes Sonnenlicht allerdings nicht angeregt.) Ein Mangel an Sonnenlicht kann

dagegen zu einem Melatoninmangel und der sogenannten Winterdepression führen. In Gegenden mit sehr wenigen Sonnenstunden ist dies ein ernstzunehmendes Problem, das erneut vom Einfluss zeugt, den die Kräfte der Natur auf unser Wohlbefinden haben. Wie wir schon in der *dritten Säule* »Optimaler Schönheitsschlaf« gesehen haben, ist es für einen gesunden Schlaf-wach-Rhythmus ausschlaggebend, sich ausreichend dem Tageslicht auszusetzen. Für eine ausgewogene Melatoninproduktion in der Zirbeldrüse ist der Kontrast zwischen der Helligkeit des Tages und der möglichst vollständigen Dunkelheit der Nacht eine notwendige Voraussetzung. Ist dieser Kontrast durch den ständigen Aufenthalt in künstlich beleuchteten Innenräumen mehr oder weniger aufgehoben, kann der Körper den Unterschied zwischen Tag und Nacht nicht mehr ausreichend erkennen. Der Melatoninspiegel gerät aus dem Gleichgewicht, und der Nachtschlaf ist entsprechend gestört.

## Vitamin-D-Synthese und Immunsystem

Der Körper benötigt Sonnenlicht zur Herstellung von Vitamin D, das wiederum die Kalziumaufnahme verbessert. Vitamin D hilft ebenfalls bei Hautproblemen wie Psoriasis und stärkt die Abwehrkräfte, so dass Sie besser vor Erkältungen und Grippe geschützt sind. Einige Wissenschaftler sind sogar der Ansicht, dass es vor bestimmten Krebsarten schützen kann. Eigentlich ist Vitamin D gar kein echtes Vitamin, sondern eine Hormon-Vorstufe. Einige Studien haben gezeigt, dass es zur Erhöhung des Testosteronspiegels bei Männern sowie zur Regulierung des Östrogen- und Progesteronspiegels bei Frauen beiträgt. Diese ausgleichende Wirkung auf den Hormonhaushalt ist also ein weiterer entscheidender Vorteil des Sonnenlichtes. Auch wenn Sie sich Vitamin D über ein entsprechendes Präparat zuführen können, ist und bleibt ein maßvoller Aufenthalt in der Sonne die bessere und wirksamere Alternative.

## Verbesserung der Kreislauf- und Stoffwechselfunktion

Das Sonnenlicht ist auch gut für die Blutzirkulation, die – wie wir bereits ausgeführt haben – Voraussetzung für die optimale Nährstoffversorgung des ganzen Körpers ist. Einige Forschungsergebnisse deuten sogar auf einen möglichen Zusammenhang zwischen Sonnenlicht und verbessertem Stoffwechsel hin.

### Schutz vor Herzerkrankungen und Krebs

Wie neuere Forschungsergebnisse zeigen, bewirkt auf der Haut auftreffendes Sonnenlicht die Freisetzung von blutdrucksenkendem Stickoxid in den Blutgefäßen. In einer von Richard Weller geleiteten Studie heißt es: »Wir geben zu bedenken, dass die gutgemeinte Warnung [vor UV-Strahlung], mit dem Ziel, die vergleichsweise geringe Anzahl tödlicher Hautkrebserkrankungen zu senken, ungewollt zu einer Häufung tödlich verlaufender (…) Herzerkrankungen und Schlaganfälle führen kann. Dabei bleiben epidemiologische Forschungsergebnisse außer Acht, die besagen, dass Sonnenlicht die Sterblichkeitsrate generell und insbesondere bei Herz-Kreislauf-Erkrankungen senkt.«[1] Weiterhin heißt es, dass jeder tödlich verlaufenden Hautkrebserkrankung zwischen sechzig und hundert tödlich verlaufende Herzerkrankungen und Schlaganfälle, die auf Bluthochdruck zurückzuführen sind, entgegenstehen. Man kann also davon ausgehen, dass etwa achtzigmal so viele Menschen an Herz-Kreislauf-Erkrankungen wie an Hautkrebs sterben.

Sowohl eine in der Zeitschrift *Cancer* veröffentlichte Studie als auch ein systematischer Studienvergleich im *European Journal of Cancer* kommen zu dem Schluss, dass ein Mangel an Sonnenlicht für Menschen in Westeuropa und den Vereinigten Staaten ein Krebsrisiko darstellen kann. Dabei zeigte sich vor allem ein Anstieg bei Krebsformen des Verdauungstraktes und der Fortpflanzungsorgane, insbesondere Brust-, Darm- und Eierstockkrebs.

# Wie viel Sonne ist gesund?

Nun werden Sie sich vielleicht fragen, wie es mit der vorzeitigen Hautalterung durch UV-Strahlen steht. Um es noch einmal deutlich zu sagen: Wir wollen hier ganz gewiss keiner Sonnenanbetung im Stil der sechziger Jahre das Wort reden, als man sich noch zusätzlich Alu-Reflektoren unter das Kinn hielt. Wir sprechen hier von einem maßvollen und vernünftigen Umgang mit der Sonne, der sogar zur Abheilung sonnenbedingter Hautschäden beitragen kann! Vermittelt über die Vitamin-D-Synthese, kann ein begrenzter Aufenthalt in der Sonne den Transport von Immunzellen zur äußeren Hautschicht anregen, wo sie an der Regeneration von Hautschäden durch zu hohe UV-Belastung teilhaben. Das ergaben Forschungen an der Stanford University.

Was ist also das gesunde Maß? Zunächst möchten wir Ihnen davon abraten, die empfindliche Gesichtshaut der Sonne auszusetzen. Ihr Teint ist dafür einfach zu kostbar und gewiss das Erste, was Sie vor sichtbaren Zeichen der Hautalterung bewahren wollen. Tragen Sie in der Sonne also stets einen Hut und schützen Sie das Gesicht mit einer ungiftigen Sonnenmilch.

*Der richtige Ort für eine gesunde Sonnenbestrahlung sind Arme und Beine.* Michael F. Holick, Leiter des Vitamin-D-, Haut- und Knochenforschungslabors der Boston University und Co-Autor des Buches *Schützendes Sonnenlicht – Die heilsamen Kräfte der Sonne*[2], stimmt dieser Ansicht zu. Seine Empfehlung lautet, Arme und Beine zwei- bis dreimal in der Woche für fünf bis zehn Minuten dem Sonnenlicht auszusetzen. Über diesen Zeitraum hinaus ist die Verwendung eines Sonnenschutzmittels unbedingt anzuraten. Während kleiner Spaziergänge wird sich die Sonne auf Ihren entblößten Armen und Beinen wohlig warm anfühlen. Parken Sie Ihr Auto, wenn Sie das nächste Mal an einem sonnigen Tag zum Einkaufen fahren, ein Stückchen vom Supermarkt oder Einkaufszentrum entfernt und genießen Sie den Gang durch die Sonne. Oder setzen Sie sich für fünf Minuten mit einem Buch oder einer Tasse Tee ins Freie. Oder lassen Sie sich, wenn Sie zu Fuß in der Stadt unterwegs sind, für ein paar Minuten auf einer Bank nieder, um sich einfach ein wenig umzuschauen. Selbst im trostlosesten Gewerbegebiet gibt es meist noch Schönes zu entdecken. Das ist eine echte Wohltat für Ihren Körper, der es genießt, ein wenig Sonne zu tanken, selbst wenn es nur für wenige Augenblicke ist.

Darüber hinaus empfiehlt Dr. Holick die Zufuhr von 1000 I. E. Vitamin D über ein Nahrungsergänzungsmittel, vor allem im Winter, wenn Sie möglicherweise nicht genug Sonnenlicht abbekommen. Lebensmittel, die viel Vitamin C und E sowie Selen enthalten, sind ebenfalls eine gute Ergänzung zum natürlichen Sonnenlicht, da sie die Haut vor dessen schädlichen Einflüssen schützen. Karen E. Burke von der Mount Sinai School of Medicine meint dazu: »Diese Antioxidantien beschleunigen die Hautheilung und verhindern auf direktem Weg weitere Hautschäden.«[3] Hervorragende natürliche Quellen für diese »Schönheitsnährstoffe« sind Acai-Beeren, Paranüsse, Mandeln, Orangen und Paprika.

## Die Umwandlung von Licht in Energie

Es ist allgemein bekannt, dass Pflanzen Sonnenlicht in Energie umwandeln. Eine im Jahr 2014 veröffentlichte wegweisende Studie zeigt jedoch, dass Tiere mit Hilfe einer chlorophyllreichen Pflanzennahrung ebenfalls in der Lage sind, unmittelbar Energie aus dem Sonnenlicht zu beziehen. Bis dahin war man davon ausgegangen, dass ausschließlich pflanzliche Organismen Sonnenlicht in den biologisch verfügbaren Energieträger Adenosintriphosphat (ATP) umwandeln können. Die Studie ergab, dass die Mitochondrien in tierischen Zellen »ebenfalls Licht aufnehmen und in Verbindung mit einem lichtempfänglichen Chlorophyll-Stoffwechselprodukt in der Lage sind, ATP zu synthetisieren«.[4]

Die Studie kommt mit anderen Worten zu dem Schluss, dass sich tierische Organismen – einschließlich des Menschen – anhand einer pflanzenreichen Kost die Lichtempfänglichkeit des Chlorophylls zunutze machen können, um daraus Energie in Form von ATP zu gewinnen. In entsprechenden Versuchen steigerte sich bei einigen der Tiere, die man rein pflanzlich fütterte und dem Sonnenlicht aussetzte, die Lebenserwartung. Außerdem gab es Hinweise darauf, dass die aus der Kombination von chlorophyllreicher Nahrung und Sonnenlicht bezogene Energie die Mitochondrienfunktion in tierischen Organismen verbessert. Aus unserer Schönheitsperspektive ist das natürlich eine aufregende Botschaft, weil eine verbesserte Mitochondrienfunktion die von freien Radikalen verursachten Zellschäden vermindert und damit den Alterungsprozess verlangsamt.

Es handelt sich hierbei also um einen völlig neuen Zugang zum Thema Ernährung und der Rolle, die eine vegetarische Kost für die Schönheit spielt. Nicht genug damit, dass sie uns mit einer Fülle von Vitaminen, Mineralstoffen und Tausenden schönheitsfördernder biologischer Bausteine versorgt – laut dieser Forschungsergebnisse erlaubt sie uns darüber hinaus, aus dem Sonnenlicht unmittelbar Energie zu beziehen! Erneut zeigt sich hier unsere zeitlose, grenzenlose, ununterbrochene Verbindung mit der Natur. Nicht von ungefähr ist die Pflanzenvielfalt, mit der sie uns beschenkt, weithin Ernährungsgrundlage für unsere nächsten Verwandten im Tierreich. Und es bestätigt sich einmal mehr die Empfehlung, die sich wie ein roter Faden durch dieses Buch zieht: Essen Sie möglichst naturnah und naturbelassen, Ihrer Schönheit und Energie zuliebe!

## Die Kraft des Mondes

Nicht nur die Sonne, auch der Mond hat mit seinen Zyklen Einfluss auf unser Energieniveau, wenn auch in subtilerer Form. Das Licht des Mondes lässt keine Pflanzen wachsen und hinterlässt keine sichtbaren Spuren auf unserer Haut. Trotzdem gehen auch von diesem Himmelskörper energetische Einflüsse aus, die sich ebenfalls auf Ihre Schönheit auswirken. Unsere Vorfahren waren viel mehr im Einklang mit den Phasen des Mondes und orientierten sich an ihnen nicht nur bei der Getreideaussaat und -pflege, sondern richteten an ihnen auch ihr Gemeinschaftsleben aus. Der Saatkalender des biologisch-dynamischen Landbaus, eine Form nachhaltiger Landwirtschaft, die von Frankreich bis Indien in vielen Teilen der Welt praktiziert wird, betrachtet Bodenfruchtbarkeit, Pflanzenwachstum und artgerechte Tierhaltung als drei Aspekte eines größeren ökologischen Zusammenhangs, der mit den Phasen des Mondes koordiniert ist.

Der Mond hat nachweislich Einfluss auf bestimmte Tiere, so zum Beispiel auf das Körpergewicht von Honigbienen, das bei Neumond am höchsten ist. In verschiedenen alten Kulturen, wie etwa Texte aus Babylonien und Assyrien belegen, ging man von einem Einfluss des Mondes auf den Menschen aus. Auch der Zusammenhang zwischen Mondbahn und Gezeiten, in denen sich die vom Mond ausgehenden Gravitationskräfte zeigen, war ihnen bereits bekannt. Da der Mensch zu 72 Prozent aus Wasser besteht, ist es denkbar, dass wir im kleinen Maßstab ähnlichen Einflüssen des Mondes unterliegen, durch die wir phasenweise eher aktiv und extravertiert sind und dann wieder mehr in uns gekehrt und zurückgezogen.

Die Tatsache, dass sowohl der weibliche Zyklus als auch ein kompletter Mondzyklus etwa knapp dreißig Tage umfasst, hat für viele Diskussionen gesorgt. Zumindest im Ayurveda glaubt man, dass die Gezeiten des Meeres und die Phasen des Mondes kraftvolle Sinnbilder für die tiefe Verbundenheit der Frau mit der Natur sind.

Wie wir schon wissen, sollten wir unsere wache Zeit weitgehend zwischen Sonnenaufgang und Sonnenuntergang verbringen. In vielen traditionellen Gesellschaften in aller Welt glaubt man, dass auch unser Tun an Kraft gewinnt, wenn wir es mit den anderen Naturrhythmen wie den Mondphasen in Übereinstimmung bringen. In größerer Harmonie mit unserer natürlichen Umwelt zu leben bedeutet auch, uns in unserem Tun und Lassen von diesen größeren Energieströmen tragen zu lassen.

Neumond ist wie ein kleines Neujahr, das wir jeden Monat begehen können. Sehen Sie darin eine willkommene Gelegenheit, sich allmonatlich neu auszurichten, sich neue Ziele zu setzen oder die alten mit neuem Elan zu erfüllen. Neumond eignet sich auch gut als Fastentag und ist ein günstiger Zeitpunkt, um zugunsten Ihrer Schönheit positive Veränderungen im Alltag vorzunehmen. Vielleicht fangen Sie damit an, morgens Ihr warmes Zitronenwasser oder überhaupt mehr Wasser zu trinken und dafür bei Sprudelwasser und Limonaden Abstriche zu machen. Oder nehmen Sie sich mehr Zeit für die Herstellung und Anwendung selbstgemachter Schönheitsmasken. Für die Umsetzung Ihrer guten Vorsätze brauchen Sie also nicht bis zum Jahreswechsel zu warten: In jedem Jahr haben Sie zwölfmal die Gelegenheit für Ihren ganz persönlichen Neustart in einen schönheitsbewussteren Monat.

Unter dem Einfluss des Vollmondes werden Sie vielleicht am stärksten den Hang verspüren, ein Vorhaben oder eine Aufgabe zum Abschluss zu bringen. Daher ist es günstig, Ihre kreativen Projekte nach Möglichkeit so zu legen, dass ihre Vollendung zeitlich mit dem Vollmond zusammenfällt. Die Zeit um Vollmond ist auch ideal für ein aufwendiger gestaltetes Abendessen mit der Familie oder Freunden. Nehmen Sie sich auch ein paar Minuten Zeit für ein »Mondbad«. Genießen Sie den kühlen Lichtglanz des vollen Mondes, der für die aufheizende und antreibende Energie des Sonnenlichtes einen besänftigenden Ausgleich bietet.

In der alten Mystik gilt die Phase des zunehmenden Mondes mit seiner wachsenden Energie als die geeignete Zeit für Empfängnis, Wachstumsprozesse und die Umsetzung der bei Neumond gefassten Entschlüsse, während die Phase nach Vollmond, wenn die Energie des abnehmenden Mondes im Schwinden begriffen ist, sich gut dafür eignet, Bilanz zu ziehen und Altes zum Abschluss zu bringen. Dies ist auch eine günstige Zeit, um auszumisten. Räumen Sie im Kühlschrank oder in den Küchenregalen auf, gehen Sie Ihre Kosmetika und Pflegeprodukte im Badezimmerschrank durch und sortieren Sie aus, was nicht mehr frisch ist oder giftige Zusätze enthält. Umgeben Sie sich nur noch mit gesunden Dingen, die Ihnen Vitalität und Energie verleihen.

## Das Ausbalancieren der Elemente im Körper

Nach der *Panchamahabhuta*-Lehre des Ayurveda besteht alles im Universum – einschließlich des Menschen – aus fünf Hauptelementen: Erde, Wasser, Feuer, Luft und Raum (Äther). Diese Lehre besagt, dass wir die elementare Zusammensetzung unseres Körpers mit allen Dingen in der Natur gemein haben. Auch im chinesischen Heilsystem gibt es fünf Elemente: Erde, Wasser, Feuer, Holz und Metall. Wenn wir auf die komplexen Zusammenhänge hier auch nicht eingehen wollen, hilft uns doch ein gewisses Verständnis dieser alten Lehren von den Elementen, uns selbst mehr in Balance zu bringen, was wiederum unserer Schönheit zugutekommt. Nach Auffassung des Ayurveda kann ein Ungleichgewicht der Elemente zu verschiedenen Störungen unseres Erscheinungsbildes führen, wie Akne, schütteres Haar und vorzeitige Hautalterung.

Laut der schon erwähnten *Dosha*-Lehre des Ayurveda sind die fünf Elemente, die wir alle in uns tragen, individuell unterschiedlich ausgeprägt. Daraus ergeben sich drei grundlegende Konstitutionstypen: *Vata* oder die Luftkonstitution –, die sich in der Natur als Wind zeigt; *Pitta* oder die Feuerkonstitution –, die uns in der Sonne erscheint; und *Kapha* oder die Erde/Wasser-Konstitution –, wie sie im Gestein und in anderen festen Elementen sowie in Gewässern zum Ausdruck kommt. Sind wir unausgeglichen, dann sind auch die Elemente auf der körperlichen Ebene im Ungleichgewicht. Bringen wir umgekehrt die Elemente in uns und damit unsere Konstitution in die Balance, kommt das unserer Gesundheit zugute, und die sichtbaren Spuren des Alterns stellen sich weniger stark oder später ein. Um also Ihrer natürlichen Schönheit zu ihrem vollen Ausdruck zu verhelfen, ist es notwendig, diese Balance herzustellen und jedes Extrem zu vermeiden.

Wie gesagt ist das Konzept von den Elementen und Konstitutionstypen in seiner Gesamtheit weit komplexer, als es hier dargestellt werden kann. Immerhin gibt es einige allgemeine Prinzipien, mit deren Hilfe wir Unausgewogenheiten in uns selbst aufspüren können, und ganz konkrete Maßnahmen, um Körper, Geist und Seele wieder ins Gleichgewicht zu bringen. Hier nun typische Anzeichen ausgewogener beziehungsweise unausgewogener Doshas, gefolgt von einer Reihe wirksamer Mittel, um die innere Balance wiederherzustellen.

## Vata (Luft/Wind)

Gleich dem Wind steht dieses Dosha für die Kraft, die hinter jeder Bewegung steht, einschließlich innerer Bewegungen wie Atmung, Blutkreislauf, Verdauung und Ausscheidung.

*Anzeichen eines* Vata *im Gleichgewicht:* kreatives Denken, Enthusiasmus, Inspiration, geschmeidige Haut
*Anzeichen eines* Vata *im Ungleichgewicht:* übermächtige Sorgen und Ängste, Schlaflosigkeit, Verstopfung, trockene Haut

So bringen Sie Ihr *Vata* ins Gleichgewicht:

- Nehmen Sie sich täglich Zeit für eine sorgfältige Abhyanga-Selbstmassage. Sie ist wichtig für einen entspannten und in sich ruhenden Geist.
- Gehen Sie früher zu Bett und gönnen Sie sich tagsüber regelmäßig Ruhepausen.
- Schützen Sie sich ausreichend bei kaltem, windigem Wetter. Als luftverwandter *Vata*-Typ sind Sie empfindlicher gegen die Kälte und kommen durch sie leichter aus dem Gleichgewicht.
- Sorgen Sie für eine regelmäßige, gute Verdauung (durch eine entsprechende Ernährungsumstellung und probiotische Nahrungsergänzungsmittel).
- Halten Sie sich an einen geregelten Tagesablauf. Das ist für ein ausgewogenes *Vata* besonders wichtig.
- Meiden Sie Koffein und andere Stimulanzien.
- Bevorzugen Sie frische, leichte, gut verdauliche Mahlzeiten. Tierisches Eiweiß (rote Fleischsorten, Milchprodukte etc.) ist besonders schwer verdaulich. Schränken Sie den Verzehr entsprechend ein oder meiden Sie es ganz.
- Meiden Sie besonders »leichte« und trockene Nahrungsmittel wie Cracker, kalt zubereitete Getreideflocken und abgepackte Snacks.
- Verwenden Sie in der Küche Gewürze wie Kardamom, Kreuzkümmel, Ingwer, Zimt, Nelken, Salz, schwarzen Pfeffer und Senfkörner.

## Pitta (Feuer/Sonne)

Feuer ist das verwandelnde Element in der Natur, das für Wechsel und Veränderung steht. Aus diesem Grund spielt es als *Agni,* das »Feuer im Magen«, auch bei der Verdauung und beim Stoffwechsel eine wichtige Rolle.

*Anzeichen eines* Pitta *im Gleichgewicht:* Selbstbewusstsein, Ausdruck von Intelligenz, persönliche Ausstrahlung, von einer klaren Vision geleitetes Handeln, Zuversicht, Zielstrebigkeit

*Anzeichen eines* Pitta *im Ungleichgewicht:* Entzündungen, Verdauungsstörungen, Sodbrennen, Nesselsucht, Hautausschläge und -reizungen, vorzeitiges Ergrauen, Akne (Zu viel innere Hitze/*Pitta* gilt im Ayurveda als den Alterungsprozess besonders stark vorantreibend.)

So bringen Sie Ihr *Pitta* ins Gleichgewicht:
- Meiden Sie stark gewürzte Speisen wie Chili und »einheizende« Lebensmittel und Gewürze wie Tomaten, Rettich und Radieschen, Aubergine, Rote Bete, Knoblauch, Zwiebeln, Paprika und Senfkörner.
- Hüten Sie sich vor der Tendenz zur Überarbeitung. Gönnen Sie sich mehr Ruhe- und Erholungspausen.
- Essen Sie mehr »Kühlendes« wie Blattgemüse, Zucchini, grüne Bohnen und Gurken. Der Glowing-Green-Smoothie (siehe *Umstellung 2*) ist hier geradezu ideal.
- Nehmen Sie auch »kühlende« Getränke zu sich wie Kokoswasser, Zitronenmelisse- und Tulsitee.

## Kapha (Erde/Wasser)

Wie den tastbaren Elementen der Erde, den Steinen und Gewässern, gibt *Kapha* auch dem menschlichen Körper und Geist Zusammenhalt und Form. Es sorgt für bewegliche Gelenke, elastisches Gewebe und ein gesundes »Grundgerüst« des Körpers mit seinen verschiedenen »Geweben« (*Dhatus*).

*Anzeichen eines* Kapha *im Gleichgewicht:* Kraft, Beständigkeit, Hingabefähigkeit, Durchhaltevermögen, Gleichmut, Geduld, Anteilnahme, gut geschmierte Gelenke, gesunder Fett- und Feuchtigkeitshaushalt von Haut und Haaren
*Anzeichen eines* Kapha *im Ungleichgewicht:* rasche Gewichtszunahme (und Schwierigkeiten, das Idealgewicht zu halten oder Übergewicht abzubauen), langsamer Stoffwechsel, Energielosigkeit, erhöhter Schlafbedarf, fehlende Motivation, Stauungen, Lymphstau, fettige Haut

So bringen Sie Ihr *Kapha* ins Gleichgewicht:
- Begegnen Sie der Trägheit und Energielosigkeit mit einem Herz-Kreislauf-Training. Wandern und Radfahren sind dafür gut geeignet.

- Ziehen Sie leichte, eher trockene Mahlzeiten vor und schränken Sie Ihren Öl- und Fettverbrauch ein. Dünsten Sie Ihr Gemüse und verwenden Sie bei der Zubereitung von Suppen oder Pfannengemüse wenig (oder auch gar kein) Fett oder Öl. »Gute« Fette aus natürlichen fettreichen Quellen wie Avocados sind dagegen in Maßen erlaubt.
- Halten Sie sich bei Nüssen zurück, da sie sehr gehaltvoll sind.
- Essen Sie in der warmen Jahreszeit viel Rohkost, also Obst und Gemüse sowie – in Maßen – Saaten und Nüsse.
- Seien Sie vorsichtig mit Natrium.
- Meiden Sie Gluten und Weizenmehlprodukte.

Wir alle sind Geschöpfe des Universums, mikrokosmische Entsprechungen des Makrokosmos. Daher stehen wir nicht nur in enger Verbindung mit den Himmelskörpern wie Sonne und Mond, sondern mit allen Elementen der Natur, die jeder von uns in sich trägt. Diesen Einflüssen so gut wie möglich gerecht zu werden und die Elemente in uns in ein ausgewogenes Verhältnis zueinander zu bringen ist eine wichtige Voraussetzung, um unserer ursprünglichen Schönheit zu ihrem höchsten Ausdruck zu verhelfen.

# Umstellung 15:
# Leben Sie näher an der Natur

## Heilung durch »Erdung«

Die meisten Menschen erfahren in der Natur ein unmittelbares, intuitives Wohlgefühl und erleben sich in ihr stärker »geerdet«. So, wie wir ihn hier verstehen, bedeutet der Begriff *Erdung,* unmittelbaren Kontakt mit der Erde herzustellen und dabei ihren heilenden Einfluss zu erfahren.

Wie neuere Studien zeigen, hat die Erdung sehr positive Auswirkungen auf Gesundheit und Schönheit, und offenbar ist unsere ursprüngliche Verbindung mit der Natur so stark, dass schon der bloße Kontakt mit der Erde einen positiven Einfluss auf das Erscheinungsbild unserer Haut hat. So verbesserten sich in einer Studie schon nach einer Stunde unmittelbaren Kontaktes mit der Erde die Durchblutung der Gesichtshaut und damit die Hautregeneration sowie die Qualität des Teints.

Auf welche Weise wirkt sich nun der direkte Erdkontakt jenseits bloßen »Wohlgefühls« positiv auf unsere Schönheit und die gesamte Gesundheit aus? Der Kontakt mit der Erde, die ein elektrischer Leiter ist, bringt uns in Übereinstimmung mit ihrem Energiefeld und neutralisiert freie Radikale. Von der Erdoberfläche strömen negativ geladene Ionen in unseren Körper und entladen so die vielen ungepaarten positiven Ionen (oder freien Radikale), die sich aufgrund unserer modernen Lebensweise in unserem Körper ansammeln. Diese freien Radikale stammen aus der ständigen Belastung durch Gift-, Schadstoff- und Strahlungsquellen, durch Schwermetalle sowie Rückstände von Chemikalien in unserem Essen. Sie fördern Entzündungsprozesse, machen uns krank und beschleunigen den Alterungsprozess. Bewegen wir uns aber barfuß auf natürlichem Boden, auf Gras oder Sand, können die Heilkräfte der Erde in uns einströmen, freie Radikale neutralisieren und auf diese Weise Entzündungs- und Alterungsprozesse in Schach halten.

Denken Sie an Ihren letzten Strandtag und das wohltuende Gefühl, mit nackten Füßen über den Sand zu laufen! Nun beginnt die Wissenschaft, Beweise dafür zu liefern, was wir intuitiv eigentlich von jeher wissen: Der unmittelbare Kontakt mit Mutter Erde ist heilsam und eine wichtige Voraussetzung für die Entfaltung unserer natürlichen Schönheit. In seinem Artikel »Können Elektronen als Antioxidantien wirken?«[5] beschreibt James Oschman, wie ein aus mangelndem Erdkontakt resultierendes »Elektronendefizit« das Immunsystem schwächt und Entzündungsprozesse überhandnehmen lässt.

Freie Radikale gehören zu den Hauptverursachern beschleunigten Alterns. Ihre Neutralisierung durch negative Ionen hemmt aber nicht nur Entzündungen, sondern schützt auch vor vielen chronischen Erkrankungen oder wirkt sich positiv auf deren Verlauf aus. So ergab eine im Jahr 2013 veröffentlichte Studie, dass die Erdung das Risiko von Herz-Kreislauf-Erkrankungen senkt. Es wird vermutet, dass der unmittelbare Erdkontakt auf natürliche Weise zur Verdünnung des Blutes beiträgt. In einer anderen Studie aus dem Jahr 2011 zeigte sich aufgrund der Erdung eine größere Variabilität des Herzrhythmus, was nicht nur gut für das Herz ist, sondern auch den Stressabbau fördert. Und ein geringer Stresspegel trägt wiederum zur Verlangsamung des Alterungsprozesses bei. Andere Studien lassen positive Einflüsse bei Muskelkater erkennen, was wahrscheinlich mit einer Verbesserung von Blutzirkulation, Blutdruck und Blutfluss in Zusammenhang steht. Auch aus der Perspektive der Schönheit ist das wieder von Bedeutung, denn eine gute Zirkulation ist Voraussetzung für eine optimale Nährstoff- und Sauerstoffversorgung und fördert damit zugleich die Gesundheit von Haut und Haar.

### Erdkontakt und Knochengesundheit

Der Zusammenhang zwischen Erdkontakt und Knochengesundheit wurde vor einigen Jahren im *Journal of Alternative and Complementary Medicine* diskutiert. Gezieltes Sich-Erden senkt demnach möglicherweise das Risiko, an Osteoporose zu erkranken, weil weniger Kalzium und Phosphor über den Urin ausgeschieden werden. Da ein Mangel an diesen Mineralstoffen mit der Entstehung von Osteoporose in Verbindung gebracht wird, könnte es für die Gesunderhaltung der Knochen einen großen Fortschritt bedeuten, den Kalzium- und Phosphorverlust auf diese Weise in Grenzen zu halten.

## Wie Sie sich erden können

Nichts leichter als das – und es ist gratis dazu! Stellen Sie einfach wo und wann immer möglich direkten Kontakt mit der Erde her. Hier ein paar generelle Empfehlungen:

- Nehmen Sie so oft wie möglich barfuß Kontakt mit der Erde auf, ob Sie sich dazu im Park die Schuhe ausziehen oder mit nackten Füßen über Ihren Rasen spazieren.
- Schon wenige Minuten Tuchfühlung mit der Erde sind wohltuend. Machen Sie eine möglichst täglich praktizierte Gewohnheit daraus. Setzen Sie sich zum Lesen barfuß ins Freie oder schlendern Sie ohne Schuhe durch den Park, während Sie sich mit einer Freundin unterhalten. Erzählen Sie von den positiven Wirkungen auf Gesundheit und Schönheit, wenn Sie dabei auf Skepsis stoßen.
- Legen Sie sich hin und wieder auf dem Rücken ins Gras, um über die ganze Länge der Wirbelsäule Kontakt mit der Erde herzustellen. Vielleicht haben Sie eine Rasenfläche im eigenen Garten zur Verfügung oder einen Park in der Nähe. Eine kleinere Grünfläche tut es notfalls auch. Sie können dabei auch ein Schläfchen machen: Sie werden anschließend voller Energie aufwachen.

Das mag jetzt alles sehr simpel klingen. Aber gerade die besten Dinge im Leben sind manchmal ganz einfach. Hunde, Katzen und Kinder genießen instinktiv das Herumtollen im Gras, und wir sollten alle versuchen, zu dieser ursprünglichen heiligen Verbindung mit der Erde zurückzufinden. Die Natur meint es immer gut mit uns, und um in den Genuss ihrer Heilkraft zu kommen, brauchen wir nichts anderes zu tun, als den unmittelbaren Kontakt mit ihr herzustellen. Sie werden erleben, wie es Ihnen »von Grund auf« guttut, sich zu erden, und dass Sie sich umso vollständiger und kraftvoller fühlen, je öfter Sie es tun.

## Sorgen Sie für ein gesundes Raumklima

Auch wenn es ideal wäre, mehr Zeit in der freien Natur zu verbringen, kommen wir doch nicht an der Tatsache vorbei, dass die meisten Menschen den größten Teil des Tages in geschlossenen Räumen zubringen. Es gibt Dinge, auf die wir keinen Einfluss haben, und das gilt für viele Bereiche unseres Lebens, gerade auch außerhalb unserer vier Wände: Wir können es nicht ändern, wenn uns ein vorbeifahrender Lkw eine üble Abgaswolke ins Gesicht bläst oder dass uns fremder Zigarettenqualm in die Nase dringt, während wir in einer Warteschlange vor dem Kino stehen. Wir müssen es hinnehmen, wenn der Seifenspender in der öffentlichen Toilette Sulfate oder andere Chemikalien enthält, die wir in unserem eigenen Badezimmer nicht dulden würden, oder wenn uns im Taxi, in das wir einsteigen, der schwülstige Duft eines am Rückspiegel baumelnden Raumlufterfrischers entgegenschlägt.

Andererseits geht aus Untersuchungen der Environmental Protection Agency (EPA) hervor, dass die Schadstoffkonzentrationen in Innenräumen diejenigen in der Außenluft um das Zwei- bis Fünffache – in manchen Fällen sogar um mehr als das Hundertfache – übersteigen können. Wer sich über den Schadstoffgehalt in der Raumluft noch nie ernstlich Gedanken gemacht hat, wird dieses Ergebnis möglicherweise schockierend finden. Tatsächlich zählen die Schadstoffe in der Raumluft zu den fünf größten Gesundheitsrisiken aufgrund von Umweltbelastungen.

Klimaanlagen, Heizungen und die moderne Bauweise bei öffentlichen Gebäuden und Hotels führen dazu, dass die Fenster oft ständig hermetisch verschlossen sind und kaum noch Luftaustausch zulassen. Das kann zu einer starken Anreicherung von Schadstoffen in der Raumluft führen, die für die Gesundheit und Schönheit eine ernstzunehmende Gefahr darstellt. Die Reduzierung der Schadstoffkonzentrationen ist vor allem für werdende und stillende Mütter geboten und natürlich generell, wenn Kinder im Haushalt leben, da diese Schadstoffe die gesunde Gehirn- und Organentwicklung beeinträchtigen können. Jede Art von Giftstoff greift in die natürlichen Biorhythmen ein, führt zur Bildung freier Radikale, stört die Funktionen des Körpers und mindert seine natürliche Schönheit.

Wir sind diesen äußeren Einflüssen jedoch nicht völlig hilflos ausgeliefert. In unserem persönlichen Umfeld haben wir es in großem Umfang selbst in der Hand, wie weit wir sie zulassen. Wir können eine Menge tun, um unsere private Umgebung so zu gestalten, dass sie unserer Schönheit dienlich statt abträglich ist. Und es ist ermutigend zu wissen, wie zahlreich die Maßnahmen tatsächlich sind, die wir zur Klimaverbesserung sowohl unserer eigenen Wohnräume als auch anderer Innenräume, in denen wir uns aufhalten, ergreifen können. Die wichtigsten stellen wir im Folgenden ausführlicher vor.

## Verbannen Sie Raumlufterfrischer aus dem Bad

Niemand mag unangenehme Badezimmergerüche. Duftsprays sind aber – vor allem wenn sie regelmäßig eingesetzt werden – weit schlimmer als die Dünste, die sie überdecken sollen. Eine Studie der University of Washington ergab, dass acht nicht näher benannte Lufterfrischer-Sprays durchschnittlich achtzehn verschiedene Chemikalien enthalten, unter anderem flüchtige organische Verbindungen (VOC), die als giftig oder gesundheitsschädlich gelten.

Wenn Sie in Ihren Wohn- oder Arbeitsräumen für ein frisches Klima sorgen wollen, dann öffnen Sie ein Fenster, zünden Sie eine ungiftige Duftkerze aus Sojawachs an oder verwenden Sie ätherische Öle. Auch das gute alte Natron, zum Beispiel als Zusatz in Sprühflaschen, hilft gegen unangenehme Gerüche. Gehen Sie vor allem auch gegen deren Ursache vor, die vielleicht in einem uralten Teppich zu finden ist, den zu ersetzen auch sonst eine positive Veränderung bedeuten kann.

## Verwenden Sie natürliche Reinigungsmittel

Es ist unerlässlich, giftige Reinigungsmittel aus dem gesamten Haushalt zu verbannen – vom Geschirrspülmittel über all die Sprühreiniger für Glas und Flächen bis hin zum Teppichschaum. Putzen und reinigen Sie konsequent biologisch! Ihre Gesundheit und Schönheit sollten es Ihnen wert sein. Nehmen Sie einen großen Eimer, packen Sie all Ihre Giftreiniger hinein und bringen Sie sie zur Sondermüllannahmestelle. Auch mit selbst hergestellten natürlichen Reinigungsmitteln (siehe weiter unten) können Sie Ihre Behausung blitzblank bekommen, und zwar ganz ohne Tenside auf Mineralölbasis. Zitrone, Natron und Essig sind dabei hervorragende natürliche Hilfsmittel, und vielleicht werden Sie überrascht sein, wie gut sie, was ihre Reinigungswirkung betrifft, dem Vergleich mit den giftigen Chemieprodukten standhalten können.

## Benutzen Sie regelmäßig den Staubsauger

Saugen Sie regelmäßig alle Räume mit einem Staubsauger aus, der einen HEPA-Schwebstoff-Filter besitzt (HEPA = High Efficiency Particulate Air Filter). Dabei handelt es sich um ein mechanisches Lamellen-Filtersystem, bei dem die austretende Luft durch eine Fasermatte gepresst wird, die Schwebstoffe zurückhält und somit dafür sorgt, dass schädliche Partikel nicht wieder in die Raumluft zurückgeblasen werden – was das Ergebnis Ihrer harten Arbeit natürlich zunichtemachen würde. Bei diesen feinen Partikeln handelt es sich um unterschiedliche Schadstoffe, Allergene, Hausstaub und bromierte Flammschutzmittel (PBDE). Denken Sie daran, den Filter regelmäßig gründlich auszuspülen.

## Wischen Sie feucht

Normaler Hausstaub ist eine Mixtur aus vielen unterschiedlichen organischen und anorganischen Stoffen, die im Staub möglicherweise langsamer abgebaut werden. Unter anderem finden sich im Hausstaub Hautschuppen, Pilzsporen, Aerosole, von außen hereingetragener Straßenschmutz, bei Raumtemperatur verdampfende flüchtige organische Verbindungen (VOC) und Spuren von Schwermetallen. Regelmäßiges feuchtes Wischen, am besten mit einem Mikrofaser-Wischmopp, nimmt Staub- und Schmutzreste auf, die nach dem Staubsaugen noch auf den Oberflächen verbleiben. Sie können entweder mit reinem Wasser wischen oder einen ungiftigen Reiniger beziehungsweise etwas Weißweinessig hinzufügen.

## Verhängen Sie ein striktes Straßenschuh-Verbot

Wenn Sie schon einmal in Asien waren, wissen Sie, dass es dort in vielen Ländern üblich ist, vor dem Betreten eines Privathauses oder landestypischen Restaurants die Schuhe auszuziehen. Das ist nicht zuletzt ein hervorragendes Mittel, um Schad- und Giftstoffe fernzuhalten, die sonst über die Schuhsohlen in die Wohnräume getragen würden. Das ist ziemlich unappetitlich, vor allem, wenn Sie zu Hause Yoga praktizieren und dabei mit dem Gesicht in Bodennähe kommen, oder Kinder im Krabbel- oder Vorschulalter haben, die ständig mit den Händen den Boden berühren.

Wir denken nicht gerne darüber nach … aber was tragen wir eigentlich mit den Schuhen alles in die Wohnung oder ins Haus? Die Bürgersteige sind bedeckt mit einer Schicht von mehr oder weniger sichtbarem Schmutz – von Giftstoffen bis hin zu verrottenden Essensresten –, dazu kommen diverse Chemikalien, menschlicher Speichel, Hundekot, Urin tierischer und vermutlich auch menschlicher Herkunft und wer weiß, was noch alles. Wenn Sie sich die Bürgersteige in einer beliebigen Großstadt ansehen, werden Sie kaum Lust verspüren, sie barfuß zu begehen. Grundsätzlich tun Sie aber nichts anderes, wenn Sie Ihre Wohnräume mit Straßenschuhen betreten und anschließend barfuß in ihnen herumlaufen. Ob Sie aber in der Stadt leben oder auf dem Land – wahrscheinlich ist, dass Sie mit Ihren Schuhen ein ganzes Arsenal an Schadstoffen in Ihr Heim tragen. Ziehen Sie also die Konsequenz, entledigen Sie sich Ihrer Schuhe an der Haus- oder Wohnungstür und fordern Sie alle anderen auf, es Ihnen gleichzutun. Wie jede Umstellung kann auch diese Maßnahme zunächst ein wenig mühselig erscheinen. Aber dafür werden Sie sich in Ihrem Zuhause viel behaglicher fühlen und das neue Gefühl der Sauberkeit und Hygiene nicht mehr missen wollen.

### Lassen Sie Ihre Raumluft auf Radon testen

Radon ist ein radioaktives Gas, das Lungenkrebs auslösen kann. Es ist ein Zerfallsprodukt des im Boden natürlich vorkommenden Urans und kann durch Risse und Löcher in Fundamenten und Grundmauern in Wohnräume dringen. Selbst wenn Sie in einem Neubau wohnen, kann eine Radonbelastung vorliegen. Auch Arbeitsplatten aus Granit können Radon an die Raumluft abgeben. Zur Überprüfung der Raumluft auf den Radongehalt sind spezielle Sets erhältlich. Sollte das Ergebnis zu hohe Werte zeigen, ist es ratsam, einen Radonspezialisten hinzuzuziehen.

### Verwenden Sie ein natürliches Waschmittel

Auch wenn es vielleicht praktisch erscheinen mag, im Supermarkt zu einer der riesigen, meist billigen Waschmittel-Boxen zu greifen, enthalten diese Produkte oftmals synthetische Duftstoffe und andere Chemikalien, die Haut und Atemwege reizen können. Durch Einatmen und Hautkontakt gelangen sie in den Körper und können auch auf diese Weise die Gesundheit schädigen. Oft enthalten diese Produkte Phthalate, von denen bekannt ist, dass sie den Hormonhaushalt stören. Es sind längst sehr gute ungiftige und dennoch effektive Alternativen erhältlich, die teilweise auch im XL-Format angeboten werden.

### Verzichten Sie auf Aerosole

Alles, was Mikropartikel versprüht, die Sie anschließend einatmen, sollten Sie aus Ihren Wohnräumen verbannen. Dazu gehören Deodorants (ein selbstgemachtes Deo finden Sie in *Umstellung 6*), Haarsprays, Holzpolituren, Teppichschaum und natürlich Raumlufterfrischer. Verwenden Sie nur natürliche Produkte und diese dann nicht in Form von Sprays.

### Öffnen Sie die Fenster

Wie schon gesagt, ist es wichtig, regelmäßig zu lüften, damit sich nicht zu viele Schadstoffe in der Raumluft ansammeln. Besonders effektiv ist es, wenn Sie kurz für kräftigen Durchzug sorgen, indem Sie in gegenüberliegenden Räumen die Fenster öffnen. Der Ventilator in Badezimmer oder Küche erhöht ebenfalls den Luftaustausch und sorgt damit für einen Abtransport von Schadstoffen.

## Selbstgemachte Haushaltsreiniger

Einer der wichtigsten Schritte auf dem Weg zu einem gesunden Raumklima ist der möglichst weitgehende Verzicht auf Chemikalien, gleich welcher Art. Sie haben es selbst in der Hand! Die natürlichen Reinigungsmethoden, die wir Ihnen hier vorstellen, sind gut wirksame Alternativen, die Ihr Heim nicht zusätzlich mit Schadstoffen belasten.

### Ungiftiger Glasreiniger

Ist Ihnen die strahlend himmelblaue Farbe vieler Glasreiniger nicht schon Warnung genug, brauchen Sie sich nur die Gefahrenhinweise auf der Rückseite durchzulesen, um zu wissen, dass diese Produkte nichts sind, was Sie wirklich zu Hause haben wollen. Unser Rezept hingegen ist giftfrei und sorgt trotzdem für streifenfrei saubere Fenster. Es enthält Spiritus, also vergällten Alkohol, der natürlich nicht zum Verzehr geeignet ist und mit dem auch Hautkontakt vermieden werden sollte. Aber für die Glasreinigung ist er eine sehr gute Alternative.

¼ Tasse Weißwein- oder Apfelessig
¼ Tasse Spiritus
8 bis 10 Tropfen ätherisches Grapefruit- oder Orangenöl

Vermischen Sie alle Zutaten und füllen Sie sie in eine BPA-freie Sprühflasche. Sprühen Sie mit dem Reinigungsgemisch Glasflächen ein und reiben Sie sie mit einem Mikrofasertuch sauber.

*Ungiftiger Ofenreiniger*

Der letzte Ort, an dem Sie mit giftigen Sprays arbeiten sollten, ist wohl Ihr Ofen, in dem die verdampfenden Chemikalien später intensiv auf das einwirken, was Sie auf den Tisch bringen. Hier das Rezept für eine ungiftige Reinigungspaste, mit der Sie Ihren Ofen ebenso zuverlässig sauber bekommen.

¼ Tasse Natron
2 Teelöffel Salz
1/3 Tasse Wasser

Vermischen Sie alle Zutaten zu einer Paste und lassen Sie sie anschließend mindestens fünf Minuten stehen. Tauchen Sie eine Spülbürste hinein und reinigen Sie damit Ihren Ofen.

*Zitrus-Oberflächenreiniger*

Oberflächen sind oft genug Berührungsflächen, und Sie sollten niemals Chemikalien auf Flächen versprühen, mit denen Sie Hautkontakt haben. Hier ein hervorragendes Rezept für einen ungiftigen Flächenreiniger, dessen Essiggeruch durch die Zitrusaromen ausreichend überdeckt wird.

1 Tasse Apfelessig
1 Tasse Wasser
¼ Tasse Zitronensaft
ca. 30 Tropfen ätherisches Orangen- oder Grapefruitöl, entweder sortenrein oder gemischt

Mischen Sie alle Zutaten gut durch, bevor Sie sie in eine BPA-freie Sprühflasche füllen. Besprühen Sie damit die zu reinigenden Flächen und wischen Sie mit einem Tuch nach.

Legen Sie sich mehr Zimmerpflanzen zu

Pflanzen verschönern nicht nur Ihr Heim, sondern tragen auch zur Verbesserung des Wohnraumklimas bei. Ein von der NASA durchgeführtes zweijähriges Forschungsprojekt ergab, dass Topfpflanzen – und zwar einschließlich der Mikroorganismen in der Erde – Schadstoffkonzentrationen in Innenräumen beträchtlich reduzieren können. Sie wirken wie ein Reinigungsfilter, indem sie von synthetischen Materialien ausgehende Schadstoffe aufnehmen. Laut der NASA sind die folgenden Pflanzenarten besonders wirksame Luftverbesserer: Grünlilie (»Beamtengras«), Scheidenblatt (Spathiphyllum oder Friedenslilie), Bambus, Bogenhanf (Sansevieria trifasciata), Herzblättriger Philodendron, Baum-Philodendron und verschiedene Arten des Drachenbaums (Dracaena).

### Erklären Sie Ihre Wohnräume zur rauchfreien Zone

Obwohl eigentlich selbstverständlich, sei dieser Punkt hier dennoch ausdrücklich erwähnt. Zigarettenqualm ist ein eminenter Luftverpester und voller Schadstoffe. Zu den Folgen des Passivrauchens zählen unter anderem Bronchitis, Asthmaanfälle und Mittelohrentzündungen. Wenn sich unter Ihren Familienmitgliedern oder Freunden Raucher oder Raucherinnen befinden, sollten Sie sich nicht scheuen, sie zum Aufhören zu ermutigen, im Übrigen aber höflich bitten, draußen zu rauchen, und zwar möglichst weit entfernt vom Eingangsbereich und von offenen Fenstern.

### Wechseln Sie den Filter Ihrer Klimaanlage

Auch wenn Ihre Klimaanlage oder Dunstabzugshaube noch einwandfrei funktioniert, heißt das nicht, dass sie keinen Filterwechsel vertragen kann. Ist sie mit einem auswechselbaren Filter oder einer auswechselbaren Filtermatte ausgestattet, wie es meist der Fall ist, sollten Sie diese häufig austauschen, jedenfalls bevor sie ihre Funktion verliert. Auch auf diese Weise reduzieren Sie den Schmutzpartikel- und Schadstoffgehalt in der Raumluft.

### Waschen Sie häufig Ihre Bett-Textilien

Stopfen Sie Ihr komplettes Bettzeug – Bettlaken, Kopfkissen- und Bettdeckenbezüge, Matratzenschoner und -bezug – einmal in der Woche in die Waschmaschine, um es von sämtlichen Ab- und Einlagerungen gründlich zu befreien.

### Regulieren Sie die Luftfeuchtigkeit

Die Luftfeuchtigkeit kann Auswirkungen auf bestimmte Schadstoffkonzentrationen in Innenräumen haben. Idealerweise sollte sie zwischen 40 und 60 Prozent betragen. Liegt sie deutlich darüber, lüften Sie häufiger oder verwenden Sie einen Luftentfeuchter.

### Ziehen Sie Ihren Haustieren Grenzen

So niedlich unsere Vierbeiner auch sein mögen – mit ihren Pfoten tragen sie eine Menge Straßenschmutz in die Wohnräume. Sie sollten sie daher nicht in Ihr Schlafzimmer lassen und schon gar nicht in Ihr Bett. Sie würden wohl niemanden mit Straßenschuhen auf Ihrem Bett herumlaufen lassen, aber Hunde- oder Katzenpfoten sind oft nicht weniger verschmutzt. Auch die Couch und andere textilbezogene Möbel sollten daher tabu sein.

### Alternativen zur chemischen Reinigung

Im Allgemeinen halten wir es mit unserer empfindlichen Garderobe so, dass wir sie bei Bedarf in der chemischen Reinigung abliefern, sie zum vereinbarten Termin wieder abholen und ansonsten nicht weiter über die Sache nachdenken. Aber die meisten Trockenreinigungsbetriebe setzen Tetrachlorethen (früherer Name: Perchlorethylen) ein, eine Chemikalie, die als umwelt- und gesundheitsschädlich gilt, Leber- und Nierenschäden verursachen kann sowie in Verdacht steht, krebserregend und fruchtbarkeitsschädigend zu sein.

Es gibt inzwischen Trockenreinigungsmethoden, die ohne Tetrachlorethen auskommen. Achten Sie auf »Bio«-Reinigungsfirmen (»Blauer Engel«), die alternative Methoden anbieten. Zu ihnen gehört die Nassreinigung, die als sicherste professionelle Reinigungsmethode gilt, da dabei keine Chemikalien zum Einsatz kommen. Die Reinigung mit Kohlendioxid ist ungiftig und umweltfreundlich.

# Elektrosmog

In unserer modernen Welt sind wir permanent einer unsichtbaren Umweltbelastung ausgesetzt, nämlich in Form elektromagnetischer Strahlung, die von jedem Elektrogerät ausgeht. Das gilt auch für Elektrokleingeräte wie Ihren Radiowecker auf dem Nachtschrank, der sich noch dazu in unmittelbarer Nähe Ihres Kopfes befindet. Und die Zahl der Elektrosmog-Quellen nimmt ständig zu: von Handy, Computer und Laptops über Fernsehgeräte, Babyphone, drahtlose Spielkonsolen und Mikrowellengeräte bis hin zu Stark- und Schwachstromleitungen oder Handymasten.

Der Elektrosmog kann jedes Organ und jede einzelne Zelle Ihres Körpers in Mitleidenschaft ziehen. Vereinfacht ausgedrückt induzieren elektromagnetische Wellen im Körper einen Stromfluss, der auf viele seiner biologischen Funktionen Auswirkungen haben kann.

In welcher Form und in welchem Ausmaß elektromagnetische Wellen auf die menschliche Gesundheit Einfluss haben, wird kontrovers diskutiert. Die meisten Forscher werden allerdings zustimmen, dass geeignete Maßnahmen zur Reduzierung der Strahlenbelastung angebracht sind. Einige Studien kommen zu dem Schluss, dass elektromagnetische Strahlung potenziell krebserregend ist, und die Weltgesundheitsorganisation WHO veröffentlichte im Jahr 2011 eine Pressemitteilung, in der sie erklärt, dass von Mobiltelefonen bei ständigem Gebrauch eine Krebsgefahr ausgeht.

Die BioInitiative Working Group, eine internationale Arbeitsgruppe von Wissenschaftlern und Angehörigen von Gesundheitsberufen, gab im Jahr 2012 einen Bericht heraus, in dem sie feststellt, dass elektromagnetische Felder eine ganze Reihe von Gesundheitsrisiken bergen können. Zu den möglichen Folgen zählen dem Bericht zufolge verminderte Stresstoleranz, Leukämieerkrankungen bei Kindern, Schwächung des Immunsystems sowie neurologische Probleme und Verhaltensstörungen. Was also können Sie tun?

• Schalten Sie Elektrogeräte nach Möglichkeit aus. Das gilt auch für Ihr Handy, das Sie nachts zumindest in den Flugmodus versetzen sollten, um nicht durch eingehende Signale gestört zu werden.

- Tauschen Sie Ihren elektronischen Wecker durch einen batteriebetriebenen aus.
- Ersetzen Sie drahtlose Geräte, wie zum Beispiel Kopfhörer oder Headset, durch solche mit Kabel. Wenn Sie ein drahtloses Babyphon verwenden, sollte es in einem Mindestabstand von zwei Metern zu Ihrem Kind aufgestellt sein.
- Benutzen Sie Ihr Handy möglichst selten (wahrscheinlich schwierig, aber nicht unmöglich). Telefonieren Sie dafür mehr über Ihren Festnetzanschluss, und wenn mit Headset, dann verkabelt.
- Verwenden Sie kein Mikrowellengerät. Abgesehen von der elektromagnetischen Strahlung kann es Inhaltsstoffe in der Nahrung verändern oder zerstören. In einer Studie aus dem Jahr 1992 wurde im Mikrowellengerät erwärmte Muttermilch auf verschiedene Parameter hin untersucht. Sie wies eine verminderte Aktivität von Lysozymen auf, eine geringere Anzahl wichtiger Antikörper, insbesondere der Immunglobulin-A-Antikörper, sowie vermehrt gefährliche Bakterien.

# Fünfte Säule:
# Schön durch Bewegung

Unser Körper ist von Natur aus zur Bewegung bestimmt, und mit dem richtigen Maß an Bewegung bleibt er in perfekter Harmonie mit sich selbst. Wer rastet, der rostet – das gilt noch immer und erst recht in einer Gesellschaft, in der Bewegungsmangel durch eine überwiegend sitzende Lebensweise ein wachsendes Problem darstellt. Ihr Bewegungsstil hat Einfluss auf Ihr ganzes Sein, Ihre Gesundheit, auf Geist und Seele und natürlich auf Ihren Körper und dessen Erscheinungsbild.

Entscheidend ist der Moment, in dem Sie beschließen, sich von Ihrem Platz zu erheben und aktiv zu werden. Allein schon die Schwerkraft tut dann ihren Teil, indem sie den Lymphfluss in Gang bringt. Dieser Zusammenhang ist weitgehend bekannt. Aber es scheint noch andere, nicht so offensichtliche Gründe zu geben, warum der Einfluss der Schwerkraft bei der Bewegung von Wichtigkeit ist.

In einer Studie mit den Mitgliedern einer College-Sportmannschaft ließ man die Teilnehmer für zwei Wochen strenge Bettruhe halten – was früher als das Mittel der Wahl bei schweren Verletzungen, nach Operationen und sogar Entbindungen galt. Aber die völlige Ruhigstellung hatte ungeahnte Folgen. Am Ende der zwei Wochen hatten die Sportler massiv an Muskelmasse eingebüßt, und zwar in einem Ausmaß, das zwei Jahren Muskelaufbautraining entspricht. Dieser sogenannten Untätigkeitsatrophie, also Muskelschwund durch Nichtgebrauch, lässt sich vorbeugen, indem man rekonvaleszente Patienten möglichst bald mobilisiert.

Am anderen Ende der Skala stehen beliebte Kraftsprüche wie »No pain, no gain«, die uns suggerieren, dass wir uns im Fitnessstudio regelrecht quälen müssen, um Resultate zu sehen, und nicht ruhen dürfen, bis wir schweißgebadet nach Luft ringen. Zweifellos werden sich durch intensives Training sichtbare Erfolge einstellen. Wenn Sie es aber übertreiben, kann das den Alterungsprozess beschleunigen.

Gezielte moderate Bewegung hingegen wirkt positiv. In einer Studie mit übergewichtigen Teilnehmern absolvierte eine Gruppe ein spezielles Lauftraining, eine weitere Gruppe ein Jogging-Programm, während eine dritte Gruppe lediglich spazieren gehen sollte. Die Teilnehmer in der Gruppe der Spaziergänger verloren am meisten an Gewicht. Das ist nur ein weiterer Beleg für die Tatsache, dass die Muskeln bei starker Beanspruchung keinen Sauerstoff mehr verbrennen und somit auch die Fettverbrennung zum Stillstand kommt. In einigen Studien zeigte sich bei Arbeitern, die mehr als dreizehn Stunden am Tag standen, ein weitaus besserer Gesundheitszustand sowie eine deutlich höhere Lebenserwartung als bei Arbeitern, die weniger als zwei Stunden täglich stehend zubrachten. Daher empfehlen wir in Übereinstimmung mit vielen Fachleuten, wenigstens einmal pro Stunde aufzustehen und ein wenig herumzulaufen.

Gezielte Bewegung beschert Ihnen nicht nur einen wohlgeformten, geschmeidigen und kraftvollen Körper, sondern sorgt auch für einen optimalen Energiefluss in Ihrer Wirbelsäule, Ihren Gelenken und Ihrem ganzen Sein. Ihr endokrines System und andere Drüsen werden stimuliert, der Körper wird energetisch aufgeschlossen und kann seine Funktionen optimal erfüllen.

Hören Sie aber auf, sich zu bewegen, stagniert auch der Energiefluss, was Sie anfälliger für Krankheiten macht. Durch die blockierte Energie baut sich im Körper Spannung auf, und es kommt zu Sauerstoffmangel. Die zunehmende Unbeweglichkeit des Körpers hat zur Folge, dass auch der Geist unflexibler wird, denn körperliche und geistige Erstarrung gehen Hand in Hand. Zwischen der geistigen, seelischen und körperlichen Ebene findet ein ständiger Energieaustausch statt, so dass eine angemessene körperliche Bewegung gleichermaßen auch die anderen Ebenen betrifft. In diesem Teil zeigen wir Ihnen, welche Bewegungsformen den Alterungsprozess eher beschleunigen und welche Ihrer Gesundheit und Schönheit am dienlichsten sind.

# Umstellung 16:
# Bringen Sie Bewegung in Ihren Alltag

## Ihr Bewegungsstil prägt Ihre Welterfahrung

Auch für Ihren persönlichen Bewegungsstil gilt, was wir eingangs schon über die Ernährung gesagt haben: Das Phänomen ist zu komplex, um es auf Zahlenverhältnisse zu reduzieren. Der Nutzen Ihres Workouts liegt nicht allein in der Menge von Kalorien oder Fett, die dabei verbrannt wird. Leben ist Bewegung, und Ihr Bewegungsstil wirkt sich auf Ihre gesamte Lebensführung aus. Hier einige der vielen Vorzüge optimaler Bewegung:

- höheres Energieniveau
- kraftvolles Körpergefühl
- erleichterte Gewichtskontrolle
- niedrigere Cholesterin- und Triglyzeridwerte, geringeres Bluthoch-druckrisiko
- Gesunderhaltung der Knochen
- weniger Entzündungsprozesse
- besserer Schlaf
- Ausschüttung von »Glückshormonen« wie Endorphinen, die stim-mungsaufhellend wirken und vor Depressionen schützen
- verbesserte Konzentration, Gedächtnisleistung, Lern- und Denkfähig-keit
- verbesserte Zirkulation
- höhere Lebenserwartung
- auf Zellebene wirksamer Schutz vor stressbedingten Alterungsprozes-sen
- besseres Selbstwertgefühl und bessere Selbstwahrnehmung (um schön zu sein, müssen Sie sich schön *fühlen!*)

Es ist gut belegt, dass Bewegung und sportliche Betätigung stimmungs-aufhellend wirken. Aber es ist auch die *Art* der Bewegung, die sich in spezifischer Weise auf Ihre ganze Denkungsart, Ihre Emotionen und Ihr Lebensgefühl auswirkt. Denken Sie an das letzte Mal, als Sie auf einer Party oder Hochzeit getanzt und sich dabei, ohne auf Tanzschritte zu achten, frei zur Musik bewegt haben, einfach nur aus Freude an der Bewegung. Anschließend haben Sie sich wahrscheinlich befreit, lebendig und ausgelassen gefühlt. Dieses Gefühl der Befreiung hat eine ganz besondere Energie, und sie kommt in einer strahlenden Freude zum Ausdruck, die zu sehen einfach nur schön und anziehend ist. Der Tanz ist ein perfektes Beispiel dafür, welchen tiefgreifenden Einfluss die Bewegungen des Körpers auf unsere seelische Verfassung und damit auch den freien Ausdruck unserer Schönheit haben.

Wenn Sie sich bei Ihrem Workout nur auf gleichförmige und mechanische Weise bewegen wie auf einem Laufband oder einem Stepper, fangen Sie möglicherweise irgendwann an, auch in eingefahrenen Bahnen zu denken und ein mechanisches Körperverständnis zu entwickeln. Wenn Sie dagegen rhythmisch fließende Bewegungen einbeziehen wie beim Tanz oder beim Yoga, fördern Sie damit zugleich Ihr kreatives Denken und ein lebendiges Körpergefühl. Aber nicht nur die Art der Bewegung selbst beeinflusst Ihr seelisches und geistiges Befinden – auch die Umgebung, in der Sie sich bewegen, macht enorm viel aus.

Wenn Sie bei kräftiger Brandung im Meer surfen, sind Sie zugleich mit den Elementen im Kontakt, was natürlich nicht der Fall ist, wenn Sie sich auf einen Surf-Simulator stellen oder im Fitnessstudio an einer Kraftmaschine abrackern. Wenn Sie in hügeliger Landschaft und reiner Luft einen Wandertag genießen, werden Sie in Ihrem Körper ein ganz anderes Gefühl der Kraft und Freiheit verspüren, als wenn Sie auf einem steil gestellten Laufband Ihr Pensum ableisten. Wenn Sie in der Stadt wohnen, können Sie sich notfalls auch die nötige Bewegung im Freien verschaffen, indem Sie einen Spaziergang in ein anderes, vielleicht höhergelegenes Viertel machen oder eine Runde durch den Stadtpark drehen.

Geist und Körper sind untrennbar miteinander verbunden und beeinflussen sich gegenseitig. Wir wollen nicht behaupten, dass gewisse Bewegungsformen »schlecht« seien und gänzlich vermieden werden sollten. Wetter, Arbeitszeiten, Terminkalender und die örtlichen Gegebenheiten machen für Sie das Fitnessstudio an manchen Tagen vielleicht zur einzigen Option. Aber wir möchten Sie ermutigen, für Ausgleich zu sorgen

### Leitsätze schönheitsbewusster Bewegung

- Sorgen Sie für ausreichend Bewegung im Alltag.
- Verschaffen Sie sich an mindestens fünf Tagen in der Woche möglichst eine Stunde Bewegung.
- Für Erwachsene gilt die Empfehlung, sich mindestens zweieinhalb Stunden in der Woche einem leichten Ausdauertraining zu unterziehen. Wer mehr für die Gesundheit tun will, kann das Ausdauertraining auf fünf Stunden pro Woche steigern und zusätzlich an zwei oder mehr Tagen Krafttraining einbeziehen.
- Bewegen Sie sich so viel wie möglich an der frischen Luft und in der freien Natur.
- Auch kürzere, dafür häufigere Bewegungsphasen summieren sich im Laufe des Tages.
- Finden Sie heraus, welche Form von Bewegung Ihnen besonders Spaß macht. So fällt es Ihnen leichter, dabeizubleiben.
- Versuchen Sie, in Ihren Wochenablauf rhythmische oder freie Bewegungsformen zu integrieren. In Frage kommen zum Beispiel Vinyasa-Yoga, Tanzkurse, Klettern, verschiedene Mannschaftssportarten (wie zum Beispiel Volleyball) oder andere Outdoor-Aktivitäten, die in Ihrer Gegend angeboten werden.
- Wenn Sie wenig Zeit haben, kommt auch ein Intervall-Training in Frage, also ein kurzes, aber intensives Workout, bei dem Sie eine anschließende Erholungsphase einplanen müssen. Wegen seiner höheren Intensität lässt sich bei dieser Form des Workouts die Trainingszeit entsprechend verkürzen, aber es ist auch entsprechend anstrengend. Hören Sie also auf Ihren Körper und entscheiden Sie sich für eine Bewegungsform, die sich für Sie richtig anfühlt. Wenn Ihnen jedes Mal vor Ihrem Trainingsprogramm graut, werden Sie kaum auf Dauer dabeibleiben.

und sich so oft es geht in der Natur auf freie und natürliche Weise zu bewegen. Ihre Energie wird dann ebenso frei und kraftvoll fließen können, und das ist eine wesentliche Bedingung natürlicher Schönheit.

Bei unserem revolutionären Konzept einer schönheitsbewussten Lebensweise hängt alles mit allem zusammen. In *Umstellung 15* haben wir bereits davon gesprochen, wie wichtig es ist, sich zu erden und im engen Kontakt mit der Natur zu sein. Aber auch wenn Sie sich nicht im buchstäblichen Sinne erden, indem Sie barfuß spazieren gehen, wandern oder joggen, werden Sie doch erfahren, wie wohl es tut, sich unter Bäumen zu bewegen, dabei reine, sauerstoffreiche Luft zu atmen und die unergründliche Freude zu verspüren, der Natur nahe zu sein. Es ist einfach ein wunderbares Gefühl, uns mit dem Größeren zu verbinden, aus dem wir stammen und von dem wir ein Teil sind.

## Bewegungsmangel beeinträchtigt Ihre Schönheit

Ein ständiger Bewegungsmangel hat einen ausgesprochen nachteiligen Effekt auf Ihre Schönheit. Aber auch wenn Sie regelmäßig und sogar intensiv Sport treiben, können Sie durch eine überwiegend sitzende Lebensweise trotzdem Fett ansetzen und gesundheitliche Einbußen erleiden. Mit anderen Worten: Eine Stunde Sport wiegt nicht unbedingt die negativen Folgen eines einstündigen ununterbrochenen Sitzens auf. Um Ihr Optimum an Wohlgefühl und gutem Aussehen zu verwirklichen, müssen Sie, wenn Sie längere Zeit an einem Stück sitzen, ausreichend »Bewegungspausen« einlegen.

Wenn Sie einmal überschlagen, wie viel Zeit Sie sitzend im Auto, am Schreibtisch und vielleicht vor dem Fernseher zubringen, sind Sie vielleicht schockiert darüber, wie viele Stunden dabei zusammenkommen. Nach Ansicht von James Levine, Direktor der Mayo Clinic/Arizona State University Obesity Solutions Initiative, rangiert der Bewegungsmangel als Risikofaktor heute noch vor dem Rauchen (»Sitting is the new smoking«). Nachdem Levine jahrelang die schädlichen Auswirkungen der zunehmend sitzenden Lebensweise innerhalb der westlichen Industriestaaten untersucht hatte, kam er gemeinsam mit anderen Forschern zu dem Schluss, dass anhaltender Bewegungsmangel ein hochgradiges Gesundheitsrisiko darstellt. So konnte nachgewiesen werden, dass ständiges Sitzen Auswirkungen auf Blutzucker- und Insulinspiegel hat und das Risiko für Herzerkrankungen, Typ-2-Diabetes sowie Darm- und Gebärmutterkrebs erhöht. In einer großangelegten Vergleichsstudie wurden die Ergebnisse von achtzehn Studien mit insgesamt fast achthunderttausend Teilnehmern ausgewertet. Es zeigte sich, dass die Teilnehmer mit dem größten Bewegungsmangel ein doppelt so hohes Risiko hatten, an Typ-2-Diabetes zu erkranken, wie die Teilnehmer, die sich am meisten bewegten.

Exzessives Sitzen kann Ihnen einen Teil Ihrer Lebensfreude rauben. Langes, ununterbrochenes Sitzen behindert die Zirkulation im ganzen Körper, und die »Wohlfühl«-Substanzen des Gehirns wie Neurotransmitter, Endorphine und Endocannabinoide haben es schwerer, zu den entsprechenden Rezeptoren zu gelangen. Eine Studie mit neuntausend Frauen mittleren Alters ergab, dass diejenigen Frauen, die mehr als sieben Stunden am Tag saßen, um 47 Prozent häufiger unter Depressionen litten als diejenigen, bei denen dies nur vier Stunden oder weniger am Tag der Fall war. Es ist unsere natürliche Bestimmung, aktiv zu sein und uns zu bewegen, und wenn wir nicht im Einklang mit unserer Natur leben, sind wir schlichtweg nicht so glücklich, wie wir es sein könnten.

Die Probleme, die das ständige Sitzen mit sich bringt, sind in der Kulturgeschichte der Menschheit relativ neu. Unsere Vorfahren waren den größten Teil des Tages auf den Beinen, ursprünglich als Jäger und Sammler, in der Zeit zunehmender Sesshaftigkeit dann vor allem bei der Arbeit auf dem Feld, als Handwerker, zumal beim Hausbau, oder als fahrende Händler, ob sie zu Fuß oder zu Pferd unterwegs waren. Die moderne Technik und die maschinell betriebene Landwirtschaft bringen es mit sich, dass wir uns bei der Arbeit kaum noch selbst bewegen müssen. Darin mag man in mancher Hinsicht eine Erleichterung sehen. Die Folge davon ist aber, dass wir uns heute um durchschnittlich 90 Prozent weniger bewegen als noch vor einhundert Jahren.

## Der Verdauungsspaziergang

Im Ayurveda glaubt man, dass sich nur durch die frei fließende Energie in unserem Körper und unserem Leben Gesundheit und Harmonie einstellen können. Das Gegenteil bedeutet Stagnation, was zu einem Übermaß an *Ama* führt, also der Ansammlung von Giftstoffen. Nach dem Abendessen eine Viertelstunde spazieren zu gehen ist daher eine sehr empfehlenswerte Ayurveda-Praxis, die nicht nur die Verdauung fördert, sondern auch die Zirkulation und Aufnahme von Nährstoffen im ganzen Körper verbessert.

Sie können bei dieser einfachen Übung auch das Angenehme mit dem Nützlichen verbinden, indem Sie dabei den Sonnenuntergang genießen oder auf dem Weg noch etwas erledigen, zum Beispiel den Müll rausbringen, bei der Reinigung vorbeigehen oder Katzenfutter kaufen. Auch der gemeinsame Abendspaziergang mit Familie oder Freunden kann ein schönes Erlebnis sein, das Sie näher zusammenbringt und Ihnen zugleich das gute Gefühl gibt, etwas für Ihre Gesundheit und Schönheit zu tun.

Bewegung sollte aber nicht zu einer Frage eines Alles-oder-Nichts werden. Wenn Sie es mal nicht ins Fitnessstudio schaffen, bedeutet das noch lange nicht, dass Sie die Hände in den Schoß legen und für den Rest des Tages auf jegliche Bewegung verzichten müssen. Denken Sie daran, dass es immer um die richtige Balance geht. Forschungen haben gezeigt, dass kurze Unterbrechungen bei längerem Sitzen, unabhängig von regelmäßiger sportlicher Betätigung, einigen negativen Auswirkungen des Bewegungsmangels wie erhöhten Cholesterin-, Triglyzerid- und Entzündungswerten vorbeugen können. Schon ein wenig Bewegung kann also hilfreich sein. Und ob Sie sich die Zeit für ein regelmäßiges Workout nehmen oder nicht: Auch mit noch so kleinen Alltagsroutinen, durch die Sie sich etwas mehr Bewegung verschaffen, ist schon viel für Ihre Gesundheit gewonnen.

In einem Tierversuch untersuchte man, in welchen Mengen sich ein fettspaltendes Enzym bei Mäusen nachweisen ließ, die man in drei Gruppen mit unterschiedlichem Aktivitätsniveau einteilte: In einer Gruppe verbrachten die Mäuse den Tag weitgehend liegend, in einer weiteren im

Stehen und in einer dritten hochgradig aktiv. Das Ergebnis ist zunächst wenig überraschend. Bei den liegenden Mäusen waren die Enzymwerte sehr niedrig, während sie bei den Mäusen, die lediglich standen, um mehr als das Zehnfache höher lagen. Das wirklich Überraschende ist aber, dass die Enzymwerte in der dritten Gruppe darüber hinaus nicht weiter anstiegen. Die Wissenschaftler vermuten daher, dass es bereits große gesundheitliche Vorteile mit sich bringt, wenn wir tagsüber mehr stehen als sitzen, auch unabhängig von intensiv betriebenem Sport.

### Ein Plädoyer für das Stehpult

Viele von uns verbringen durch ihren Arbeitsplatz zwangsläufig etliche Stunden am Tag im Sitzen. Ein Stehpult ist da eine gute Alternative, die sich immer größerer Beliebtheit erfreut. Einige sind verstellbar und lassen sich so auch auf Sitzhöhe bringen, so dass Sie im Verlauf des Tages abwechselnd im Stehen und Sitzen arbeiten können. Es kann sich anfangs ein wenig gewöhnungsbedürftig anfühlen, wenn Sie bisher nur im Sitzen gearbeitet haben. Aber wahrscheinlich werden Sie schon bald merken, dass Sie im Stehen wacher und kreativer sind. Einige Unternehmen berichten von einem Anstieg der Produktivität, wenn ihre Mitarbeiter Stehpulte benutzen. Wenn Sie also mehrere Stunden am Tag Schreibtischarbeit erledigen, ist das Stehpult für Sie möglicherweise eine gute Option. Falls Sie sich im Moment keine Anschaffung leisten können, können Sie ein Stehpult improvisieren, indem Sie Holzkisten bis zu einer bequemen Arbeitshöhe aufeinanderstapeln und dann Ihren Laptop darauf plazieren.

Zumindest alle 20 oder 30 Minuten sollten Sie aufstehen und sich dabei strecken, einen Gang zum Drucker machen, sich ein Glas Wasser holen oder einfach nur so ein bisschen im Büro oder zu Hause herumgehen. Auch wenn es Ihnen anfänglich vielleicht übertrieben erscheinen mag, wird es Ihnen schon bald ein natürliches Bedürfnis sein, sich immer wieder von Ihrem Platz zu erheben. Und ob Sie im Übrigen Sport treiben oder nicht: Wenn Sie den restlichen Tag im Sitzen verbringen, können Sie nicht erwarten, dass Ihr Körper Ihnen das durch ein Optimum an Gesundheit und Schönheit dankt.

## Ihr tägliches Plus an Bewegung

Unser Anliegen sollte inzwischen klargeworden sein: Es kann sich nicht darum handeln, in Ihrem Lebensstil zwei vollständig getrennte Bereiche zu etablieren: auf der einen Seite sportliche Aktivität, auf der anderen körperliche Inaktivität. Bewegung darf nicht besonderen Gelegenheiten vorbehalten bleiben, sondern sollte sich als roter Faden durch den ganzen Tag ziehen. Nur so können Sie Ihr Optimum an Gesundheit und Schönheit verwirklichen. Nachfolgend einige Vorschläge, wie Sie mehr Bewegung in Ihren Alltag bringen können.

### Stehen Sie häufig auf

Wenigstens alle 30 Minuten sollten Sie sich von Ihrem Platz erheben und strecken, für ein paar Minuten herumgehen oder eine Besorgung machen. Wenn Sie zu Hause arbeiten, können Sie auch ein paar Liegestütze oder Hantelübungen machen – oder sogar in Ihrem Büro, sofern Ihre Arbeitssituation das zulässt.

### Nehmen Sie die Treppe

Ein Klassiker unter den Gesundheitstipps, der Ihnen sicher schon begegnet ist. Wenn Sie der Empfehlung bisher nicht gefolgt sind, dann holen Sie beim nächsten Mal vor dem Aufzug tief Luft und wenden Sie sich dann zum Treppenhaus. Auf einfachere Weise können Sie sich kaum Bewegung im Alltag verschaffen. Sie können auch mit zwei Etagen beginnen und anschließend den Aufzug nehmen. Versuchen Sie, sich langsam »hochzuarbeiten«.

### Bringen Sie Bewegung in Ihre sozialen Kontakte

Verabreden Sie sich mit Freunden zu einer Wanderung oder einem Spaziergang anstatt zum Kaffee, Tee oder Mittagessen. Halten Sie einander

»laufend« auf dem Laufenden – und beim Gehen unterhält es sich fast noch besser.

## Nutzen Sie die Mittagspause

Machen Sie in dieser Zeit einen Gang in der Nähe Ihres Arbeitsplatzes. In einer Viertelstunde können Sie, wenn Sie stramm gehen, einen guten Kilometer zurücklegen. Deponieren Sie dazu ein Paar Turnschuhe in Ihrem Büro, um mit ihnen mittags durchzustarten.

## Telefonieren Sie »mobil«

Ob Handy oder Festnetz – wir telefonieren heutzutage kabellos und können uns dabei frei bewegen. Nutzen Sie diese Möglichkeit. Allein dadurch können Sie sich jeden Tag eine Menge Bewegung verschaffen.

## Besprechen Sie sich unter vier Augen

Verabreden Sie sich mit Ihrer Kollegin oder Ihrem Kollegen zu einem persönlichen Gespräch, anstatt zu telefonieren oder per E-Mail zu kommunizieren. So schlagen Sie zwei Fliegen mit einer Klappe, denn in unserer modernen Gesellschaft mangelt es uns nicht nur an Bewegung, sondern auch an sozialen Kontakten. Und etwas mehr menschliche Begegnung tut uns allen gut.

## Ersetzen Sie Ihren Stuhl durch einen Sitzball

Der Gymnastikball trainiert die Rumpfmuskulatur und sorgt für ein aktives Sitzen. Machen Sie sich nichts daraus, wenn Kolleginnen und Kollegen Sie anfänglich deswegen belächeln. Über kurz oder lang werden sie sich wahrscheinlich selbst »so ein Ding« zulegen wollen, und Sie dürfen sich etwas darauf einbilden, einen neuen Trend eingeführt zu haben.

## Parken Sie Ihr Auto weiter entfernt

Gewöhnen Sie sich an, Ihr Auto in einer hinteren Reihe des Parkplatzes vor dem Supermarkt abzustellen. Vor allem, wenn Sie die Mittagspause für Ihre Einkäufe nutzen, ist das eine gute Gelegenheit, ein paar Schritte mehr zu tun als unbedingt nötig.

### Lassen Sie das Auto stehen

Legen Sie den Weg zur Arbeit oder in die Stadt nach Möglichkeit zu Fuß oder mit dem Fahrrad zurück. Wenn Sie den Bus oder die U-Bahn nehmen, dann steigen Sie eine Station früher aus, damit Sie sich auf dem Weg zur oder von der Arbeit noch ein wenig die Beine vertreten können.

### Spielen Sie mit Ihren Kindern

Schnappen Sie sich Ihre Kinder und werfen oder kicken Sie sich vor dem Haus einen Ball zu. Davon hat die ganze Familie etwas, und Ihre Kinder lernen spielerisch, Bewegung in den Alltag zu integrieren.

### TV-Multitasking

Im Unterschied zu Ihren Mahlzeiten ist die Zeit, die Sie vor dem Fernseher verbringen, eine gute Gelegenheit zum Multitasking. Legen Sie sich Ihre Yogamatte zurecht und machen Sie während Ihrer Lieblings-TV-Serie ein paar *Asanas* (siehe *Umstellung 17*) oder Dehnübungen. Vermeiden Sie es aber, sich eine TV-Folge nach der anderen »reinzuziehen«, wozu das heutige Streaming-Angebot verleiten kann. Bringen Sie die Disziplin auf, so fernzusehen, wie es früher üblich war, und belassen Sie es bei jeweils einer Folge.

## Übertreiben Sie es nicht mit Ihrem Workout

In den Tagesverlauf ausreichend Bewegung zu integrieren ist, wie wir gesehen haben, für Gesundheit und Schönheit von unschätzbarem Wert. Aber auch hier gilt: Zu viel des Guten kann schädlich sein. Die unzähligen Vorteile eines moderaten Trainings – vom erhöhten Zellschutz durch Antioxidantien bis hin zu einer verbesserten Zirkulation – liegen auf der Hand. Ein übertriebenes Workout dagegen kann – besonders wenn Sie dabei an die Erschöpfungsgrenze gehen – zu oxidativem Stress führen, indem es die Bildung freier Radikale begünstigt und damit den Alterungsprozess beschleunigt. Hier verkehrt sich die Sache dann ins Gegenteil.

Was genau ist nun eigentlich oxidativer Stress? Freie Radikale sind kurzlebige Molekülfragmente, die in unseren Zellen aufgrund natürlicher Stoffwechselprozesse, aber auch unter dem Einfluss von Schad- und Giftstoffen aus der Umwelt entstehen. Dem Körper stehen verschiedene Antioxidantien zur Verfügung, um die von freien Radikalen verursachten Zellschäden zu verhindern oder zu begrenzen. Nehmen die freien Radikale jedoch überhand, ist das antioxidative Schutzsystem des Körpers überfordert, und es kommt zu Zellschäden. Diesen Schädigungsvorgang nennt man *oxidativen Stress*. Vieles deutet darauf hin, dass oxidativer Stress auf unterschiedliche Weise Entzündungs- und Alterungsprozesse fördert, von denen unter anderem Haut und Haare betroffen sind. Wie aus zahlreichen Studien hervorgeht, kann auch ein exzessives Workout diesen Zustand oxidativen Stresses im Körper bewirken.

Deswegen müssen Sie sich nun nicht ständig vor jeder Form von oxidativem Stress in Acht nehmen, zumal es ohnehin so gut wie unmöglich ist, ihm gänzlich zu entgehen. Wie neuere Untersuchungen zeigen, kann ein gewisses Maß an oxidativem Stress sogar nützlich sein, weil es den Körper verstärkt zur Bildung von Antioxidantien anregt. Mit der Zeit kann sich der Körper auf diese Weise schneller regenerieren, mit anderen Worten: Seine Abwehrkräfte werden trainiert, und es tritt eine gewisse Immunisierung gegen die Folgen oxidativen Stresses ein. Eine Studie mit erfahrenen, hochgradig trainierten Triathleten zeigte, dass ihre Körper mit oxidativem Stress gut fertig werden.

Wann also wird oxidativer Stress zur Gefahr? Dem Körper steht nur eine bestimmte Menge an Antioxidantien zur Bekämpfung freier Radikale zur Verfügung. Sind diese Reserven verbraucht, wie es durch oxidativen Stress geschehen kann, setzen verstärkt Entzündungs- und Alterungsprozesse ein, die dem Körper und seinem gesunden Erscheinungsbild zusetzen. Allgemein wird angenommen, dass extreme Dauerbeanspruchungen wie Marathonläufe und exzessives Ausdauertraining mehr oxidativen Stress verursachen, als der Körper bewältigen kann.

James O'Keefe, Kardiologe und Autor einer Studie über die schädlichen Auswirkungen exzessiven Trainings auf das Herz-Kreislauf-System, äußert in einem Interview: »Würden wir uns jetzt nach draußen begeben und uns einem intensiven Lauftraining unterziehen (…) würde nach etwa einer Stunde ein Prozess einsetzen (…) in dem die freien Radikale die Oberhand gewinnen und Ihr Herz *auszubrennen* sowie das Innere Ihrer Arterien zu *verdorren* beginnen.«[1]

Die Wörter *ausbrennen* und *verdorren* als Beschreibung für die Wirkung, die exzessives Training auf das Herz-Kreislauf-System hat, lassen einen wahrlich schaudern. Das klingt erschreckend, und es braucht nicht viel Phantasie, um sich diesen Vorgang auszumalen. Aber genauso wie oxidativer Stress Ihre Arterien »verdorren« lässt, kann er auch Ihre Schönheit »verdorren« lassen, indem er Ihre Haut welk und faltig werden lässt. Denken Sie immer daran, dass in Ihrem Körper alles mit allem zusammenhängt. Wir sprachen bereits davon, dass die Herz-Kreislauf-Funktion auch für die Versorgung des Körpers mit »Schönheits«-Nährstoffen von Bedeutung ist. Die verheerenden Auswirkungen, die James O'Keefe beschreibt, betreffen also nicht minder Ihr äußeres Erscheinungsbild.

Wer Leistungssport betreibt, wird wahrscheinlich durchgängig auf eine hochwertige Pflanzenkost Wert legen, um sich reichlich Antioxidantien zuzuführen und damit einen Ausgleich für das intensive Training zu schaffen. »Sonntagsathleten« allerdings, die in der Woche nicht zum Trainieren kommen und sich dafür umso mehr am Wochenende abrackern, können damit das innere Gleichgewicht des Körpers, seine Homöostase, empfindlich stören. Wie gesagt ist eine nicht nur über die Woche, sondern über den ganzen Tag möglichst gleichmäßig verteilte Bewegung für Ihre Gesundheit und Schönheit das Optimale.

Die Vorstellungen davon, was ein intensives Training ausmacht, gehen natürlich auseinander. Ein zweistündiges Workout von mittlerer bis hoher Intensität darf wohl allgemein als extrem gelten (es sei denn, Sie betreiben Leistungssport oder trainieren für die Olympischen Spiele). Dennoch sind die Grenzen individuell unterschiedlich und können sich mit der Zeit verschieben. Wenn Sie Ihre Leistungsfähigkeit langsam über einen längeren Zeitraum hinweg steigern, kommt Ihr Körper mit oxidati-

## Schönheitsschweiß

Solange er nicht Resultat eines übertriebenen und erschöpfenden Workouts ist, kann Schweiß eine wunderbare Sache sein. In durchnässtem und verklebtem Zustand sind Sie von sich selbst wahrscheinlich nicht besonders angetan. Aber nach einer Dusche und vielleicht einem Glas Kokoswasser sieht die Sache schon anders aus, und Sie werden sich jetzt viel energiegeladener und attraktiver fühlen als vor Ihrem schweißtreibenden Training.

Schweiß hat nicht nur eine kühlende Funktion, sondern trägt auch wirksam zur Entgiftung des Körpers bei. Der verstärkte Blutfluss, der mit dem Schwitzen einhergeht, verbessert die gesamte Zirkulation, was wiederum die Spannkraft und Elastizität der Haut erhöht und ihr nach und nach ein besseres Aussehen verleiht. Da mit dem Schwitzen der ganze Organismus stärker in Schwung kommt, unterstützt es auch die Darmfunktion und trägt auf diese Weise zusätzlich zur Entschlackung des Körpers bei.

Auch über die Haut scheiden wir Schadstoffe aus, die Entzündungen und die Bildung freier Radikale bewirken können. Dazu gehören Schwermetalle (unter anderem Quecksilber und Blei), Pestizide, Herbizide und weitere giftige Substanzen. Darüber hinaus steigert das Schwitzen die Serotoninausschüttung, wodurch sich die Stimmung merklich hebt.

Mit die beste Art, ins Schwitzen zu kommen, ist Bewegung an der frischen Luft. Wandern, Fahrradfahren und im Freien betriebene Sportarten wie Tennis sind gute Möglichkeiten. Aber auch Yoga (das Sie bei schönem Wetter ebenfalls im Freien praktizieren können), Tanzen oder Aerobic sind sehr gut geeignet. Es gibt verschiedene Formen von »Hot Yoga« (*Bikram*-Yoga), das in stark erhitzten Räumen durchgeführt wird. Das mag zwar eine schweißtreibende Angelegenheit sein; natürlicher ist es aber, wenn der Körper beim Yoga durch Bewegung und Atmung selbst die Hitze entwickelt, anstatt sie von außen zu beziehen.

Infrarotsauna und klassische Sauna sind ebenfalls gute Möglichkeiten, ins Schwitzen zu kommen. Zwei bis drei Saunagänge in der Woche sind ein guter Rhythmus, den Sie das ganze Jahr über beibehalten können. Vergessen Sie nicht, vor und nach den Saunagängen ausreichend zu trinken.

vem Stress besser zurecht, als wenn Sie sich nach monatelanger Trainings-
pause in ein Power-Workout stürzen. Achten Sie also auf ein vernünftiges
Maß und halten Sie zwischen den Trainingseinheiten angemessene Erholungspausen ein.

Achten Sie auch auf Zeichen der Überanstrengung wie Krankheitsge-
fühl, Kopfschmerzen, Verstimmtheit, Ängstlichkeit oder Gereiztheit.
Wenn Sie Veränderungen in Ihrem Schlafrhythmus bemerken, in Ihrem
Appetit, Ihrer Leistungsfähigkeit, Ihrer Libido oder wenn Sie ständig
Muskelkater und andere Beschwerden haben, kann das ein Hinweis dar-
auf sein, dass Sie es mit dem Workout übertreiben. Je mehr Sie auf Ihren
Körper hören, desto besser werden Sie seine Grenzen spüren und wissen,
wann er unter zu großen oxidativen Stress gerät. Bleiben Sie mit Ihrem
Workout lieber im gesunden Rahmen. Das ist der beste Weg zu einem
schlanken, geschmeidigen Körper und strahlenden Teint.

## Halten Sie bei Ihrem Workout ausreichend Abstand zu den Mahlzeiten ein

Wenn Sie nicht gerade intensiven Ausdauersport betreiben und einen
entsprechend hohen Kalorienbedarf haben, ist es nicht ratsam, direkt
nach einer Mahlzeit oder dem Verzehr energiereicher Snacks Sport zu
treiben. Um die Muskeln ausreichend mit Blut zu versorgen, wird es aus
Magen und Verdauungstrakt abgezogen. Das beeinträchtigt Ihr *Agni,* Ihr
Verdauungsfeuer, und ist eine Belastung für den Körper, der nun gleichzeitig Verdauungs- und Muskelarbeit zu leisten hat. Das ist wie Multitasking für den Körper, der dadurch genauso wie Ihr Geist unter Stress geraten kann. Stellen Sie sich vor, Sie würden versuchen, ein ernsthaftes
Gespräch zu führen, während Sie gleichzeitig an einer wichtigen E-Mail
schreiben: Beide Beschäftigungen litten darunter. Es ist schlichtweg unmöglich, zwei Dinge, die unsere Aufmerksamkeit stark beanspruchen,
zur gleichen Zeit gleich gut zu tun. Angesichts jeder Aufgabe ist das beste
Erfolgsrezept, unsere Energie und Aufmerksamkeit ganz auf eine Sache
zu konzentrieren, und das gilt nicht minder für Ihren Körper. Geben Sie

ihm also die Möglichkeit, seine Energie ungeteilt einzusetzen, entweder für die Verdauung oder für das Training.

Zwischen einer schweren Mahlzeit und Ihrem Workout sollten Sie mindestens zwei Stunden verstreichen lassen, damit Ihrem Körper genügend Energie zur Verdauungsarbeit zur Verfügung steht. Das steht nicht im Widerspruch zu einem kleinen Verdauungsspaziergang, der wie gesagt sehr zu empfehlen ist. Hier folgen nun einige konkrete Tipps für Ihr Workout, je nachdem, ob Sie es auf den Vormittag oder in die Nachmittags- beziehungsweise Abendstunden legen.

### Workout am Vormittag

Vorher: Je nachdem, wie früh am Morgen Sie loslegen, kann es sich mit leerem Magen angenehmer für Sie anfühlen (insbesondere bei einem Yoga-Workout). Brauchen Sie aber eine Grundlage, können Sie vorher eine Banane oder etwas Beerenobst essen. Auch der Glowing-Green-Smoothie (siehe Rezept in *Umstellung 2*) erfüllt diesen Zweck, ohne zu belasten. Die leichtverdaulichen Kohlenhydrate des Obstes können sogar von Vorteil sein, zumal sie der Fettverbrennung nicht im Wege stehen.

Zu vermeiden: alles Schwere wie ein deftiges Frühstück mit Eiern und Wurst. Weder Ihre Verdauung noch Ihr Training wird dann optimal sein, und statt eines Plus für Ihre Gesundheit und Ihr Aussehen haben Sie sozusagen ein doppeltes Minus.

Im Anschluss: Falls Sie ihn nicht schon vor Ihrem Workout getrunken haben, ist jetzt die richtige Zeit für Ihren Glowing-Green-Smoothie. Wenn Sie dann noch hungrig sind, können Sie etwas Haferbrei essen oder einen Power-Protein-Smoothie trinken (das Rezept finden Sie im Internet). Falls Sie intensiveres Krafttraining betreiben, um einen gut definierten Muskeltonus zu entwickeln, können Sie dem Glowing-Green ein Mixgetränk aus Kokoswasser, Banane und Spirulina (Mikroalgen) folgen lassen. Es ist fettarm, liefert aber aufbauende Kohlenhydrate und Aminosäuren. Da Spirulina leicht verdaulich sind, können Sie sie auch Ihrem Glowing-Green hinzufügen. (Konzentriertes Proteinpulver ist dagegen nicht das Richtige für den Glowing-Green. Heben Sie es sich besser für einen Shake am Nachmittag auf.)

## Workout am Nachmittag/Abend

Vorher: Führen Sie sich tagsüber Energie in Form von Proteinen und Kohlenhydraten zu. Wie Forschungen zeigen, ist es für den Muskelaufbau wichtig, vor dem Krafttraining Aminosäuren und Kohlenhydrate zu sich zu nehmen. Zu Mittag eignen sich beispielsweise: Quinoa, Champignons, gebackenes Gemüse, Avocado, Grünkohlsalat mit Sonnenblumenkernen, Gemüsesuppe, Proteinshake oder Chia-Pudding. Damit sind Sie gut für Ihr späteres Workout gewappnet. Der Glowing-Green-Smoothie eignet sich wieder gut als kleinerer Snack, da sein Gemüseanteil reichlich Aminosäuren liefert, während die Banane und das übrige Obst Kohlenhydrate beisteuern.

Zu vermeiden: schwere Speisen in den letzten zwei Stunden vor dem Workout, wann immer Sie damit beginnen. Wenn Sie wirklich hungrig sind und etwas brauchen, sind eine Banane oder der Glowing-Green zwei gute Optionen.

Im Anschluss: Wenn Ihnen die Zeit bis zum Abendessen zu lang wird, bietet sich die Banane mit ihrem Kalium- und Ballaststoffgehalt auch als Zwischenmahlzeit nach dem Workout an. Nach dem Krafttraining brauchen Ihre Muskeln Eiweiß. Sie decken Ihren Bedarf durch proteinreiche Gemüse wie Rosenkohl, Hülsenfrüchte (zum Beispiel Linsen), Hummus, Nüsse, Chia-Samen oder einen Power-Protein-Smoothie.

Außerdem zu vermeiden: Ein schweres Abendessen zu später Stunde ist in jedem Fall tabu. Wenn Ihnen für Ihr Workout nur der Abend bleibt, ist ein Grünkohlsalat mit etwas Avocado oder ein Smoothie eine gute Wahl.

Allgemein gilt: Trinken Sie tagsüber genug, vor allem vor und nach dem Workout, um nicht zu dehydrieren. Wenn Sie sich zwischen den Mahlzeiten ausreichend Flüssigkeit zuführen, sind Sie weniger versucht, größere Mengen zu den Mahlzeiten zu trinken, was Ihrem Magen die Verdauungsarbeit erschwert. Falls Sie während Ihres Workouts viel schwitzen, eignet sich Kokoswasser hervorragend als natürlicher Sportdrink.

## Brauchen Sie zusätzlich Protein zum Muskelaufbau?

Es ist eine weitverbreitete Ansicht, dass Sport und Krafttraining eine sehr viel höhere Proteinzufuhr erfordern. Besteht tatsächlich ein erhöhter Proteinbedarf? Und wenn ja, zu welchem Zeitpunkt sollte er gedeckt werden?

Laut einem Artikel im *Journal of Sports Sciences* benötigen selbst Spitzensportler in der Trainingsphase pro Kilogramm Körpergewicht nur etwa 1,3 bis 1,8 Gramm Protein, um optimale Leistungen zu erzielen. Ein männlicher Athlet mit achtzig Kilogramm Körpergewicht benötigt demnach zwischen 104 und 144 Gramm Protein am Tag. Eine wesentlich größere Menge nach dem Motto »viel hilft viel« ist nicht unbedingt besser, wie wir bereits in *Umstellung 3* gesehen haben. Diese Proteinmenge lässt sich bequem mit einer Mahlzeit von mittlerem Eiweißgehalt, einem veganen Proteinshake, ein paar Nüssen oder Saaten und etwas zusätzlicher Vollwertkost erreichen. Und wir sprechen hier wohlgemerkt vom Bedarf eines Spitzensportlers von achtzig Kilogramm Gewicht. Für eine normal gebaute Frau ohne erhöhten Eiweißbedarf sind 40 bis 60 Gramm Protein am Tag vollkommen ausreichend. Sie decken diesen Bedarf mühelos mit einer pflanzlichen Kost, bestehend aus reichlich Gemüse, vor allem Blattgemüse, Saaten, Nüssen und Proteinshakes.

## Wie Sie Ihren Proteinbedarf rein vegetarisch decken können

Hier als Beispiel zwei Ernährungspläne, die zeigen, wie leicht es ist, Ihren Eiweißbedarf mit pflanzlicher Kost zu decken. Die Beispiele sind auf den durchschnittlichen Bedarf von Frauen zugeschnitten. Der höhere Bedarf von Männern lässt sich problemlos mit etwas größeren Portionen oder durch ein paar zusätzliche Nüsse oder Saaten decken. (Bei den angegebenen Proteinmengen handelt es sich um Näherungswerte, die natürlichen Schwankungen unterliegen.)

## Tagesplan 1

*Morgens*

warmes Zitronenwasser: 0 Gramm

450 ml Glowing-Green-Smoothie: 6 Gramm

¼ Tasse Haferschrot mit Wasser: 4 Gramm

*Mittags*
1 großer Grünkohlsalat mit ¼ Tasse Sonnenblumenkernen: 13 Gramm
Wraps aus Kohlblättern mit Nusspastete: 11 Gramm

*Nachmittags*
Chia-Pudding: 5 Gramm

*Abends*
1 Tasse gekochte Quinoa mit 1 Tasse Brokkoli; grüner Beilagensalat: 11 Gramm
28 Gramm Bitterschokolade (mindestens 72 % Kakao): 1 Gramm

**Protein gesamt: 51 Gramm**

**Tagesplan 2**
*Morgens*
warmes Zitronenwasser: 0 Gramm
450 ml Glowing-Green-Smoothie: 6 Gramm
1 Apfel: 1 Gramm
Kokosjoghurt mit ¼ Tasse glutenfreiem Granola: 4 Gramm

*Mittags*
glutenfreies Gemüse-Quinoa-Wrap aus Teff (Zwerghirse): 6 Gramm

*Nachmittags*
Power-Protein-Smoothie: 24 Gramm*
*plus/minus, je nachdem, wie viel Proteinpulver Sie nehmen

*Abends*
Linsen-Grünkohl-Suppe (siehe Anhang): 9 Gramm
großer gemischter Salat mit gegrillten Champignons: 6 Gramm
Mandelmilch-Kakao: 2 Gramm

**Protein gesamt: 58 Gramm**

Aus einer im *Journal of Applied Physiology* veröffentlichten Studie geht hervor, dass für einen optimalen Muskelaufbau Aminosäuren und Kohlenhydrate innerhalb von drei Stunden nach dem Workout zugeführt werden sollten. Der dritte Grundnährstoff Fett blieb dabei unberücksichtigt, wohl deshalb, weil Fett die Aufnahme anderer wichtiger Nährstoffe behindern kann. Eine andere Studie ergab, dass bei Ausdauersportarten und -workouts die vorherige Zufuhr von Fett von Vorteil sein kann. Es bewirkt, dass das in den Muskelzellen gespeicherte Glykogen über einen längeren Zeitraum als Energieträger zur Verfügung steht. Allerdings sollte es sich um leichtverdauliches Fett handeln, zum Beispiel in Form von Avocados oder Chia-Samen, und mindestens zwei Stunden vor Trainingsbeginn verzehrt werden, um dem Magen ausreichend Zeit zur Verdauung zu lassen.

Welche Proteinmenge ist nach dem Workout also zu empfehlen? Zwar hängt das auch von Ihrem Gewicht und der Art Ihres Trainings ab, jedoch können 20 Gramm Protein im Allgemeinen als ausreichend gelten. (Wie entsprechende Forschungen zeigen, ist die Proteinsynthese in der Muskulatur mit der Aufnahme von 20 Gramm Protein abgedeckt und erfährt mit einer Steigerung auf 40 Gramm keinen weiteren Zuwachs mehr. Ein Power-Protein-Smoothie oder ein klassischer Shake aus Mandelmilch und veganem Proteinpulver liefert diese 20 Gramm Protein ohne weiteres.)

## Proteinbedarf (gerundet) nach Körpergewicht

| Gewicht | Empfehlung der WHO (0,75 Gramm je Kilogramm) | bei erhöhtem Bedarf, z. B. bei Leistungssport oder in der Schwangerschaft (1,1 Gramm je Kilogramm) |
|---|---|---|
| 50 kg | 38 g | 55 g |
| 55 kg | 41 g | 61 g |
| 60 kg | 45 g | 66 g |
| 65 kg | 49 g | 72 g |
| 70 kg | 53 g | 77 g |
| 75 kg | 56 g | 83 g |
| 80 kg | 60 g | 88 g |
| 85 kg | 64 g | 94 g |
| 90 kg | 68 g | 99 g |
| 95 kg | 71 g | 105 g |
| 100 kg | 75 g | 110 g |

# Umstellung 17:
# Zentrieren Sie sich
# durch Atemübungen und Yoga

## Pranayama: Die Bedeutung des Atems

Der Atem ist wohl die sanfteste unserer Bewegungen und zugleich unser ständiger Begleiter, selbst im Schlaf. Da das Atmen von selbst geschieht, achten wir zumeist nicht weiter darauf. Dennoch ist richtiges Atmen eines der Geheimnisse der Kraft und Jugend. Es gibt verschiedene Atemtechniken, die die Wirksamkeit Ihres Workouts erhöhen können, indem sie die Sauerstoffversorgung verbessern und den *Prana,* die Lebenskraft, besser im Körper zirkulieren lassen. Auch das kommt wieder Ihrer natürlichen Schönheit zugute.

*Pranayama,* was man sehr vereinfacht mit »Atemübungen« übersetzen kann, ist eigentlich ein System zur bewussten Kontrolle des Prana. Zugleich bietet es einige der wirksamsten und heilsamsten Techniken zum Abbau von Stress und zur Beruhigung des Geistes.

Prana ist die universale Lebensenergie, die das ganze Universum durchdringt. Indem wir sie uns bewusst machen und anhand von Pranayama-Techniken gezielt mit ihr arbeiten, können wir unsere Energie weit über die von uns wahrgenommenen Grenzen hinaus steigern. Sie beschert uns Jugendlichkeit, Anziehungskraft und Schönheit. Durch die regelmäßige Übung von Pranayama (und durch Meditation, auf die wir in der *sechsten Säule* noch zu sprechen kommen) können wir eine im Prana verankerte, geradezu magnetisch aufgeladene Energie entwickeln, die auf ebenso subtile wie intensive Art spürbar wird. Pranayama gehört damit zu den wirksamsten energetischen Techniken überhaupt.

Darüber hinaus gilt Pranayama als entsäuernd und reinigend, da es die Ausscheidung von Giftstoffen über die Lungen fördert. Am wirksamsten werden die Pranayama-Übungen daher in Kombination mit einer entschlackenden Basen-Diät (siehe *erste Säule*), wodurch die Kanäle für einen vermehrten Zustrom von Prana geöffnet werden. Indem es wie eine Pumpe auf das Lymphsystem wirkt, fördert das tiefe Ein- und Ausatmen zudem den Abtransport von Giften über die Lymphe. Tibetische Yogis demonstrieren die gewaltigen Kräfte, die in der Kontrolle des Atems und des Geistes liegen, indem sie mit Hilfe dieser dynamischen Techniken eine so große innere Hitze erzeugen, dass ihnen in der Kälte des Hochlandes warm ist und sogar der Schnee um sie herum zu schmelzen beginnt.

Zweifellos können diese Atemtechniken auch das Schönheitspotenzial steigern. Stellen Sie sich vor, Sie atmen Jahr um Jahr, tagein, tagaus auf die falsche Weise, so dass Ihre Zellen permanent mit Sauerstoff unterversorgt sind und daher schneller altern. Tiefes Atmen dagegen bewirkt eine bessere Zirkulation und bedeutet einen effektiveren Sauerstoff- und Nährstofftransport zu jeder einzelnen Zelle. Das zeigt sich nicht nur in einem höheren Energieniveau, sondern auch in einem jugendlich frischen Teint.

Der erste Schritt im Pranayama besteht darin, sich des Atems überhaupt erst einmal bewusst zu werden und ihn dabei zu verlangsamen. Wenn Sie langsamer atmen, atmen Sie zugleich auch tiefer. Dadurch nehmen Sie mit jedem Atemzug mehr Sauerstoff auf und atmen mehr Abfallstoffe aus. Über die tiefe Atmung bauen Sie außerdem Stress ab, sind seinen schädlichen Folgen damit weniger ausgesetzt und werden so insgesamt ruhiger und ausgeglichener.

## Die Phasen der Atmung

Die Atmung durchläuft drei Phasen.

Puraka: Dies ist die Phase des Einatmens, in der sich die Lungen mit Luft füllen. Atmen Sie tief ein, bis Ihre Lungen von oben bis unten mit Luft gefüllt sind, um ein Maximum an Sauerstoff aufzunehmen. Dabei darf sich Ihr Bauch ruhig aufblähen wie ein Ballon. Achten Sie auch darauf, sehr langsam einzuatmen, was wahrscheinlich viel langsamer sein wird, als Sie es gewohnt sind. Sie können dabei auch bis vier zählen, um das Einatmen bewusst zu verlangsamen.

Kumbhata: Das ist die Phase des Innehaltens. Beim normalen, alltäglichen Atmen ist dies die kaum wahrnehmbare Pause zwischen Einatmen und Ausatmen. Über die Lungen gelangen Prana und Sauerstoff ins Blut und werden über den Blutkreislauf zu jeder einzelnen Zelle des Körpers transportiert, während aus den Zellen gasförmige Abfallstoffe bis zur Lunge wandern und mit der verbrauchten Luft ausgeatmet werden.

Recaka: Dies ist die Phase, in der giftige Substanzen mit der Atemluft aus dem Körper ausgeschieden werden. Sehr wichtig ist es daher, tief auszuatmen, vielleicht noch wichtiger als das tiefe Einatmen, um gasförmige Abfallstoffe und Abbauprodukte möglichst vollständig aus dem Körper zu entfernen. Dabei sollte der Bauch sich leicht nach innen wölben.

## Grundlegende Pranayama-Techniken

Ideal wäre es, die hier vorgestellten Atemtechniken zu den angegebenen Tageszeiten zu üben, am besten im Freien. Wenn Sie drinnen üben, suchen Sie sich am besten einen ruhigen Platz, an dem Sie ungestört mit geradem Rücken sitzen können. Lassen Sie sich dazu mit angewinkelten oder gekreuzten Beinen auf einem festen Kissen oder auch auf einem Stuhl nieder, wobei Sie dann die Füße mit der ganzen Sohle fest vor sich auf dem Boden plazieren. Nicht geeignet sind zu weiche Kissen oder andere Sitzgelegenheiten, in denen Sie, vielleicht ohne es zu bemerken, einsinken, was den Atem daran hindert, frei zu fließen, und den Nutzen dieser Pranayama-Techniken erheblich verringern würde.

Falls Ihnen diese Pranayama-Techniken neu sind, wenn Sie gesundheitliche Einschränkungen haben oder schwanger sind, sollten Sie im Zweifelsfall mit Ihrem Hausarzt Rücksprache halten.

### UJJAYI

Dabei handelt es sich um die grundlegende Art, während der Yogastellungen, den *Asanas,* zu atmen. Aber auch, wenn Sie unter Stress stehen, ist dies eine sehr wohltuende Atemtechnik. *Ujjayi* verhindert eine flache

Brustatmung und versorgt Ihren Körper mit einem Maximum an Sauerstoff. Es sorgt dafür, dass die Nährstoffe effektiv in Ihrem Körper transportiert werden, und lädt Sie mit Energie auf.

Diese Form zu atmen wird in der Tradition sowohl des Taoismus als auch des Yoga seit Jahrtausenden praktiziert. Oft wird sie auch »Meeres-« oder »Wellenatmung« genannt, weil sie an das Geräusch eines leisen Wellengangs erinnert. Ujjayi ist eine tiefe Bauchatmung, bei der die Luft zuerst in den Unterbauch strömt, anschließend in den unteren Brustraum und zuletzt in den oberen Brustkorb bis zum Hals, bis die Lungen von unten bis oben ausgefüllt sind.

Atmen Sie zunächst durch den weit geöffneten Mund mit einem vernehmlichen Geräusch aus. Schließen Sie den Mund, atmen Sie durch die Nase ein und versuchen Sie, beim Ausatmen durch die Nase dasselbe Geräusch zu machen, was dann im hinteren Bereich Ihres Rachens ein bisschen wie Meeresrauschen klingt. Wenn Sie unter Menschen sind, können Sie sich einfach auf das tiefe Ein- und Ausatmen konzentrieren. Bleiben Sie dabei locker, ohne die Schultern anzuheben, und lassen Sie Ihren Bauch sich so weit vorwölben, wie er möchte. Auch ohne dabei ein Geräusch zu machen, werden Sie von diesen tiefen, langen Atemzügen profitieren. Ein- und Ausatmung sollten bei beiden Versionen etwa gleich lang sein. Wenn Sie normalerweise sehr schnell atmen oder es schwierig finden, Ihre Atemzüge zu verlangsamen, können Sie versuchen, beim Ein- und Ausatmen jeweils bis vier zu zählen. Diese Übung eignet sich für jede Tageszeit bis hinein in den Abend.

## Bhastrika

Mit ihrer reinigenden und den Stoffwechsel anregenden Wirkung kommt diese Pranayama-Technik Ihrer Schönheit besonders zugute. Atmen Sie in einem raschen und gleichmäßigen Rhythmus durch die Nase ein und aus. Denken Sie dabei an einen schnuppernden Hund. Beginnen Sie mit ein oder zwei Übungssequenzen von jeweils 20 bis 30 Sekunden und steigern Sie die gesamte Übungszeit auf drei bis fünf Minuten am Tag. Sie werden sich anschließend wunderbar erfrischt und belebt fühlen. Da es sich um eine energetisch aufladende Übung handelt, sollte sie am Morgen oder im Lauf des Tages durchgeführt werden, nicht mehr jedoch am Abend. Es kann eine Weile dauern, bis Sie in den richtigen Rhythmus hineinfinden, aber es lohnt sich.

## Nadi Shodhana

Diese Atemtechnik bringt den Körper ins Gleichgewicht, eine grundlegende Voraussetzung für die Entfaltung Ihrer natürlichen Schönheit. *Nadi Shodhana* bedeutet wörtlich »Reinigung der Energiekanäle«. Die Übung wird auch als »Wechselatmung durch die Nase« beschrieben. Sie hilft Ihnen, Körper und Geist tief zu entspannen, während Sie die Energien zwischen linker und rechter Körperhälfte ausbalancieren. Der Yoga lehrt, dass die linke Seite des Körpers, *Ida,* seine kühlende mondverwandte Seite ist, während die rechte Seite, *Pingala,* die wärmende Energie des Feuers repräsentiert. Diese einander entgegengesetzten, aber auch ergänzenden Hälften gilt es ins Gleichgewicht zu bringen. Wenn Sie zu viel inneres Feuer haben, können Sie übernervös werden oder überhitzen und »ausbrennen«, was nach der alten indischen Philosophie den Alterungsprozess vorantreibt. Überwiegt in Ihnen die kalte Seite, kann das zu Lethargie und Depressionen führen.

Üben Sie Nadi Shodhana abends, bevor Sie zu Bett gehen, oder vor einer Meditationssitzung, um Hitze und Kälte in sich auszugleichen, sich von Ängsten, Depressionen und Stress zu befreien und in Ihre Mitte zu kommen. Beginnen Sie mit einer gründlichen Ausatmung durch die Nase, wobei Sie Ihre Lungen möglichst vollständig leeren. Beugen Sie Zeige- und Mittelfinger einer Hand in den Handteller zurück oder legen Sie sie auf den Nasenrücken. Verschließen Sie das rechte Nasenloch mit der Daumenkuppe und atmen Sie tief durch das linke Nasenloch ein. Verschließen Sie am Ende der Einatmung Ihr linkes (kühlendes Ida- oder Mond-)Nasenloch mit den Kuppen von Ring- und kleinem Finger und atmen Sie tief durch das rechte Nasenloch aus. Atmen Sie dann tief durch Ihr rechtes (wärmendes Pingala- oder Sonnen-)Nasenloch ein und verschließen Sie es am Ende der Einatmung wieder mit der Kuppe des rechten Daumens. Wiederholen Sie diesen Ablauf mehrfach, ohne ihn zu forcieren, indem Sie einfach nur dem Strom Ihres Atems folgen und die

Kraft der Übung spüren, mit der Sie Ihr ganzes Wesen ausbalancieren können.

## Kapalabhati

Bei dieser stärkenden Pranayama-Technik handelt es sich um eine weitere Reinigungsatmung, die wörtlich übersetzt so viel wie »leuchtender Schädel« heißt. Sie vermittelt Ihnen ein tiefes Gefühl der Ruhe sowie der inneren und äußeren Reinheit. Auf eine langsame, tiefe Einatmung folgt eine kurze, kräftige Ausatmung, welche die Atemwege reinigt und den Abbau von Giftstoffen fördert.

So üben Sie *Kapalabhati:* Bringen Sie sich in eine bequeme und aufrechte Sitzposition. Achten Sie darauf, dass die Wirbelsäule gerade ist. Legen Sie die Hände auf den Bauch, auf diese Weise können Sie der kraftvollen Ausatmung noch etwas mehr Nachdruck verleihen. Falls es Ihnen lieber ist, können Sie die Hände auch auf den Knien ruhen lassen, wobei die Handteller nach unten weisen. Lenken Sie Ihre Aufmerksamkeit in den Unterbauch und atmen Sie tief durch die Nase ein. Ziehen Sie den Unterbauch kräftig ein, wobei Sie durch einen leichten Druck der Hände nachhelfen können, und stoßen Sie dabei die Luft mit einer kurzen, kraftvollen Ausatmung durch die Nase aus. Lassen Sie die folgende Einatmung ganz natürlich kommen, ohne sie zu forcieren. Der Schwerpunkt liegt stets auf der Ausatmung.

Folgen Sie immer Ihrem eigenen Rhythmus und überanstrengen Sie sich nicht. Beenden Sie die Übung sofort, wenn Sie sich benommen fühlen oder wenn Ihnen schwindlig wird. Üben Sie Kapalabhati für etwa eine Minute und schließen Sie die Übung mit einer langsamen Ausatmung durch den Mund ab. Je nach Geübtheit können Sie mehrere Durchgänge machen. Kapalabhati eignet sich besonders gut am Morgen als Aufwärmübung vor dem Yoga oder der Meditation. Da es sich wie bei *Bhastrika* um eine energetisch aufladende Übung handelt, sollten Sie diese nicht mehr am Abend durchführen.

# Schön und entgiftet durch Yoga

Unter allen Bewegungsabläufen ist Yoga eine der besten zur Förderung Ihrer natürlichen Schönheit. Zu den *Asanas* oder Yogastellungen gehören ganzheitliche, zum Teil asymmetrische Bewegungsabläufe, an denen verschiedene Muskelgruppen beteiligt sind. Auf diese Weise wird unter anderem die Wirbelsäule in alle Richtungen gestreckt. Gegenüber eher gleichförmigen und eingeschränkten Bewegungsabläufen bietet Yoga damit zahlreiche Vorteile.

## Ihre Yoga-Ausrüstung

Anfänglich brauchen Sie im Grunde nicht viel mehr als eine einfache Yogamatte, auf der Sie bei den verschiedenen Asanas nicht ins Rutschen kommen und die dick genug ist, um Hüften und Knie in bestimmten Positionen ausreichend abzupolstern. Es sind viele gute umweltfreundliche Yogamatten im Handel erhältlich.

Darüber hinaus ist gerade Anfängern die Anschaffung zweier Yogablöcke anzuraten. Sie sind relativ preiswert, aber enorm hilfreich zur Unterstützung oder Erleichterung bestimmter Positionen. Zum Beispiel können Sie bei einem Asana wie *Parsvottanasana* oder der Pyramidenstellung (siehe unten) die Blöcke zu beiden Seiten des vorderen Fußes plazieren, um sich die gebeugte Position zu erleichtern.

Weitere Hilfsmittel wie Yogagurt oder Yogadecke sind nicht unbedingt erforderlich, vor allem nicht für Anfänger. Wenn Sie im Lauf der Zeit den Eindruck haben, von der Anschaffung zu profitieren, können Sie sie sich später immer noch zulegen. Um bei Positionen im Sitzen das Becken zu erhöhen oder bei den Pranayama-Übungen bequem und mit geradem Rücken sitzen zu können, tut es vorerst auch ein festes Kissen oder eine Wolldecke.

Yoga wirkt auf unterschiedliche Weise reinigend. So regt es innere Organe wie Leber, Nieren und Verdauungsorgane zu verstärkter Tätigkeit an. Auch das endokrine System einschließlich der Schilddrüse, die eine zentrale Rolle beim Stoffwechsel spielt, wird angeregt und die Leber, unser Hauptentgiftungsorgan, in ihrer Selbstreinigung unterstützt. Yoga ist also weit mehr als ein umfassendes Bewegungstraining zum gezielten Kalorienverbrauch. Richtig ausgeführt, ist es eine sehr wirkungsvolle Methode, um sich einen gesunden, starken, geschmeidigen und jugendlichen Körper zu bewahren.

Die Yoga-Asanas sind damit eine ideale Ergänzung zu den anderen Umstellungen in diesem Buch, bei denen es uns ja stets darum geht, Geist und Körper zu einer gesunden Harmonie zu führen. Auf den tieferen Nutzen des Yoga – die beruhigende und ausgleichende Wirkung auf den Geist, die Einstimmung auf die Meditation und Unterstützung bei der Mediationspraxis selbst – werden wir in der *sechsten Säule* noch eingehen. Hier konzentrieren wir uns zunächst auf die rein körperlichen, bewegungsorientierten Aspekte der Yogapraxis, so dass Sie schon einmal damit beginnen können, sich deren positiven Effekte auf das äußere Erscheinungsbild zunutze zu machen.

## Die besten Yoga-Positionen für Ihre Gesundheit und Schönheit

Es folgen hier vierzehn der wirksamsten und heilsamsten Asanas, die in Ihren Alltag zu integrieren wir Ihnen empfehlen möchten. Sie können entweder einzelne Positionen üben, die Ihnen am meisten zusagen, oder auch unsere ganze Auswahl für Ihr Yogaprogamm übernehmen. Viele von ihnen lassen sich gut in Ihre Morgenroutine integrieren, da sie wenig Platz beanspruchen und sich im Schlafzimmer oder, sofern Sie eine feste Matratze haben, sogar auf dem Bett ausführen lassen. So können Sie sich morgens gleich nach dem Aufwachen Ihrem Yoga zuwenden. Andere Übungen eignen sich besonders gut für den Abend, so etwa *Paschimottanasana,* eine Vorbeuge im Sitzen, die das Nervensystem beruhigt, verdauungsfördernd sowie angstlösend wirkt und damit eine gute Einstimmung auf Ihren so wichtigen Schönheitsschlaf darstellt.

## TADASANA (Berg-Stellung)

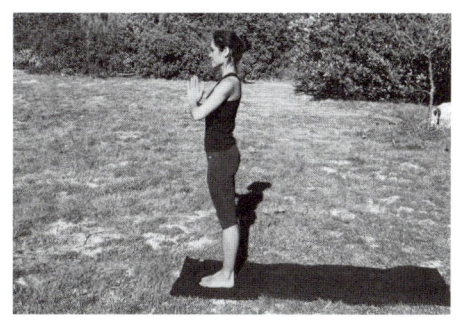

**Wirkung:** In diesem Asana wird eine scheinbar einfache Position mit tiefem Bewusstsein erfüllt. Bein- und Gesäßmuskulatur werden gekräftigt, der Bauch wird gestrafft und die gesamte Körperhaltung verbessert.

**Ausführung:** Stehen Sie aufrecht mit parallel aufgestellten Füßen, die großen Zehen berühren sich leicht, die Fersen haben ein wenig Abstand voneinander. Verankern Sie Ihre Energie gleichmäßig mit der ganzen Fläche der Fußsohlen im Boden und spüren Sie zugleich in der Wirbelsäule einen sanften Zug nach oben. Weiten Sie sich im Brustraum und nehmen Sie die Schultern leicht zurück, der Kopf bleibt dabei gerade. Legen Sie die Hände vor dem Herzen zur *Anjali mudra* zusammen oder lassen Sie die Arme locker neben dem Körper herabhängen.

**Ideale Übungszeit:** Sie können *Tadasana* zu jeder Tageszeit üben, besonders wohltuend ist es aber am Morgen. So gehen Sie geerdet, aufgerichtet und selbstbewusst in den Tag.

**Zusätzlicher Tipp:** Führen Sie diese Übung anfänglich seitlich stehend vor einem großen Spiegel aus. So haben Sie Ihre Körperhaltung im Blick und bekommen ein besseres Gefühl für sie.

## SUPTA MATSYENDRASANA
## (Drehung auf dem Rücken)

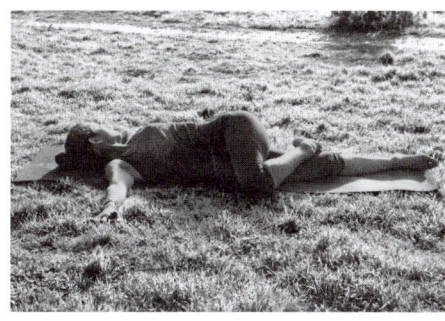

**Wirkung:** Durch die Drehung im Rumpf werden buchstäblich Giftstoffe aus Leber und Nieren gepresst, Verdauungstätigkeit und Entschlackung angeregt, die Durchblutung verbessert und die gesamte Rückenpartie energetisch gestärkt. Regelmäßig praktiziert, hat diese Übung eine dauerhaft reinigende und verschönernde Wirkung. Im Yoga gibt es zahlreiche, teils fortgeschrittene Drehübungen im Stehen, Sitzen und Liegen. *Supta Matsyendrasana* ist dagegen auch für Anfänger gut geeignet.

Legen Sie sich mit weit ausgestreckten Armen flach auf den Rücken. Ziehen Sie langsam das linke Knie zu sich heran und lassen Sie das gebeugte Bein nur so weit über die rechte Hüfte fallen, wie es sich für Sie angenehm und natürlich anfühlt. Dabei bleiben beide Schultern am Boden. Wenden Sie den Kopf behutsam nach links und atmen Sie dabei ruhig und gleichmäßig weiter. Verweilen Sie in dieser Haltung während fünf bis zehn oder auch mehr Atemzügen. Wiederholen Sie die Übung dann in seitenverkehrter Lage.

Ideale Übungszeit: Jederzeit im Lauf des Tages.

Zusätzlicher Tipp: Beginnen Sie stets mit dem linken Bein, also mit der Richtung des Verdauungsweges, um den Ausscheidungsvorgang zu unterstützen.

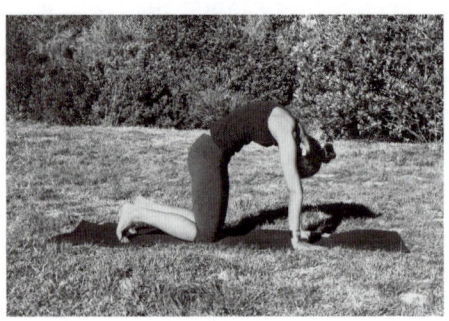

## MĀRJĀRYASANA BITILASANA
### (Katzen-Stellung)

Wirkung: Das regelmäßige Strecken der Wirbelsäule, wie es in der Katzen-Stellung geschieht, hat eine besonders nachhaltige Schönheitswirkung. Alle inneren Organe einschließlich der Verdauungsorgane werden dabei in ihrer Tätigkeit angeregt, insbesondere auch die vitalitätsspendenden Nieren. *Mārjāryasana* fördert alle Zirkulationsprozesse im Körper, bringt die Energie in der Wirbelsäule zum Fließen, hilft dabei, Stress abzubauen, und schenkt Ihnen neue Kraft.

Ausführung: Auf allen vieren, wobei sich die Hände unter den Schultern und die Knie unter den Hüften befinden. Atmen Sie tief durch den Mund aus und ziehen Sie dabei den Bauch ein. Machen Sie einen »Katzenbuckel«, indem Sie die Wölbung der Wirbelsäule in Richtung Decke drücken, das Steißbein einziehen und das Kinn zur Brust bewegen. Entspannen Sie bei der anschließenden Ausatmung den Bauch, so dass er zum Boden hin durchsinkt, und gehen Sie dabei in ein leichtes Hohlkreuz. Heben Sie den Kopf und richten Sie den Blick nach vorn, wobei Sie die Schulterblätter etwas in Richtung Gesäß drücken. Wiederholen Sie diesen Wechsel mehrfach in einer sanft fließenden Wellenbewegung der

Wirbelsäule und versuchen Sie dabei, die Bewegung eines jeden Wirbels zu erspüren.

Ideale Übungszeit: Üben Sie am besten gleich nach dem Aufwachen ein paar Durchgänge vor Ihrem Bett (oder auch im Flur, während in der Küche das Wasser für Ihr warmes Zitronenwasser heiß wird). Das gibt Ihnen die nötige Energie für den Tag.

Zusätzlicher Tipp: Üben Sie die Katzen-Stellung stets auf einer Yogamatte oder zumindest einem weichen Teppich, um Ihre Knie zu schonen.

## PARSVOTTANASANA
## (Pyramiden-Stellung)

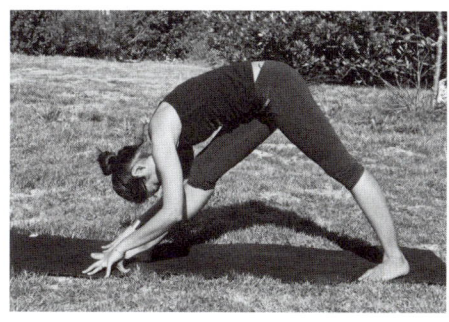

Wirkung: Diese Position stimuliert und kräftigt die Bauchorgane und wirkt verdauungsfördernd. Die Körperhaltung sowie die innere und äußere Balance werden verbessert.

Ausführung: Machen Sie mit dem rechten Bein einen weiten Schritt nach vorn. Der rechte Fuß weist geradeaus, der linke Fuß ist in einem Winkel von 45 Grad dazu nach links versetzt. Richten Sie Ihre Hüften gerade in der Bewegungsrichtung aus. Beugen Sie sich beim Ausatmen aus den Hüften heraus nach vorn, bis sich Ihr Oberkörper parallel zum Boden befindet. Falls es Ihnen ohne Mühe gelingt, können Sie sich noch tiefer zu Ihrem rechten Bein hinabbeugen, bis Ihre Fingerspitzen den Boden oder die zu diesem Zweck neben Ihrem Fuß plazierten Yogablöcke berühren. Verbleiben Sie in dieser Position und atmen Sie dabei fünf- bis zehnmal tief ein und aus. Wiederholen Sie die Übung in der anderen Richtung.

Ideale Übungszeit: Jederzeit im Lauf des Tages.

Zusätzlicher Tipp: Übungen mit Vorwärtsbeuge wie diese sind besonders geeignet, wenn Sie überlastet sind oder unter Stress stehen.

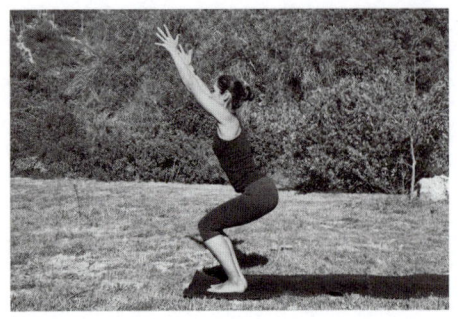

## UTKATASANA (Hock-Stellung)

**Wirkung:** Diese Übung regt nicht nur die Bauchorgane an und wirkt entschlackend, sondern kräftigt auch die Oberschenkel- und gesamte Beinmuskulatur.

**Ausführung:** Beginnen Sie mit *Tadasana,* der Bergstellung. Die Füße stehen fest auf dem Boden, der Rücken ist gerade. Senken Sie nun langsam das Gesäß nach hinten ab, als wollten Sie sich auf einen Stuhl setzen. Anfänglich brauchen das nur wenige Zentimeter zu sein. Heben Sie die Arme parallel vor Ihrem Oberkörper etwa bis zur Höhe der Ohren. Dabei weisen die Handflächen zueinander, die Finger sind gestreckt. Machen Sie Ihren Brustkorb weit und senken Sie die Schulterblätter etwas ab, während Sie sich mit den Fersen fest im Boden verankern. Spannen Sie Ihre Bauchmuskulatur an, um Ihren Rücken bei der absenkenden Bewegung zu unterstützen. Atmen Sie währenddessen tief ein und aus.

**Ideale Übungszeit:** Jederzeit im Lauf des Tages.

**Zusätzlicher Tipp:** Um die Übung noch effektiver zu machen, können Sie anschließend ein- oder zweimal die *Kapalabhati*-Atmung (siehe oben) in der Hockstellung ausführen.

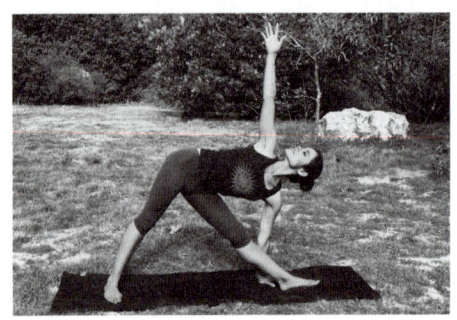

## UTTHITA TRIKONASANA (Ausgestrecktes Dreieck)

**Wirkung:** Dies ist eine ausgezeichnete Übung, um die gesamte Bein-, Rücken-, Brust- und Schultermuskulatur zu dehnen. Darüber hinaus fördert sie Verdauung und Ausscheidung.

**Ausführung:** Beginnen Sie wieder mit *Tadasana,* der Bergstellung. Machen Sie mit dem rechten Bein einen weiten Schritt zurück, der rechte Fuß steht um 45 Grad nach rechts versetzt. Das Becken ist der rechten Seitenkante der Matte zugewandt. Strecken Sie beim Einatmen die Arme waagerecht aus, die Handteller weisen dabei nach unten, die Schultern sind entspannt. Drücken Sie beim Ausatmen das Becken in Richtung Ihrer rechten Ferse. Halten Sie die Wirbelsäule gerade und beide Beine gestreckt. Die Streckmuskulatur des linken Oberschenkels bleibt angespannt. Bewegen Sie dann die linke Hand an der Außenseite des linken Beins entlang in Richtung Schienbein, Knöchel oder Yogamatte (bzw. Yogablock), während Sie zugleich den rechten Arm in die Höhe strecken. Rumpf und Rücken bleiben dabei gerade ausgerichtet. Halten Sie die Position während mindestens fünf Atemzügen. Wiederholen Sie die Übung anschließend auf der anderen Seite.

Ideale Übungszeit: Jederzeit im Lauf des Tages.

Zusätzlicher Tipp: Bei der seitlichen Beuge besteht die Gefahr, den Oberkörper durchhängen zu lassen und in der Wirbelsäule abzuknicken. Ein Yogablock ist dann besonders hilfreich, da es mit seiner Unterstützung besser gelingt, die Spannung im Kreuz zu halten.

## BHUJAṄGASANA (Kobra-Stellung)

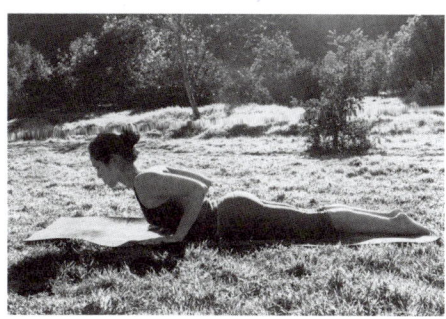

Wirkung: Die Kobra gehört zu den Stellungen, die besonders wirksam die Verdauung unterstützen. Die Wirbelsäule wird gestreckt, die Zirkulation verbessert, Nieren- und Schilddrüsenfunktion werden angeregt. Der Stoffwechsel kommt ins Gleichgewicht, und Sie fühlen sich anschließend belebt und voller Energie.

Ausführung: Begeben Sie sich in die Bauchlage. Legen Sie die Hände parallel unter die Schultern und ziehen Sie die Ellbogen eng an den Brustkorb heran. Die Beine sind gerade ausgestreckt bis zu den Zehen, die nach hinten weisen. Drücken Sie beim Einatmen Fußrücken und Handteller beziehungsweise Fingerspitzen in die Matte und heben Sie den Oberkörper behutsam an, ohne es zu forcieren. Gehen Sie nur so weit in die Rückbeuge, wie es sich für Sie angenehm anfühlt. Heben Sie die Brust, öffnen Sie sich im Herzbereich und ziehen Sie die Schulterblätter nach hinten. Verharren Sie in dieser Position während mindestens fünf Atemzügen. Senken Sie dann den Oberkörper vorsichtig wieder auf die Matte ab.

Ideale Übungszeit: Vormittags und nachmittags. Am Abend kann die Rückbeuge zu stark belebend wirken.

Zusätzlicher Tipp: Probieren Sie verschiedene Varianten aus, zum Beispiel indem Sie das Gewicht des Oberkörpers langsam von den Handtellern auf die Fingerspitzen verlagern. Oder drehen Sie den Kopf während der Rückbeuge langsam nach links und rechts, um die Nackenmuskulatur behutsam zu dehnen.

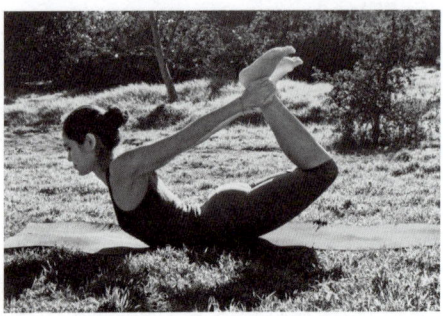

## DHANURASANA (Bogen-Stellung)

Wirkung: Durch die Dehnung und Anregung der Bauchorgane ist diese Position sehr gut geeignet, um deren Entgiftungsfunktion zu unterstützen. Außerdem wird die Rücken- und Oberschenkelmuskulatur gekräftigt.

Ausführung: Legen Sie sich mit dem Bauch auf die Matte, die Arme liegen seitlich neben dem Körper, die Handflächen weisen nach oben. Rollen Sie ein wenig die Schultern hin und her. Heben Sie dann die Unterschenkel an und zielen Sie mit den Fersen in Richtung Po. Versuchen Sie, Ihre Fußknöchel von außen mit den Händen zu umfassen (oder drücken Sie, falls das nicht gelingt, die Knöchel und inneren Fußkanten fest aneinander). Drücken Sie die Knie zusammen und ziehen Sie dabei die Fersen weiter in Richtung Po. Atmen Sie tief ein und aus, während Sie sich nach und nach im Brustraum und Herzbereich weiten. Wenn es sich für Sie angenehm und natürlich anfühlt, können Sie dabei auch ein wenig auf und ab schaukeln. Üben Sie die Bogen-Stellung über mindestens fünf Atemzüge mit bis zu drei Durchgängen.

Ideale Übungszeit: Am besten vormittags oder nachmittags, da die Rückbeuge am Abend zu stark belebend sein kann.

Zusätzlicher Tipp: Seien Sie mit sich geduldig. Erzwingen Sie nichts und muten Sie Ihrer Wirbelsäule nichts zu, wozu sie noch nicht bereit ist. Spannen Sie die Beinmuskulatur an und lassen Sie die Gesäßmuskulatur locker.

## NĀVASANA (Boot-Stellung)

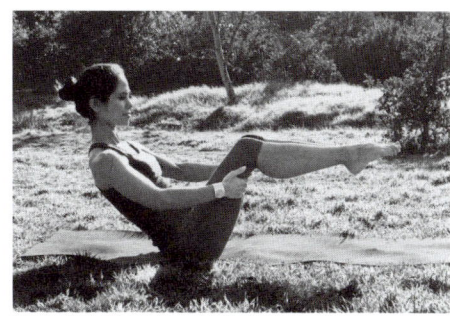

**Wirkung:** Diese den Rumpf stärkende Übung unterstützt die Verdauung und die Entgiftung über die Nieren. Sie stärkt und formt Hüftpartie, Oberschenkel und die ganze Leibesmitte.

**Ausführung:** Sitzen Sie mit geschlossenen, angewinkelten Beinen auf Ihrer Yogamatte.

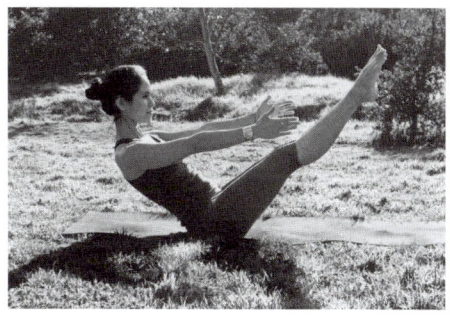

Umfassen Sie mit beiden Händen von außen die Kniekehlen oder Oberschenkel. Lehnen Sie sich leicht zurück und spannen Sie die Rumpfmuskulatur kräftig an. Halten Sie den Rücken gerade. Je nachdem, was sich für Sie angenehm anfühlt, können Sie dann mit den Füßen auf der Matte bleiben, die Fersen bis auf Kniehöhe anheben oder die Beine langsam ausstrecken. Bei jeder Variante befinden sich die Arme auf Schulterhöhe vor dem Oberköper. Halten Sie die Position während fünfzehn bis zwanzig Atemzügen.

**Ideale Übungszeit:** Zu jeder Tageszeit. Wie für alle Yogaübungen gilt insbesondere für *Nāvasana,* dass sie mit leerem Magen ausgeführt werden sollte.

**Zusätzlicher Tipp:** Um die entgiftende Wirkung der Boot-Stellung zu verstärken, können Sie dabei zusätzlich die *Bhastrika*-Atmung ausführen (siehe oben).

## SETU BANDHA SARVĀNGASANA
## (Brücken-Stellung)

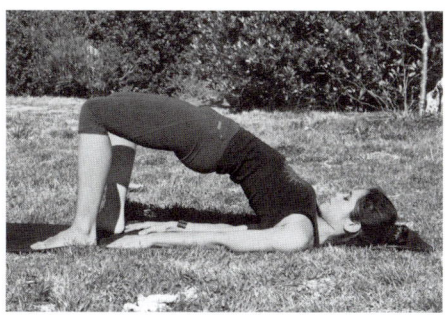

**Wirkung:** Dieses sehr wirksame Asana hat sowohl heilsame als auch unmittelbar wohltuende Wirkungen. Die Brücken-Stellung regt die Schilddrüse in ihrer Funktion an, reguliert den Stoffwechsel und unterstützt die Verdauung. Auch Menstruationsbeschwerden werden gelindert. Zugleich wirkt sie beruhigend auf den Geist, weitet Wirbelsäule, Brustraum und Herzbereich und bildet einen Ausgleich zu den vielen Beugebewegungen, die sich durch den Alltag der meisten Menschen ziehen, zum Beispiel bei der Arbeit am Computer.

Ausführung: Liegen Sie mit angewinkelten Beinen auf dem Rücken. Die Arme liegen seitlich neben dem Körper, die Handflächen weisen nach unten. Die Fußsohlen stehen flach auf der Unterlage, die Fersen befinden sich unterhalb der Knie, etwa in hüftweitem Abstand voneinander. Achten Sie darauf, dass die Füße parallel stehen. Drücken Sie die Hände in die Unterlage, verankern Sie sich mit den Fußsohlen fest im Boden und heben Sie das Becken langsam bis auf eine bequeme Höhe an, idealerweise bis auf Kniehöhe. Verweilen Sie in dieser Position während fünf oder mehr Atemzügen. Senken Sie anschließend das Becken wieder langsam auf den Boden ab. Sie können die Übung bis zu zweimal wiederholen.

Ideale Übungszeit: Zu jeder Tageszeit. Da es sich um eine sanfte Form der Rückbeuge handelt, wirkt sie nicht so stark belebend wie die Bogen- oder Kobra-Stellung.

Zusätzlicher Tipp: Um die Wirkung der Übung zu steigern, können Sie versuchen, die *Ujjayi*-Atmung (siehe oben) in dieser Stellung noch etwas mehr zu verlangsamen.

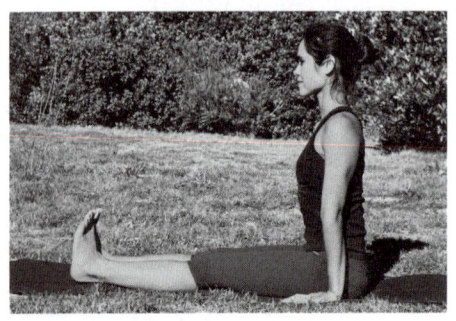

## PASCHIMOTTANASANA
### (Vorwärtsbeuge im Sitzen)

Wirkung: Um sich Ihre Schönheit zu bewahren, ist es wichtig, regelmäßig Stress abzubauen. Diese Übung wirkt beruhigend auf das Nervensystem und angstlösend. Außerdem wird durch die Massage der inneren Organe die Verdauung gefördert.

Ausführung: Strecken Sie im aufrechten Sitz die Beine vor sich aus. Die Füße berühren einander, die Zehen sind zurückgezogen. Die Hände sind neben dem Becken aufgestützt. Heben Sie beim Einatmen seitlich die Arme bis zur Höhe der Ohren, um sich in der Wirbelsäule lang zu machen. Dabei weisen die Handflächen nach oben. Beugen Sie sich beim

Ausatmen aus den Hüften und mit nach vorn gestreckten Armen so weit wie möglich vor. Wenn Sie dabei mit den Händen nicht einmal annähernd Ihre Zehen erreichen, ist das völlig in Ordnung. Ihre Muskulatur braucht eine Weile, um sich zu dehnen, und Sie dürfen hier nichts erzwingen! Sie können sich dabei auch mit den Handflächen oder Fingerspitzen auf der Matte abstützen oder die Außenseiten der Unterschenkel umfassen.

Ideale Übungszeit: Zu jeder Tageszeit. Übungen in der Vorbeuge wie diese sind hervorragend geeignet, wann immer Sie sich überlastet fühlen oder unter Stress stehen.

Zusätzlicher Tipp: Wenn Sie eine sehr sichere und bequeme Variante bevorzugen, können Sie die Beine anziehen, bis Sie mit der Brust die Oberschenkel berühren, und dann in dieser Haltung langsam auf dem Gesäß zurückwackeln. Das schützt Ihren unteren Rückenbereich. Machen Sie eine Pause, wenn Sie an Ihre Grenzen kommen. Übernehmen Sie sich niemals und atmen Sie gleichmäßig weiter. Um die Übung behutsam zu beenden, drücken Sie sich langsam wieder in die aufrechte Position.

### JANU SIRSASANA
### (Kopf-Knie-Stellung)

Wirkung: Eine sehr gute Übung, um die inneren Organe zu dehnen und anzuregen, insbesondere Leber, Nieren und Darm. Die Stellung beruhigt den Geist, wirkt angstlösend und hilft, Stress abzubauen.

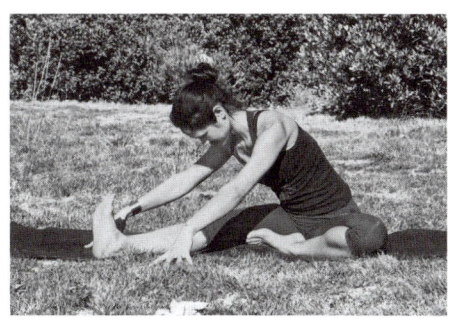

Ausführung: Sitzen Sie mit gerade ausgestreckten, geschlossenen Beinen auf dem Boden. Ziehen Sie die linke Ferse in Richtung Dammgegend, die linke Fußsohle drückt dabei gegen die Innenseite des rechten Oberschenkels. Das rechte Bein bleibt gerade ausgestreckt, die Zehen sind zurückgezogen. Heben Sie mit der Einatmung die Arme über den Kopf. Drehen Sie beim Ausatmen den Oberkörper leicht nach rechts, so dass der Bauchnabel in Richtung Zehen weist. Strecken Sie die Arme nach vorn aus, beugen Sie sich mit geradem Rücken so weit es geht vor und berühren Sie mit den Fingerspitzen die Matte zu beiden Seiten Ihres rechten Beines, um den Oberkörper abzustützen. Je nach Beweglichkeit gelingt es Ihnen vielleicht auch, mit beiden Händen Ihren rechten Fuß zu umfassen. Beenden Sie die Übung, indem Sie sich vorsichtig aus dem Becken heraus aufrichten. Wiederholen Sie die Übung anschließend auf der anderen Seite.

Ideale Übungszeit: Sie können dieses Asana zum Abschluss jeder Yogastunde oder jedes Workouts üben, um Ihre Beweglichkeit zu steigern, Verspannungen zu lösen und sich wieder in die Balance zu bringen.

Zusätzlicher Tipp: Wenn Ihnen die Vorbeuge besonders schwerfällt, können Sie versuchen, ein Handtuch um den Fuß zu legen und sich daran mit beiden Händen vorsichtig in Richtung des ausgestreckten Beines zu ziehen.

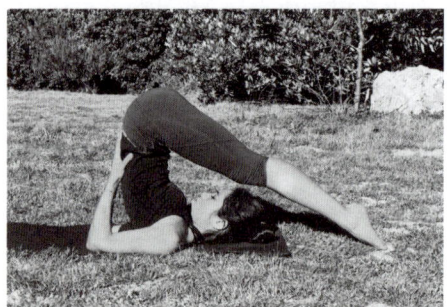

### HALASANA (Pflug-Stellung)

Wirkung: Die Pflug-Stellung verbessert die Zirkulation und sorgt für eine gute Durchblutung, was rundum belebt und erfrischt. Die Übung wirkt beruhigend auf das zentrale Nervensystem und damit gegen innere Unruhe und Stress. Die Verdauung wird angeregt, Stauungen und Verschleimungen werden gelöst.

Ausführung: Legen Sie sich mit dem Rücken auf die Matte. Die Beine sind gerade ausgestreckt, die Arme liegen seitlich am Körper, die Handflächen sind nach unten gerichtet. Spannen Sie die Rumpfmuskulatur an, heben Sie die Füße vom Boden und führen Sie die Beine über den Kopf. Sie können versuchen, mit den Füßen den Boden zu berühren, was aber nicht notwendig ist. Stützen Sie die Hüften mit den Händen ab, die Fingerspitzen weisen dabei nach oben. Drücken Sie die Schultern in die Matte, um zu verhindern, dass der Nacken überstreckt wird. Halten Sie die Position während fünf bis zehn Atemzügen oder auch länger. Um die Übung zu beenden, können Sie entweder in den Schulterstand (*Nirālamba Sarvāṅgasana,* siehe unten) übergehen oder die Füße langsam wieder vor sich zur Matte hin absenken.

Ideale Übungszeit: Zu jeder Tageszeit.
Zusätzlicher Tipp: Führen Sie diese Übung niemals auf einem harten Untergrund, sondern stets auf der Yogamatte oder einem Teppich aus, damit der Druck auf die Schulterblätter ausreichend abgepolstert wird.

## NIRĀLAMBA SARVĀṄGASANA (Schulterstand)

Wirkung: Der große Yogalehrer B. K. S. Iyengar sagt in *Licht auf Yoga,* dass »die Vorzüge des Schulterstandes gar nicht hoch genug bewertet werden können«[2]. Durch die umgekehrte Wirkung der Schwerkraft auf den Blutstrom wird der gesamte Kreislauf angeregt, die Hautdurchblutung gefördert, und der Teint erhält eine strahlende Frische. Auch Schilddrüsenfunktion und Stoffwechsel werden angeregt, was zusammen mit dem erhöhten Energieniveau das Abnehmen erleichtert. Zugleich wird der Geist beruhigt und Stress abgebaut.

Ausführung: Heben Sie aus der Rückenlage die Beine langsam über den Kopf, um in die Pflug-Stellung (*Halasana,* siehe oben) zu kommen. Unterstützen Sie den Rücken, indem Sie die Hände in die Hüften stemmen, wobei die Fingerspitzen nach oben weisen. Ziehen Sie die Schulterblätter etwas zueinander. Strecken Sie die Beine dann senkrecht in die Höhe. Richten Sie den Körper dabei energetisch aus, indem Sie die Hüften der Vorderseite des Raumes und die Fußsohlen seiner Rückseite zuwenden. Die Zehen weisen nach oben, Bein- und Rumpfmuskulatur sind angespannt. Der Blick ist dabei nach oben gerichtet, der Nacken bleibt gerade. Ziehen Sie sich über die Fußballen weiter in die Höhe. Stabilisieren Sie sich im Rumpf, um ein Durchhängen zu vermeiden. Atmen Sie gleichmäßig und tief. Versuchen Sie, die Stellung für mindestens 30 Sekunden zu halten, und dehnen Sie sie nach und nach auf eine Minute aus. Bringen Sie danach Ihre Füße langsam in die Pflug-Stellung zurück.

Ideale Übungszeit: Zu jeder Tageszeit.

Zusätzlicher Tipp: Wenn Ihnen diese Stellung Beschwerden in den Schultern bereitet, versuchen Sie Folgendes: Erhöhen Sie die Schulterpartie etwas, indem Sie Ihre Yogamatte an der Kopfseite ein- oder zweimal umklappen oder eine feste Decke zu einem Rechteck falten, das Sie sich unter die Schultern legen.

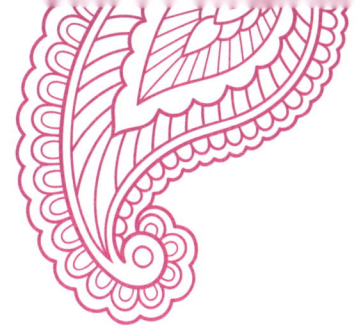

# Sechste Säule:
# Spirituelle Schönheit

Innere Schönheit ist die kostbarste Form von Schönheit – und zugleich die geheimnisvollste. Wendungen wie die vom »Leben im Licht« und der »Seelenverwandtschaft« sind schon so oft bemüht worden, dass sie irgendwann an Bedeutung verloren haben. Aber die spirituelle und seelische Dimension sind in unserem Leben real erfahrbar, und eine Partnerschaft, in der beide Partner einander perfekt ergänzen, ist keine bloße Illusion. In der *sechsten Säule* gehen wir nun diesen abschließenden Schritt, natürliche Schönheit von der spirituellen Ebene aus zu betrachten, auf der sich unsere höchsten Wertsetzungen in alltäglicher Erfahrung bewähren. Und ohne spirituelle Schönheit kann sich auch äußere Schönheit nicht zu ihrem vollen Potenzial entfalten.

Besinnen Sie sich einen Moment, was »Leben im Licht« für Sie persönlich bedeutet. Für die einen mag das heißen, frühmorgens aufzustehen, um die aufgehende Sonne zu begrüßen – ein Anblick, der ein freudiges Gefühl von Aufbruch und Erneuerung auslöst. Andere haben unwillkürlich das Freudestrahlen eines Kindes vor Augen – als Licht der Liebe. Woran Sie dabei aber immer denken mögen, immer ist dieses Licht eine Quelle innerer Schönheit.

Schönheit ist etwas ganz Natürliches, und das gilt nicht minder für spirituelle Schönheit. Es gibt keinen Grund, sie für etwas Seltenes und Außergewöhnliches zu halten. Es ist unsere Bestimmung, im Licht zu leben. In der spirituellen Tradition Indiens gibt es ein schönes Sinnbild für diese Wahrheit: Wenn du wissen willst, wer du wirklich bist, dann stelle dir ein Vogelpaar vor, das auf dem Ast eines Obstbaumes sitzt. Während der eine Vogel an den Früchten des Baumes pickt, schaut ihm der andere dabei wohlwollend zu. So ist es auch mit Ihrem wahren Selbst, in dem innere und äußere Schönheit durch das Band der Liebe miteinander verbunden sind.

Das wahre Selbst ist ein weiterer Grundzug ursprünglicher Schönheit, der uns jenseits äußerer Merkmale auf einer zutiefst persönlichen und zugleich überpersönlichen Ebene anspricht. Während Sie Ihren alltäglichen Beschäftigungen nachgehen – Ihrer Arbeit, Ihrem Liebesleben und alldem, was sonst noch wichtig für Sie ist im Leben –, gibt es in Ihnen einen verborgenen, stillen Teil, der keinen Anteil am Tun hat. Er schaut Ihnen einfach nur zu. Dieser stille Teil Ihres Selbst ist derjenige, der im Licht lebt. Er ist es, von dem spirituelle Schönheit ausstrahlt.

# Der Weg zum eigenen Selbst

## Wie Sie Ihren eigenen Weg zu spiritueller Schönheit finden

Zur eigenen spirituellen Schönheit zu finden ist kein schwieriges Unterfangen wie eine Bergbesteigung. Nehmen wir einmal an, Sie sind nach einem harten Arbeitstag auf dem Weg nach Hause und stehen mit Ihrem Auto mal wieder im Stau. In dieser täglichen Tretmühle gefangen zu sein hat wirklich nichts Erbauliches. Plötzlich geht ein Regenschauer nieder, und kurz darauf erscheint ein prächtiger doppelter Regenbogen am Himmel. Was geht bei diesem Anblick in Ihnen vor? Wohl fast jeder wird dies als einen besonderen Moment erleben, der im wahrsten Sinne alles andere überstrahlt. Wir sind ganz im Bann dieses Augenblicks, weil der Zauber der Schönheit uns berührt hat.

In unserem Konzept der ursprünglichen Schönheit geht es nicht zuletzt darum, uns auf dieselbe Weise vom eigenen Selbst, unserem wahren Selbst, das reines Licht ist, berühren zu lassen. Sie haben dieses Berührtsein schon bei Tausenden Gelegenheiten erfahren, zum Beispiel als …

- … Sie von einem Gefühl tiefen Glücks und inneren Friedens erfüllt waren;
- … Sie von Schönheit bewegt waren;
- … Sie sich rundum sicher und geborgen fühlten;
- … sich eine tiefe Ruhe des Geistes in Ihnen einstellte;
- … Sie sich wahrhaft geliebt und liebenswert fühlten;
- … Sie sich mit einer höheren Macht verbunden fühlten, ob Sie diese »Gott« nennen oder anders;
- … Sie sich vollkommen ausgeruht und erfrischt fühlten;
- … Sie von der Frage nach dem Sinn des Lebens berührt waren;
- … Sie Ihre Zugehörigkeit zu einem größeren Ganzen spürten.

Das sind keine Ausnahmeerlebnisse, jeder von uns hat sie hin und wieder erfahren. Sie zeigen uns, wenn auch nur für einen Augenblick, wie schön das Leben sein kann. Unser wahres Selbst scheint in diesen Momenten durch. Es macht einen Teil unseres Konzeptes der ursprünglichen Schönheit aus, dieses Durchscheinen des wahren Selbst zu einer beständigen Größe in unserem Leben werden zu lassen, was tatsächlich die natürlichste Sache der Welt ist. An einem wolkenverhangenen Tag denken Sie ja auch nicht: »Ein grauer Himmel ist nun mal die Regel, Sonnenschein die Ausnahme.« Auch bei noch so trübem Wetter gehen wir alle ganz selbstverständlich davon aus, dass die Sonne das Beständige ist, während Wolken kommen und gehen. Genauso verhält es sich mit unserer Spiritualität. Wie sehr es auch von Zweifeln und negativen Gefühlen, von alten Verletzungen und Konditionierungen überschattet oder verdeckt sein mag – das wahre Selbst bleibt davon unberührt.

Wenn wir unsere eigene innere Schönheit nicht wahrnehmen können, kann das viele Gründe haben. Einer der wichtigsten jedoch besteht darin, dass niemand es uns beigebracht hat. Einen Regenbogen sehen wir ohne weiteres, nicht nur, weil er schön anzuschauen ist, sondern weil wir alle seit frühester Kindheit gelernt haben, uns unserer physischen Augen zu bedienen. Mit den Augen der Seele zu sehen ist aber, sobald wir es einmal gelernt haben, ebenso einfach und natürlich.

Das alles ist keineswegs neu. Seit Tausenden von Jahren sind es dieselben Sehnsüchte, von denen Menschen zutiefst bewegt werden: von der Sehnsucht nach Liebe, nach Heilung und nach Erwachen. Die großen Weisheitslehren der Welt sind eine einzige große Schatzkammer, in denen das Wissen über den Weg zur Erfüllung dieser Sehnsüchte aufbewahrt ist. Die wertvollsten Aspekte dieses Wissens lassen sich in drei einfachen Sätzen ausdrücken:

• Der Weg muss motivierend sein.
• Er muss der eigenen Persönlichkeit und Mentalität entsprechen.
• Er muss sich ohne Verkrampfung und Anstrengung gehen lassen.

Die Aufgabe besteht nun darin, diese drei Voraussetzungen in einem konkreten Plan zu verwirklichen. Die traditionellen Weisheitslehren bieten dazu drei Hauptansätze an, drei Vorgehensweisen oder auch Strategien, wenn man will, die sich im Lauf der Zeit immer wieder bewährt haben. Lassen Sie die Beschreibung dieser Ansätze beim Lesen in Ruhe auf sich wirken und überlegen Sie sich, welcher für Sie am ehesten in Frage kommt.

▶ **Der Weg der Liebe und Hingabe:** Bei diesem Weg geht es um die Erfahrung tiefer Freude. Wenn wir uns der Schönheit der Welt öffnen, werden wir überall nach ihr suchen wollen, und je mehr wir von ihr entdecken, desto glücklicher werden wir sein. Die Augenblicke der Liebe vertiefen sich, und wir lassen uns berühren vom Anblick einer Schöpfung, die von Liebe erfüllt ist. Dieser Weg ist ein sehr persönlicher, da wir ihn allein im eigenen Herzen beschreiten. Sind wir ihn schon eine Weile gegangen, werden wir erfahren, dass wahre Liebe bedingungslos ist, um uns der Quelle dieser reinen Liebe voller Hingabe zuzuwenden.

**Besonderheiten dieses Weges:** Glück, Freude, Schönheitssinn, Geben und Nehmen, Hinwendung zum Göttlichen, Herzenswärme

**Ziel:** ein Leben im Licht der göttlichen Gnade

▶ **Der Weg des tätigen Lebens und des Dienstes am anderen:** Bei diesem Weg geht es um spirituelles Wachstum. Aus der Begegnung mit dem Besten in uns selbst erwächst der Wunsch, stets aus diesem Besten heraus zu handeln. Es besteht ein starkes Bestreben, das innere Potenzial zu verwirklichen. Das Mittel dazu ist die Erweiterung des Bewusstseins, denn je umfänglicher wir uns erfahren, desto vollständiger werden wir sein. Es ist ein aktiver Weg inmitten der Welt. Auf ihm erkennen wir mit der Zeit, um wie viel erfüllender selbstloses Handeln und der Dienst am Mitmenschen ist. Je mehr wir geben, desto mehr erhalten wir zurück. Dies ermutigt uns, uns von allen Verhaftungen zu lösen, da wir erkannt haben, dass vollkommene Freiheit von jeher unser Ziel war.

**Besonderheiten dieses Weges:** Weiterentwicklung, inneres Wachstum, gelebtes Potenzial, Geben und Dienen, Sehnsucht nach Freiheit, Erneuerung, Erweiterungsdrang, die Erfahrung von Freiheit im weltlichen Tun

**Ziel:** innere Befreiung

▶ Der Weg des Wissens und der Wahrheit: Bei diesem Weg geht es um die Befriedigung des Erkenntnisdrangs, um die Überwindung der Illusion, das Erschauen der Wirklichkeit hinter dem täuschenden Schleier der Dinge. Die materielle Welt kann unserem Verlangen, die Wahrheit zu erkennen, nicht gerecht werden. Daher vertiefen wir uns in heilige Schriften, in die Poesie und andere Texte, die von einer tieferen Wirklichkeit zeugen. Es ist der Weg des Geistes, auf dem jeder Tag dem Erreichen einer neuen Ebene der Einsicht und dem Erlangen von Weisheit gewidmet ist. Schließlich erkennt der Geist auf diesem Weg, dass sich Weisheit nicht aus Büchern und fertigen Gedankensystemen beziehen lässt. Das tiefste Verstehen wurzelt im stillen Gewahrsein, das einfach wissend ist. Indem wir uns der Stille des Geistes anstatt dem Strom der Gedanken überlassen, die den Geist überfluten, entdecken wir, dass die Wirklichkeit unbegrenztes, reines Bewusstsein ist. Und mit dieser Einsicht findet jede Suche ihr Ende.

Besonderheiten dieses Weges: geistige Suche, Aufrichtigkeit sich selbst gegenüber, Wissensdurst, eigenständiges Denken, Verlangen nach Weisheit, spirituelle Lehren, Erkenntnisdrang

Ziel: unbegrenztes Bewusstsein

Es handelt sich hierbei um drei gleichwertige Wege, die sich über die Jahrhunderte bewährt haben, wo und wann immer Menschen Tieferes im Leben gespürt und gesucht haben, als oberflächliche Betrachtung erkennen lässt. Sobald Sie erst einmal herausgefunden haben, welcher Weg für Sie der richtige ist, wird es sich für Sie ganz leicht und natürlich anfühlen, ihm zu folgen. Allerdings gilt es zu bedenken, dass jeder Weg mit einer Umstellung der Lebensweise verbunden ist. Bringt diese Umstellung jedoch Stress und Strapazen mit sich, werden Sie früher oder später in Ihre alten Lebensgewohnheiten zurückfallen.

# Die spirituelle Grundausrichtung

Können Sie sich einen der drei Wege beschreiten sehen? Ein jeder von ihnen führt Sie zugleich zur Quelle ursprünglicher Schönheit. Dennoch müssen Sie sich mit Ihrer Wahl wohl fühlen können. Für manche Menschen gibt es dabei keinerlei Zweifel. Für andere ist die Entscheidung mit einer gewissen Unsicherheit verbunden, weil sie in sich Anteile entdecken, die sowohl für den Weg der Liebe als auch den Weg des Handelns als auch den Weg des Wissens sprechen. Betrachten Sie, um sich die Wahl zu erleichtern, Ihre gegenwärtigen Lebensumstände genauer. Denn noch bevor wir überhaupt darüber nachdenken, ergibt sich der erste Schritt auf dem Weg oft schon aus unserer Grundausrichtung.

Bei einer Lebensauffassung, die für den *Weg der Liebe und Hingabe* prädestiniert, stehen Gemeinschaft und Gemeinsamkeit im Mittelpunkt. Dazu gehört auch die Fürsorge für andere. Die Familie, ein liebevolles Zuhause stehen an erster Stelle. Warme und herzliche Gefühle zum Ausdruck zu bringen gilt Ihnen als selbstverständlich. Für gewöhnlich besteht eine innere Nähe zu Kirche und Gottesdienst, und Gefühle der Ehrfurcht und Demut sind Ihnen nicht fremd. Sie suchen die Verbindung zur Natur, mit geliebten Menschen und fühlen sich darüber hinaus mit der ganzen Menschheit verbunden. Sie glauben an die Kraft des Gebets und kennen Augenblicke göttlicher Gnade. Wahrscheinlich sind Sie eher scheu und zurückhaltend, was aber nicht unbedingt der Fall sein muss. Sie finden Erfüllung im Gefühl demütiger Dankbarkeit für das, was das Leben Ihnen beschert.

Bei einer Lebensgrundhaltung, die für den *Weg der persönlichen Weiterentwicklung* prädestiniert, stehen neue Lebensmöglichkeiten im Vordergrund. Dabei geht es um mehr als ein alltägliches aktives Leben, das von äußeren Anforderungen und Pflichten beherrscht ist. Vielmehr kommt der Antrieb hier von innen, aus einem konstanten, oft rastlosen Bestreben. Ihr Geist ist von Neugier und Entdeckungsgeist getrieben. Sie fordern sich gerne und gehen an Ihre Grenzen, um herauszufinden, was in Ihnen steckt. Spirituell zieht es Sie zu Gruppen oder Gemeinschaften, die bessere Lebensformen für sich entdecken wollen und an der Entwicklung des inneren Potenzials interessiert sind. Sie haben einen festen Glauben an den Sinn Ihres Tuns, der in einem stabilen Selbstbewusstsein wurzelt. Ihren Selbstwert bemessen Sie nicht nach Äußerlichkeiten wie Geld und Besitztümern, sondern nach der Erweiterung, die Sie in Ihrem Inneren erfahren. Mit Ihrem fordernden Ego sind Sie oft ungehalten, weil es nur an sich selbst denkt und sein nächstes Pläsier. Ihr Streben geht über das Ego und sein Verlangen hinaus, hin zu einem höheren Bewusstseinszustand. Was Sie anspricht, ist die Idee der Selbstvervollkommnung, die für Sie zu einem starken spirituellen Antrieb wird. Wenn andere Menschen Sie nur nach weltlichen Maßstäben messen, sind Sie in der Lage, sie durch eine selbstlose und großzügige Haltung im Dienste anderer zu überraschen.

Bei einer Lebenshaltung, die für den *Weg der Erkenntnis* prädestiniert, steht die Wahrheit im Mittelpunkt. In Ihnen ist eine unstillbare Wissbegierde. Sie legen großen Wert auf Ihre eigene Wahrheit, nach der zu leben für Sie eine Frage der Aufrichtigkeit und Integrität ist. Sie vertrauen auf die Führung Ihres eigenen Geistes, für gedankenlos Nachgebetetes und Gemeinplätze haben Sie nichts übrig. Was Sie an anderen schätzen, ist wirkliche Einsicht, gepaart mit der Fähigkeit, sie zu vermitteln. Ihre skeptische Ader bewahrt Sie davor, irgendwelchen Gewährsleuten zu folgen, die sich Ihren Respekt als Verkünder der Wahrheit noch nicht verdient haben. Ihr Geist weiß zwischen Schein und Sein zu unterscheiden. Es gibt Momente, in denen Ihnen die sogenannte Realität recht fragwürdig vorkommt und die materiell ausgebreitete Welt nur die halbe Wahrheit zu sagen scheint. Sie suchen jenseits davon die ganze Wahrheit in der Transzendenz. Der Weg dahin führt über die Vertiefung Ihrer persönlichen Einsicht und Bewusstheit. Im besten Fall bedeutet das, sich Ihrer Sache sicher genug zu sein, um neue Türen zu öffnen, die ins Unbekannte führen.

## Die fünf Stufen des Erwachens zu einem Leben im Licht

Sobald Sie erkennen, dass Ihnen bestimmt ist, ein Leben im Licht zu führen, setzt ein Transformationsprozess ein. Und so individuell der Zugang dazu auch sein mag: Sobald wir unseren Weg ins Licht finden, sind die persönlichen Erfahrungen dabei doch sehr ähnlich, weil die verschiedenen Stufen des Erwachens von fast allen Menschen gleichartig durchlaufen werden:

- Erste Stufe: Die ersten Anzeichen des Erwachens
- Zweite Stufe: Das Öffnen der Tür
- Dritte Stufe: Das Beschreiten des Weges
- Vierte Stufe: Das Ruhen im Sein
- Fünfte Stufe: Das wahre Selbst wird zum einzigen Selbst

Das Erwachen ist von universaler Qualität, und diese fünf Stadien werden von Menschen aller Kulturkreise seit Jahrtausenden so durchlebt. Auch wenn sich die sozialen Rollen dramatisch gewandelt und die modernen Gesellschaften stark verweltlicht haben, werden Sie doch die Erfahrung machen, dass Ihr persönlicher Weg die gleichen Seelenpfade nachzeichnet, auf denen die Menschen bereits zu den Zeiten Buddhas, Jesus' oder der heiligen Teresa gewandelt sind – nicht anders als jeder Mensch, der in unserer heutigen Zeit den Weg ins Licht gefunden hat. Werfen wir also einen genaueren Blick darauf, wie sich diese fünf Stufen im Einzelnen gestalten.

# Erste Stufe:
# Die ersten Anzeichen des Erwachens

Um schön zu sein, müssen Sie sich selbst als schön erleben, und dazu bedarf es großer Wachheit. Da das Licht des Bewusstseins in jedem Menschen ist, lässt sich ein Leben, in dem es keine Momente des Erwachens gibt, nur schwer vorstellen. Aber ein normaler Tag bringt so manches andere mit sich, und es ist daher nicht ungewöhnlich, darüber die ersten Anzeichen zu übersehen. Nehmen wir einmal an, Sie wachen eines Tages auf, und in Ihnen ist ein Gefühl von Leichtigkeit, das Sie mühelos in den Tag gleiten lässt. Und anstatt sich mit der Zeit zu verlieren, nimmt diese Leichtigkeit sogar noch zu. Sie denken sich vielleicht: »Heute scheint mein Tag zu sein.« Die Menschen schenken Ihnen häufiger als sonst ein Lächeln, Ihre Aufgaben gehen Ihnen viel leichter von der Hand – kurzum, alles läuft wie geschmiert und wie am Schnürchen. Am Abend legen Sie sich noch mit derselben Leichtigkeit und einem Gefühl tiefer Zufriedenheit ins Bett, aber am nächsten Morgen ist alles, wie es vorher war. Vor Ihnen liegt ein arbeitsreicher Tag voller Pflichten, der sich in nichts von Ihrem sonstigen Alltag unterscheidet, und die Erinnerung an Ihren Ausnahmetag verblasst zusehends.

Und doch war das, was Sie an diesem Tag erfuhren, ein Zeichen des Erwachens, ein Weckruf an Ihre innere Schönheit, die Sie in jedem Augenblick ausstrahlen könnten. Wir hatten gesagt, dass Sie in der Berührung, die aus der Begegnung mit der Schönheit außerhalb Ihrer selbst erwächst, im Kontakt mit Ihrer eigenen inneren Schönheit sind. Genauso ist Ihre Begegnung mit der »Leichtigkeit des Seins« ein Spiegel Ihrer inneren Schönheit. Sie werfen dabei einen Blick auf Ihr wahres Sein, denn Schönheit und Wahrheit sind nicht zu trennen. Sie sind zwei Seiten reinen Bewusstseins, reinen Seins.

Auf dieser ersten Stufe werden Ihnen Begriffe wie *reines Bewusstsein* und *reines Sein* noch nicht viel sagen, da sie zu abgelegen von Ihrer Alltagserfahrung sind. Dennoch hat auch der Alltag Augenblicke der Schönheit, der Liebe und Freude zu bieten, die für uns auf der emotionalen

Ebene Bedeutung erlangen. Das Problematische daran ist, dass wir sie nicht ausreichend auf der *mentalen* Ebene registrieren. Das heißt:

- Wir sollten erkennen, dass wir es mit einem Anzeichen des Erwachens zu tun haben.
- Wir sollten dieser Erfahrung mehr Bedeutung beimessen.
- Wir sollten sie wertschätzen und ihr nachgehen.

Viele Menschen verlieren sich in ihrer alltäglichen Existenz und akzeptieren ein Leben als normal, in dem die Aussicht zu erwachen keine Rolle spielt. Ein kurzes Aufblitzen des Lichtes, so intensiv dies auch sein mag, vermag dann nicht, sie in eine andere, bessere und wahrere Normalität zu katapultieren. Wenn Sie aber nicht nur emotional, sondern auch mental wahrnehmen und ernst nehmen, was Ihnen da widerfährt, dann werden Sie nicht nur sagen: »Heute ist anscheinend mein Tag«, sondern: »Ich bin vom Licht berührt.« Diese kleine Veränderung der Perspektive reicht aus, um dem Erlebnis eine gänzlich andere Bedeutung zu verleihen, es als Wegweiser zu einem höheren Bewusstsein zu verstehen.

Bitte betrachten Sie noch einmal unsere Aufzählung weiter oben im Abschnitt »Wie Sie Ihren eigenen Weg zu spiritueller Schönheit finden«. Es handelt sich bei diesen Momenten um die häufigsten Anzeichen des Erwachens – jeder von ihnen ein Moment im Licht. Achten Sie stets auf diese Momente und halten Sie inne, um Ihr Erlebnis auf sich wirken zu lassen. Spüren Sie dem Erlebnis nach, anstatt den Moment einfach verstreichen zu lassen. Lassen Sie jeden Augenblick der Schönheit – ob im Zusammensein mit Ihren Liebsten, beim Anblick spielender Kinder oder angesichts prächtiger Natur – wirklich tief in sich sinken und behandeln Sie ihn wie ein kostbares Geschenk, das Sie mit Ihrem wahren Selbst eins werden lässt. Je öfter Sie sich darauf einlassen, desto mehr werden Sie diese kostbaren Augenblicke zu schätzen wissen. Ihre spirituelle Schönheit beginnt zu erwachen.

## Zweite Stufe:
## Das Öffnen der Tür

Wer einmal Schönheit gekostet hat, den verlangt es nach mehr. Wenn Sie erst einmal damit begonnen haben, auf die Anzeichen des Erwachens zu achten und sie zu würdigen, werden Sie auch herausfinden wollen, was Ihnen da eigentlich begegnet. Sie werden neugierig darauf, wie Ihr Leben aussehen könnte, wenn es auf unverhoffte Weise eine Wendung erfahren sollte. Vielleicht sind Sie auch rastlos und unzufrieden damit, wie Ihr Leben im Augenblick aussieht. An diesem Punkt geht es um die bewusste Entscheidung, das Licht hereinzulassen. Eine weitere wichtige Entscheidung ist, mit sich selbst nachsichtiger und mitfühlender umzugehen. Sehen wir uns genauer an, was diese Veränderung bewirkt, mit der Sie immer mehr Licht in Ihr Leben einlassen.

Wenn wir mit anderen Menschen freundlich umgehen, dann vermitteln wir ihnen das Gefühl, so, wie sie sind, richtig und liebenswert zu sein. Beim Mitgefühl mit sich selbst ist es nicht anders. Besinnen Sie sich einen Augenblick lang: Lieben Sie sich selbst so, wie Sie sind? Die Art, wie die Menschen auf diese Frage antworten, sagt eine Menge über sie aus, und oft genug warten sie lediglich darauf, dass *andere* gut und liebevoll mit ihnen umgehen, ohne Kritik und Vorbehalte.

Sie können sich glücklich schätzen, wenn Sie das in Ihrem Leben bereits erfahren haben. In allen Weisheitslehren der Welt heißt es jedoch, dass die Liebe, die wir von außen empfangen, ein Spiegelbild der Liebe ist, die wir in unserem Inneren hegen. Und die vollkommenste Liebe kommt aus Ihrem wahren Selbst, das Sie stets im Licht erblickt. Wenn Sie dem Licht die Tür öffnen, bekunden Sie damit, innerlich in ein neues Verhältnis zu sich selbst treten zu wollen. Bis jetzt haben Sie das Licht und die Liebe wahrscheinlich eher in Schüben erlebt, so als ob die Tür sich öffnen und gleich wieder schließen würde – Momente, in denen Sie sich vorübergehend als liebenswert erfahren haben. Und ist die Tür erst wieder geschlossen, haben die von außen kommenden negativen Gedanken leichtes Spiel und hindern Sie daran, Ihre innere Schönheit zu sehen.

Es wäre großartig, wenn wir alle seit unserer frühen Kindheit diese vollkommene Liebe erfahren hätten. Aber wie Menschen über sich denken, ist fast immer das Ergebnis verklausulierter Botschaften, die sie ihr Leben lang gehört haben. Wer sich nach Liebe, Zuwendung und Mitgefühl sehnt, macht die Erfahrung, dass an die Erfüllung dieser Sehnsucht Bedingungen geknüpft sind. Als Kinder haben wir alle Botschaften wie die folgenden verinnerlicht:

- Ich liebe dich, solange du mich liebst.
- Ich liebe dich, wenn du brav bist.
- Ich liebe dich nur so lange, wie du es verdient hast.
- Ich liebe dich in Maßen, um dich nicht zu sehr zu verwöhnen.

Vielleicht haben diese Botschaften dann weiter durch Ihre Jugend hindurch in Ihnen gewirkt bis in Ihre jetzige Beziehung hinein. Liebe wurde an Bedingungen geknüpft, und irgendwann haben wir uns angewöhnt, das als normal zu betrachten. Wenn Liebe aber immer nur unter Bedingungen zu haben ist, dann gilt das genauso für unsere Fähigkeit, uns als schön zu erleben. Wir vergleichen uns, fühlen uns weder geliebt noch attraktiv genug und denken, dass andere im Vergleich zu uns viel besser weggekommen sind.

Lässt sich die innere Einstellung dazu, wie viel Liebe uns zusteht, ändern? Solange Ihre Schönheit nicht vom Gefühl der Liebe durchdrungen ist, werden Sie sich ihrer niemals gewiss sein. Der Weg zur bedingungslosen Liebe führt durch eine Tür, die allein Sie selbst zu öffnen vermögen. Niemand sonst kann das für Sie tun. Die einzige Quelle bedingungsloser Liebe liegt allein in Ihnen selbst. Auch jetzt, in diesem Augenblick, verfügen Sie über die Fähigkeit, diese Quelle in sich zu entdecken. Versuchen Sie, um zu sehen, wie einfach das tatsächlich ist, die folgende Übung:

Machen Sie es sich an einem ruhigen Ort im Sitzen bequem. Sagen Sie jetzt: »Ich bin …«, und ergänzen Sie dabei Ihren Namen, also zum Beispiel: »Ich bin Sarah Schmidt.« Lassen Sie dann ein paar Sekunden vergehen, um diese Aussage wirken zu lassen, und verkürzen Sie sie dann zu: »Ich bin Sarah.« Warten Sie wiederum einen Moment, um den Satz wirken zu lassen, und verkürzen Sie ihn dann weiter zu »Ich bin« und schließlich zu »Ich«. Sitzen Sie dabei in Stille. Die meisten Menschen erleben diese Aussagefolge als ein gutes Mittel, um innerlich zur Ruhe zu kommen. Ob das angenehme Gefühl dabei nur kurz oder mehrere Minuten lang anhält, ist ohne Belang. Wichtig ist vor allem die Erfahrung, dass Ihre Identität von dem Satz »Ich bin X« zu »Ich bin« übergehen kann, woraufhin das Erlebnis der Stille folgt.

Sie brauchen in dieser Übung nicht einmal Ihren Namen einzusetzen. Jedes andere X tut es auch, denn ob Sie sich sagen: »Ich bin wütend«, oder: »Ich bin gelangweilt«, oder: »Ich koche das Abendessen«, Sie versehen die Person, die Sie sind, damit jedes Mal mit einer Bedingung. Solche Bedingungen oder Zuschreibungen wechseln ständig, kommen und gehen, während Ihr wahres Selbst davon unberührt bleibt. Leider haben wir uns alle daran gewöhnt, mit solchen Etiketten zu leben und zu glauben, in ihnen sei unsere Identität ausgesagt. »Ich bin XY, sechsunddreißig Jahre alt, Anwältin, von gemischter ethnischer Herkunft, ohne religiöse Bindung, verheiratet und habe zwei Kinder.«

Natürlich sind wir alle daran interessiert, uns selbst das Etikett »schön« anheften zu können. Aber sobald Sie sich dazu entschlossen haben, fängt die Verunsicherung auch schon an. Das Etikett könnte verblassen oder auch ganz abfallen, denn wie jedes andere Etikett gilt auch dieses eben nur bedingt. Also machen Sie sich ein für alle Mal klar, dass Schönheit nicht eine Frage des Etiketts ist – sondern ein Seinszustand.

Alle diese Etiketten, mit denen wir uns identifizieren, dienen als Ablenkung von dem, was wir in Wahrheit sind: Kinder des Lichts. Aber sobald Sie aufhören, sich von dem Gedanken »Ich bin X« ablenken zu lassen, finden Sie mühelos dahin, einfach Sie selbst zu sein. Dahinter verbirgt sich kein großes spirituelles Geheimnis, vielmehr geht es auf dem spirituellen Weg um nichts anderes, als sich aller Etiketten, Vorstellungen, alter Konditionierungen und überholter Glaubenssätze zu entledigen, denn sie hindern uns an der schlichten Erfahrung des uns bestimmten Platzes im Licht.

An Bedingungen geknüpfte Liebe lässt sich ebenso wenig in bedingungslose Liebe verwandeln wie trübes Gewässer in klares lauteres Wasser. Vielmehr müssen Sie sich nach innen wenden, an den Ort, an dem

Sie einfach Sie selbst sein können und sich – ohne Wertung oder Vergleich – schön, geliebt und liebenswert fühlen. An diesen Ort zu gelangen ist keineswegs schwierig, und durch unsere einfache Übung ist es Ihnen ja bereits gelungen. Warum also waren Sie nicht sogleich voller Freude und Glückseligkeit, wie es doch zu erwarten sein sollte? Weil es wiederholter Übung bedarf, um sich an das »Ich bin« anstelle des »Ich bin die Summe aller auf mich zutreffenden Etiketten« zu gewöhnen. Freude und Glückseligkeit sind Erlebnisqualitäten, die bereits Teil von Ihnen sind – in Indien lautet der Ausdruck für diesen Zustand *Ananda*. Ananda gilt dort aber nicht als ein fernes Ideal, das nur von einigen begnadeten Menschen nach vielen Jahren gläubiger Selbstaufgabe zu erreichen ist. Vielmehr ist Ananda ein Bewusstseinszustand, der sich mit der Stille des Geistes einstellt.

An dieser Stelle kommt nun das Mitgefühl mit sich selbst ins Spiel. Wenn Sie wissen, dass Sie bedingungslose Liebe, Freude und Glück an einem Ort erfahren können, an dem sie den natürlichen Zustand darstellen, brauchen Sie sich nicht mehr an Ihrem begrenzten, bedingten Selbst abzuarbeiten. Sie brauchen ihm auch nichts mehr vorzuhalten, weil Sie es in dieser oder jener Hinsicht mangelhaft finden. Stattdessen können Sie es sogar als Verbündeten auf Ihrem inneren Weg betrachten. Schließlich ist es Ihr bedingtes Selbst, dem Sie all die Augenblicke der Liebe, der Freude und des Glücks in Ihrem Leben zu verdanken haben. Sie stehen also vor einer einfachen Entscheidung. Sie können Ihr unvollkommenes, bedingtes Selbst betrachten und sagen: »Du bist der Grund für all meine Probleme. Deinetwegen habe ich Verletzungen erfahren und gelitten. Du bleibst weit hinter meinen Idealen zurück. Ich bin frustriert und verärgert.«

Dabei handelt es sich um eine weitverbreitete Haltung. Vielleicht klagen Sie Ihr begrenztes Selbst nicht auf so direkte Weise an und lehnen es rundweg ab, aber jedes Mal, wenn Sie denken, dass Sie nicht gut genug, schön genug, schlank genug sind und so weiter, lehnen Sie in Wahrheit sich selbst ab.

Die andere Möglichkeit ist, sich Ihr begrenztes Selbst anzuschauen und zu sagen: »Danke, dass du immer da bist. Durch dich habe ich das Licht erfahren, Liebe und Schönheit kennengelernt. Schließe dich mir an, habe Vertrauen. Wir finden unser wahres Zuhause im Licht.« Es ist der Anfang des Mitgefühls mit sich selbst, wenn aus Wertung und Anklage Akzeptanz und Optimismus werden.

Haben Sie erst einmal zu dieser neuen Einstellung sich selbst gegenüber gefunden, werden Sie den Wunsch haben, sie sich zu bewahren. Um das Mitgefühl mit sich selbst zur täglichen Übung zu machen, gibt es verschiedene Möglichkeiten, von denen wir Ihnen jetzt einige vorstellen wollen. Bei der ersten Liste handelt es sich um Dinge, die Sie *tun* können, um sich im Umgang mit sich selbst eine nicht-wertende Haltung anzugewöhnen. Bei der zweiten Liste geht es um Dinge, die zu *vermeiden* sind, also vor allem wertende Urteile über sich selbst, weil letztlich jeder Mangel an Selbstliebe in der Selbstabwertung seine Ursache hat.

### Gehen Sie liebevoller mit sich selbst um, indem Sie …

… sich selbst ein Lächeln im Spiegel schenken;

… Komplimente annehmen;

… fremden Zuspruch genießen;

… Ihr äußeres Erscheinungsbild und Ihren Körper ohne Wertung akzeptieren;

… sich selbst wertschätzen und für sich selbst eintreten;

… sich selbst ein guter Freund sind;

… sich Ihre Eigenarten und Schrullen nachsehen;

… so natürlich wie möglich auftreten, ohne sich darüber Gedanken zu machen, ob Sie damit gut ankommen oder nicht;

… Ihren Standpunkt vertreten, wenn Sie es für angebracht halten.

### Um mit der Selbstabwertung aufzuhören, sollten Sie …

… Komplimente nicht abtun;

… die Wertschätzung anderer nicht zurückweisen;

… sich nicht selbst kleinmachen, auch nicht in Form humoriger Selbstironie;

… anderen gegenüber nicht auf Ihren Fehlern und Mängeln beharren;

… über Kränkungen nicht hinweggehen, indem Sie sie rationalisieren;

... missachtendes oder gleichgültiges Verhalten Ihnen gegenüber nicht einfach hinnehmen;

... sich nicht mit Menschen von geringem Selbstwertgefühl abgeben, die von Ihnen die gleiche Selbstverleugnung erwarten;

... das Fehlverhalten anderer nicht widerspruchslos akzeptieren, wenn Sie eigentlich wissen, dass Sie protestieren müssten.

Die Art, wie Sie sich selbst wahrnehmen, spiegelt sich in Ihrem gesamten Lebensumfeld wider. Aber auch die Manifestationen eines negativen Selbstbildes sind ausgesprochen nützlich, wenn Sie sie als Hinweise darauf benutzen, wo Sie etwas verändern müssen. Gibt es Menschen in Ihrem Leben, die Ihre Zeit ganz selbstverständlich in Anspruch nehmen, ohne dass Sie ihnen dies zugestanden haben? Anstatt diese Menschen ändern zu wollen, können Sie in ihrem Verhalten auch ein Spiegelbild Ihrer eigenen mangelnden Selbstwertschätzung erkennen. Im Anschluss finden Sie zwei Checklisten zu typischen Manifestationen eines positiven beziehungsweise negativen Selbstbildes. Als Übung können Sie im Verlauf der kommenden Woche bei jedem entsprechenden Vorkommnis ein Häkchen setzen.

## Manifestationen eines positiven Selbstbildes

○ Jemand hat mir Wertschätzung entgegengebracht.

○ Ich mochte die Person im Spiegel.

○ Ich habe ein aufrichtiges Kompliment bekommen.

○ Ich war stolz auf mich selbst und mein Tun.

○ Ich habe mich angenommen gefühlt.

○ Ein Mensch, an dem mir viel liegt, hat mir echte Zuwendung gezeigt.

○ Ich habe mich liebenswert gefühlt.

○ Ich habe mich geliebt gefühlt.

○ Ich war wahrhaft berührt davon, wie viel Gutes in meinem Leben ist.

○ Ich konnte mich in meiner Einmaligkeit als einen Menschen wahrnehmen, den es so kein zweites Mal auf dieser Welt gibt.

## Manifestationen eines negativen Selbstbildes

○ Jemand hat mich offen kritisiert.

○ Bei meinem Anblick im Spiegel habe ich die Stirn gerunzelt.

○ Die Erinnerung an etwas lang Vergangenes hat in mir Scham oder Schuldgefühle ausgelöst.

○ Im Gespräch mit anderen habe ich mich selbst herabgesetzt.

○ Ich habe mich unerwünscht und außen vor gefühlt.

○ Ich wurde durch leere Phrasen oder leere Gesten der Zuwendung abgespeist.

○ Ich habe mich ungeliebt gefühlt.

○ Ich habe eine Beschwerde-Litanei über mich ergehen lassen.

○ Eine Bemerkung, die mit mir und meinem Leben gar nichts zu tun hat, hat mich schwer getroffen.

○ Ich war angeödet von meinem Dasein und den Menschen, die mir jeden Tag begegnen.

Manchen Menschen widerstrebt es, solche Checklisten zu führen, aus Angst, was sie dabei über sich herausfinden könnten. Vielleicht denken sie auch, dass allein schon die Tatsache, auf die Bekundungen eines negativen Selbstbildes zu achten, ein Zeichen schwachen Selbstwertgefühls ist. Das ist aber nicht der Fall. Indem Sie aufmerksam und aufrichtig sich selbst gegenüber sind, tun Sie in Wahrheit einen großen Schritt in Richtung des Mitgefühls mit sich selbst. Zum liebevollen Umgang mit sich selbst gehören aber auch der Mut und die Entschlossenheit zur Veränderung. Der Hang zur Selbstabwertung hindert uns daran, uns in diesem Augenblick so anzunehmen, wie wir sind. Jeder Schritt jedoch, der Sie von den Manifestationen eines negativen Selbstbildes wegführt, bringt Sie zugleich der bedingungslosen Liebe näher.

Mit unserem Konzept von der ursprünglichen Schönheit verbindet sich daher zugleich der Appell, diesen Mut zur Veränderung aufzubringen. Manchen Menschen fällt es schwerer als anderen, die Tür zu öffnen. Sie können ihre Ängste und Sorgen nicht ohne weiteres abschütteln, und ihr Geist widerstrebt dem Wandel. Ausbremsende Gedanken wie die folgenden sind typisch für diese innere Abwehrhaltung:

- Ich bin zufrieden damit, wie es ist. Wozu die Pferde scheu machen?
- Wenn ich mich verändere, werden meine Familie und Freunde mich nicht mehr mögen.
- Vielleicht sind meine Erlebnisse ja gar nicht real – am Ende mache ich mir nur etwas vor.
- Ich bin einfach nicht für Veränderungen gemacht – das ist doch nur Wunschdenken.
- Ich will mich gar nicht von der Menge abheben. Sonst hält man mich noch für eine Spinnerin.

Da jeder Mensch ein soziales Selbst in sich hat, regt sich diese Art von Abwehr mehr oder weniger in uns allen. Es ist das soziale Selbst, aus dem die Wertungen stammen, und wenn Sie sich selbst nicht als schön wahrnehmen können, so hat das darin seinen Grund. Dieses soziale Selbst hat – oftmals durch schmerzliche Erfahrungen – gelernt, in der Gesellschaft zurechtzukommen. Es ist nicht immer leicht, sich in diese Gesellschaft einzufügen, und wir alle sind von Anstandswächtern umgeben, die nur darauf warten, einen jeden Regelverstoß zu ahnden. Wir sprechen hier von Verhaltensregeln, die uns allen seit der frühesten Kindheit eingetrichtert wurden. Wie also kommen wir an diesen Verbotsschildern in unserem Kopf vorbei? Bevor uns dies nicht gelingt, können wir die Tür zu unserem wahren Selbst nicht aufstoßen.

Sich damit zu beruhigen, dass schon alles gut wird, ist kaum eine wirksame Taktik. Das soziale Selbst ist zu tief in uns verwurzelt und daran gewöhnt, uns sicher durch die Begegnungen zu manövrieren, die der Alltag mit sich bringt, ständig darauf bedacht, unser Verhalten auf seine soziale Tauglichkeit und Angemessenheit hin zu überprüfen. (Hier lassen wir einmal die kleine Schar der Außenseiter, Künstler, Rebellen, Heiligen und Weisen außer Acht, die sich mit ihrer Lebensweise über die sozialen Normen hinwegsetzen. Diese Menschen führen zwar oft ein außergewöhnliches Leben, zahlen dafür häufig aber auch einen außerordentlich hohen Preis.)

Wir müssen uns klarmachen, dass wir durch viele Jahre der Konditionierung beeinflusst sind. Um dieser Konditionierung zu entkommen, müssen wir zunächst die hemmenden Gedanken, die uns daran hindern, die Tür zu öffnen, durch neue, positive Glaubenssätze ersetzen. Hier ein paar Beispiele:

**Hemmender Gedanke:** Ich bin zufrieden damit, wie es ist. Wozu die Pferde scheu machen?
**Neuer Gedanke:** Ich kann mir das Gute in meinem Leben bewahren. Die Veränderungen, die ich mir wünsche, sind eine zusätzliche Bereicherung.

**Hemmender Gedanke:** Wenn ich mich verändere, werden meine Familie und Freunde mich nicht mehr mögen.
**Neuer Gedanke:** Das Licht, das in mein Leben kommt, kann ich an meine Familie und meine Freunde weitergeben. Sie werden die Verwandlung begrüßen.

**Hemmender Gedanke:** Vielleicht sind meine Erlebnisse ja gar nicht real – am Ende mache ich mir nur etwas vor.
**Neuer Gedanke:** Es ist nicht zu leugnen, dass diese Erlebnisse ein Wohlgefühl in mir erzeugen. Damit sind sie für mich real genug, um an sie zu glauben.

**Hemmender Gedanke:** Ich bin einfach nicht für Veränderungen gemacht – das ist doch nur Wunschdenken.
**Neuer Gedanke:** Es gibt einen Teil in mir, der es gar nicht erwarten kann, in ein neues Leben aufzubrechen, und ich sollte diesem Teil eine Chance geben. Ich will es – das soll mir Grund genug sein.

**Hemmender Gedanke:** Ich will mich gar nicht von der Menge abheben. Sonst hält man mich noch für eine Spinnerin.
**Neuer Gedanke:** Niemand braucht zu erfahren, was mich innerlich bewegt, und es gehört ganz allein mir selbst.

Bei dieser Art von neuen Gedanken handelt es sich nicht um bloße Beschwichtigungen. Sie bringen Sie in Kontakt mit Ihrem wahren Selbst, und das ist eigentlich gemeint, wenn wir sagen, es öffnet sich eine Tür. Die eigene ursprüngliche Schönheit zu verwirklichen bedeutet, sich selbst im Licht zu sehen, woraus alle positiven Gedanken entspringen. Aus Sicht der Spiritualität kann Ihre wahre Schönheit niemals in Vergessenheit geraten oder verblassen.

# Dritte Stufe:
# Das Beschreiten des Weges

Sie haben nun die Tür zu einer Dimension geöffnet, in der Liebe und Schönheit Sie erwarten, und das auf oft ganz unverhoffte Weise. An diesem Punkt der Entwicklung ist es nur natürlich, sich eine grundlegende Veränderung im eigenen Leben zu wünschen, nichts Geringeres als eine Verwandlung. Und wir versprechen Ihnen, dass auf dem Weg zur Entfaltung Ihrer ursprünglichen Schönheit diese Verwandlung möglich ist, und zwar deshalb, weil ein Leben aus dem wahren Selbst heraus zugleich ein Leben in seiner natürlichsten Form ist. Schönheit, Anmut und Liebe werden darin eins und verschmelzen zu einer neuen Normalität.

Der Weg liegt nun vor Ihnen ausgebreitet. Worin besteht aber auf ihm der nächste Schritt? Sie verschreiben sich einem Ziel. Dabei handelt es sich um eine innere Zielsetzung, die jeden Tag erneuert sein will, denn wie wir alle wissen, geschieht es nur zu leicht, dass uns der Alltag mit seinen Anforderungen und Pflichten wie Arbeit, Familie, Haushalt und anderen Erledigungen völlig in Beschlag nimmt und keine Zeit mehr für anderes lässt.

Glücklicherweise schließen Alltag und Spiritualität keineswegs einander aus. Dennoch möchten wir Ihnen als weitere wichtige Umstellung empfehlen, zweimal täglich 10 bis 15 Minuten (oder auch länger) zu meditieren. Möglicherweise gehören Sie auch längst zu den Menschen, die die Meditation für sich entdeckt haben. Sie erfreut sich inzwischen so großer Beliebtheit, dass nur noch wenige sie für etwas Fremdartiges und Exotisches halten. Bei dem Wort Meditation denken wir heute eher an einen Yogakurs und eine junge Frau im Lotossitz als an einen indischen Guru, der mit seinem langen weißen Bart in seiner Höhle hockt.

Meditation wird heute allgemein zur Gesundheitsvorsorge empfohlen, und tatsächlich gibt es unzählige Belege für ihre positive Wirkung auf den gesamten Organismus, vor allem schützt sie vor Herzerkrankungen und den negativen Auswirkungen von Stress. Um nach einem harten Arbeitstag zu entspannen, ist das Meditieren in Stille eine wunderbare

Sache. Sie ist aber noch viel mehr als das, nämlich ein wichtiges Hilfsmittel auf dem Weg zur spirituellen Transformation und Entfaltung Ihres ganzen Potenzials an spiritueller Schönheit. Selbst kurze Meditationssitzungen bringen Sie in die Stille Ihres tiefsten Selbst, wo Sie der Wahrheit Ihrer eigenen Schönheit begegnen und sich die Tür zu bedingungsloser Liebe auftut.

## Meditationstechnik I

Dies ist eine einfache Atem-Meditation, die sich überall ausführen lässt. Am besten eignet sich jedoch ein ruhiger, sanft beleuchteter Raum, in dem Sie ungestört üben können. Setzen Sie sich für einen Moment mit geschlossenen Augen hin, um innerlich zur Ruhe zu kommen. Richten Sie dann Ihre Aufmerksamkeit auf den sanften Luftzug in Ihrer Nase, während Sie ruhig ein- und ausatmen.

Versuchen Sie nicht, auf Ihren Atem Einfluss zu nehmen oder einen bestimmten Atemrhythmus einzuhalten – werden Sie sich einfach nur Ihres normalen Atems bewusst. Wenn Ihre Aufmerksamkeit abschweift, bringen Sie sie behutsam zum Atem zurück. Machen Sie sich nichts daraus, wenn Sie schläfrig werden oder sogar kurzzeitig einnicken. Das sind lediglich Anzeichen dafür, dass Ihr Körper Erholung braucht und Stress abbauen muss.

Üben Sie das Atemgewahrsein für 10 bis 15 Minuten, bleiben Sie anschließend noch einen Moment in Stille sitzen, bevor Sie die Augen öffnen und sich wieder Ihrem normalen Tagesablauf zuwenden. Springen Sie nicht einfach von Ihrem Stuhl auf und wechseln Sie nicht abrupt wieder in den Alltagsmodus. Vielmehr wäre es wünschenswert, sich diesen meditativen Zustand Ihres Geistes möglichst zu bewahren und das über die kommenden Wochen und Monate regelmäßig zu üben.

## Meditationstechnik II

Diese zweite Meditationstechnik verwendet ein Mantra, also ein Wort, das durch seine Schwingung beruhigend auf den Geist wirkt. Mantras werden seit Jahrtausenden benutzt, und es gibt Untersuchungen, die eindrucksvoll belegen, dass sie den meditativen Zustand vertiefen können. Ein einfaches Mantra, das jeder anwenden kann, ist *So Hum*. Sie können es auf die folgende Weise in Ihre Meditation einbeziehen.

Beginnen Sie wieder wie bei der Atemmeditation: Begeben Sie sich an einen ruhigen Ort mit gedämpftem Licht, an dem Sie ungestört sein können, um innerlich zur Ruhe zu kommen. Denken Sie nun im Geiste: *So Hum,* ohne diesen zwei Silben in Ihrem Denken besondere Bedeutung beizumessen. Wiederholen Sie dann: *So Hum, So Hum.*

Fahren Sie auf diese Weise für 10 oder 15 Minuten fort, aber versuchen Sie dabei nicht, einen bestimmten Rhythmus einzuhalten. Bei dieser Art von Mantra-Meditation geht es nicht darum, das Mantra in einem regelmäßigen Takt laut zu skandieren. Denken Sie Ihr Mantra einfach dann, wenn es sich von selbst einstellt. Bringen Sie Ihre Aufmerksamkeit, sobald sie abschweift, behutsam zu Ihrem *So Hum* zurück. Es macht nichts, wenn Sie dabei schläfrig werden oder auch einnicken. Zwischen den einzelnen Wiederholungen des Mantras dürfen ruhig auch längere Pausen eintreten.

Es handelt sich darum, Ihren Geist durch die Schwingung des *So Hum* auf ganz natürliche Weise zur Ruhe zu bringen. Sie brauchen daher in den Ablauf nicht steuernd einzugreifen. Üben Sie für 10 oder 15 Minuten und kehren Sie dann zu Ihrem Alltagsgeschehen zurück. Ein allmählicher, gleitender Übergang ist dabei hilfreich, um sich den meditativen Zustand zu bewahren.

Meditation leert den Geist und bereitet so den Weg für Wandel und Erneuerung. Zugleich macht sie den Geist wacher und klarer, mentale und emotionale Blockaden lösen sich auf. Daher gibt es kaum eine wirkungsvollere spirituelle Praxis als regelmäßige Meditation. Aber dabei gilt es noch eine weitere Dimension zu berücksichtigen. Im Zuge Ihrer Meditationspraxis werden bestimmte Seiten Ihres inneren Potenzials zum Leben erwachen. Sie beginnen zu ahnen, dass Ihr Leben reicher an Liebe, Schönheit, Kreativität und Erfüllung sein könnte. Viele Menschen kommen auf ihrem Weg an diesen Punkt und schaffen sich ein Problem, indem sie in dieser Phase steckenbleiben, anstatt durch sie hindurchzugehen.

An dieser Stelle gilt es, einem verbreiteten Missverständnis zu begegnen. Manche Menschen befürchten, dass durch die Meditation verborgene Gedanken, Gefühle und Erinnerungen ans Licht kommen könnten, Dinge, denen sie lieber nicht ins Auge sehen möchten. Sie haben Angst, die Dämonen zu wecken, die vermeintlich in der Tiefe ihrer Seele schlummern, und da auf etwas »Schlechtes« oder gar »Böses« zu stoßen. In Wahrheit geht es bei der Meditation nicht um »positiv« oder »negativ«, »gut« oder »schlecht« oder »böse«, sondern um ein wertungsfreies Geschehenlassen. Es werden Sie keine Dämonen aus dem Dunkel Ihrer Seele anfallen. Alles, was sich einstellen wird, ist ein vertieftes Gewahrsein. Die Grunderfahrung bei der Meditation ist der Abbau von Stress, begleitet von einem schichtweisen Fortfall dessen, was uns innerlich erschöpft. Die innere Anspannung beschwört zuweilen überhaupt erst die negativen Vorstellungen herauf, die wir in der Folge für die Ursache unserer Anspannung halten. Öffnen Sie dann einfach Ihre Augen und atmen Sie tief durch. Lassen Sie die negativen Gedanken und Vorstellungen vorüberziehen, ohne sich mit ihnen zu identifizieren. Wenn Sie aber wirklich in die verborgenen Tiefen Ihres Geistes vordringen wollen – manche Menschen verlockt es, dieses spirituelle Abenteuer auf sich zu nehmen –, dann treffen Sie eine bewusste Entscheidung, dies zu tun. Wenn Sie sich Ihre Meditationssitzungen dagegen lieber von einer unbeschwerten Leichtigkeit wünschen, so ist auch das eine Entscheidung. Unser Geist liefert uns willig, was immer wir von ihm erwarten.

Die Entdeckung Ihrer inneren Schönheit soll eine bleibende Erfahrung sein, und das wird sie auch. Wenn aber etwas geeignet ist, die Tiefenerfahrung der Meditation verblassen zu lassen, dann ist es Stress. Solange Sie für sich allein meditieren, tritt die Welt da draußen für eine Weile in den Hintergrund. Sobald Sie sich aber wieder in der Welt bewegen, treten auch deren Anforderungen erneut an Sie heran. Und wie wir alle nur zu gut wissen, können diese Anforderungen zu einer nicht abreißenden Kette von Stressauslösern werden. Welche verheerenden Folgen Stress haben kann, wird seit nahezu fünfzig Jahren eingehend erforscht. In Stresssituationen reagiert der Körper mit der Ausschüttung von Stresshormonen wie Cortisol und Adrenalin, die den Körper auf sehr effektive Weise schlagartig in den Kampf-oder-Flucht-Modus versetzen.

## Chronischer Stress und seine Folgen

Ursprüngliche Schönheit bedeutet auch, wieder mit sich ins Gleichgewicht zu kommen und den ausgeglichenen Zustand von Geist und Körper, der uns natürlich ist, wiederherzustellen. Stress ist das Gegenteil von heilsam, und wir sind nicht dazu gebaut, ihm über einen längeren Zeitraum ausgesetzt zu sein. Die Kampf-oder-Flucht-Reaktion ist ein akuter Alarmzustand des Körpers, der nicht dazu ausgelegt ist, länger als ein paar Minuten anzudauern. Chronischer Stress hingegen bedeutet, dass die Stresshormone zu häufig ausgeschüttet werden und zu lange auf den Organismus einwirken. Ein Ausnahmezustand wird zum Dauerzustand. Resultat ist ein biochemisches Ungleichgewicht, das Gehirn und Körper zu ständigen Anpassungsleistungen zwingt. Wir können aber unmöglich zugleich in einem meditativen Zustand und einem Stresszustand sein, beide schließen einander aus. Was wir mit »meditativem Zustand« meinen, ist ein Zustand stiller Wachheit, in dem Sie innerlich sehr ruhig und zentriert und zugleich äußerst präsent sind. Chronischer Stress dagegen zwingt Körper und Geist in eine gänzlich andere Verfassung. Die hier aufgezählten Symptome sind in unserer Leistungsgesellschaft weit verbreitet, und zwar auch unter Menschen, die sich ihrer Meinung nach gut an den Alltagsstress angepasst haben (wobei einige von ihnen sich noch damit brüsten, unter Stress zur Hochform aufzulaufen).

## Stehen Sie unter chronischem Stress?

Typische Anzeichen dafür sind:

- Gereiztheit
- Muskelverspannungen, besonders im Nacken- und Schulterbereich
- »flaues Gefühl« im Magen
- Wechsel zwischen Übererregung und Erschöpfung
- im Tagesverlauf schnell absinkende Energiekurve
- Konzentrationsschwierigkeiten
- nachlassende Arbeitsleistung
- sich ständig drehendes Gedankenkarussell, das abends am Einschlafen hindert
- kurzer, unruhiger Schlaf
- unausgeruhtes Gefühl am Morgen
- nachlassende Libido
- ängstliche Unruhe ohne ersichtlichen Grund
- zunehmende Energielosigkeit und Depressionen
- Verlust an Lebensfreude und Optimismus
- unerklärliche Beschwerden oder Schmerzen
- Verdauungsbeschwerden oder Magenschmerzen
- höhere Anfälligkeit für Erkältungskrankheiten oder Grippe

Eine stattliche Liste. Millionen von Menschen ignorieren die Symptome von Stress und nehmen die Einschränkungen ihres Wohlbefindens so lange in Kauf, bis permanenter Schlafmangel, Energielosigkeit, ängstliche Unruhe und Konzentrationsschwäche für sie zum Normalzustand werden. Nichts aber schadet der natürlichen Schönheit mehr, als diese Faktoren zu vernachlässigen. Wer in den Spiegel schaut und dabei ein blasses, faltiges Gesicht mit schlaffer Haut, trüben Augen und anderen Zeichen vorzeitiger Alterung erblickt, sieht sich dabei häufig genug mit den Resultaten einer schlechten Stressbewältigung konfrontiert. Keine dieser Folgen chronischen Stresses ist aber »normal«, und solange der Körper den biochemischen Einflüssen der Stressreaktionen ausgesetzt bleibt, wird er aus dem Gleichgewicht sein.

Müssen wir uns nun aber damit abfinden, dass der meditative Zustand als ein so kostbares Gut vom Alltagsgeschehen unabwendbar zunichtegemacht wird? Unser Augenmerk liegt hier darauf, gerade das zu vermeiden. Es gibt kein stressfreies Leben. Andererseits hat jeder Mensch Lebensbereiche, in denen sich Stress reduzieren lässt. Vereinfacht können wir sagen, dass wir folgende drei Möglichkeiten haben:

- Wir schaffen selbst Stress.
- Wir reagieren lediglich auf äußere Stressfaktoren.
- Wir tragen dazu bei, den Stress in uns selbst und unserem Umfeld zu heilen.

Wir möchten Ihnen hier Wege aufzeigen, wie Sie die ersten beiden Formen des Umgangs mit Stress hinter sich lassen können, um eine neue Ebene zu erreichen, auf der Sie zur »Heilerin« oder zum »Heiler« von Stress werden. Es ist eine Ebene, auf der Sie die stille Präsenz aufrechterhalten, die zugleich die eigentliche Basis geistig-körperlicher Ausgeglichenheit ist. Sobald diese innere Balance erreicht ist, wird jede Zelle Ihres Körpers es Ihnen danken.

Der wichtigste Schritt auf dem Weg dahin besteht aber darin, die Opferrolle abzulegen.

Viele Menschen gefallen sich in einer selbstironischen Pose, die in Witzen wie diesem ihren Ausdruck findet: »Graues Haar ist vererblich, ich habe es von meinen Kindern.« Dahinter verbirgt sich aber eine sehr ernstgemeinte Klage über den Stress unserer modernen Lebensweise. Stress wird dabei wie eine Art Luftverschmutzung angesehen, als etwas, das uns allgegenwärtig und unentrinnbar umgibt. Sobald wir uns aber von der Opferrolle befreit haben, gibt es sehr vieles, das sich gegen den Stress unternehmen lässt. An früheren Stellen dieses Buches haben wir das Thema Stress bereits mehrfach gestreift, ohne jedoch darauf einzugehen, wie eine wirksame und dauerhafte Stressbewältigung aussehen kann. Ist Ihnen erst einmal bewusst, auf welche Weise Stress entsteht, können Sie damit beginnen, Ihr Stresslevel in jedem Lebensbereich zu senken – ob bei der Arbeit, im Familienleben oder angesichts all der großen und kleinen Krisen und Herausforderungen des Alltags.

Es wird gerne übersehen, dass wir uns den Stress, unter dem wir stehen, oftmals nicht nur selbst bereiten, sondern auch an andere weiter-geben. Stress ist ansteckend. Ein klassisches Beispiel dafür ist der berühmte »Feuer!«-Ausruf in einem vollbesetzten Theater. Die Panik, die daraufhin ausbricht, mag ein extremes Beispiel für dieses Phänomen sein. Aber in geringerer Dosierung und weniger plakativer Form tragen wir alle zur Verbreitung des Stressvirus bei. Es folgen einige Beispiele für typische Übertragungswege, wobei wir mit Arbeitskontexten beginnen, da sie für die meisten Menschen die wichtigste Stressquelle darstellen.

## Ansteckender Stress am Arbeitsplatz

Typische Ursachen unnötigen Stresses:

- übertriebene Anforderungen, Kritik, Perfektionismus
- willkürlicher und sprunghafter Führungsstil
- mangelnder persönlicher und fachlicher Respekt unter Kollegen
- entwürdigender Umgangsstil (zum Beispiel in Form von Tratsch, übler Nachrede oder sexuellen Anspielungen)
- grenzüberschreitende Vermischung von Arbeits- und Privatbereich
- bloßstellende Kritik im Beisein von Kollegen
- vertrauensunwürdige Vorgesetzte
- ständiger Termindruck
- geringer Stellenwert von Kollegialität
- Angst vor Verlust des Arbeitsplatzes
- mangelnde Wertschätzung von Mitarbeiterkompetenz und -erfahrung
- starre Arbeitsregeln, wenig Raum für Kreativität und persönliches Engagement

Fragen Sie sich beim Betrachten dieser Liste, wie Sie tagtäglich mit diesen Herausforderungen umgehen:

- Schaffe ich selbst Stress?
- Reagiere ich lediglich auf äußere Stressfaktoren?
- Trage ich dazu bei, den Stress in mir selbst und meinem Umfeld zu heilen?

Vielleicht erscheinen Ihnen einige der Stressfaktoren auf der Liste als relativ normal. Für gewöhnlich bekundet sich darin aber eine Form von Leugnung. Bei jedem einzelnen Punkt auf der Liste handelt es sich um einen Missstand, der Sie selbst oder andere unter Druck setzt. Und wenn wir unter Druck stehen, reagieren Körper und Geist nun einmal gestresst. Stressexperten betonen häufig das entwicklungsgeschichtliche Alter der Stressreaktion, da sich ihre biochemischen Auslöser im ältesten Teil des Gehirns, dem Stammhirn oder dem »Reptiliengehirn«, befinden. Dieses Reptiliengehirn macht sich keine Gedanken darüber, was die Ursache für sein Gefühl von Bedrohung ist. Oft hört man das Beispiel des Autofahrers, der im abendlichen Berufsverkehr im Stau steht. Der Druck dieser frustrierenden Situation führt zur Ausschüttung derselben Stresshormone, die schon in unseren Vorfahren bei der Begegnung mit einem Säbelzahntiger für das Einsetzen der Kampf-oder-Flucht-Reaktion gesorgt haben. Unser Stammhirn differenziert hier nicht, und das bedeutet, dass unsere Reaktion auf beide Situationen chemisch gesteuert und primitiv ausfällt anstatt intelligent und rational.

Auch wenn Sie der Meinung sind, etwas Vernünftiges und eigentlich Harmloses zu tun, wenn Sie einen anderen Menschen wegen seiner schlechten Leistung auf sachliche Weise kritisieren, erkennt dessen Stammhirn darin doch gar nichts Sachliches und Vernünftiges, sondern fühlt sich einfach nur angegriffen. Das gilt natürlich nicht nur für Situationen am Arbeitsplatz, sondern ebenso für andere Lebensbereiche wie das Familienleben oder unseren Umgang mit Freunden. Oft wird darauf hingewiesen, wie viel Stress unsere moderne Lebensweise mit sich bringt – und tatsächlich hat im Vergleich zur Generation unserer Großeltern das Leben enorm an Lärm, Tempo und Komplexität zugenommen. Ohne Zweifel sind das bedeutsame Stressfaktoren, aber der schlimmste Stress ist und bleibt der psychologische Stress. Nur allzu leicht machen wir uns der Achtlosigkeit schuldig, andere Menschen unnötig unter Druck zu setzen, ohne es überhaupt zu bemerken.

## Psychologischer Stress im privaten Umfeld

Typische Verhaltensweisen, die unnötigen Druck erzeugen:

- Sticheleien, Herabsetzungen, Herumhacken auf Unterlegenen
- Schuldgefühle vermitteln
- auf Fehlern und Schwächen anderer herumreiten
- nicht zuhören, andere nicht zu Wort kommen lassen
- Respektlosigkeiten
- herabsetzender Sprachgebrauch
- emotionaler Missbrauch
- körperliche Gewalt
- Ablehnung der eigenen Verantwortung
- auf Kinder ausgeübter Leistungsdruck
- entwürdigende Behandlung von Senioren (indem man ihnen das Gefühl gibt, alt, unnütz und lästig zu sein)
- »Stimmungsmache« durch pausenlose Anklagen und Vorhaltungen
- eine Atmosphäre von Unfrieden und Streit verbreiten
- wiederholtes Aufwärmen »alter Kamellen«
- rigide Verhaltensregeln
- anderen das Gefühl geben, minderwertig oder unerwünscht zu sein
- autoritäres Auftreten
- eine Atmosphäre emotionaler Unterdrückung schaffen, in der Gefühle nicht gezeigt werden dürfen
- ein generell liebloses Verhalten

Stellen Sie sich beim Betrachten dieser Liste wieder die folgenden drei Fragen:

- Schaffe ich selbst Stress?
- Reagiere ich lediglich auf äußere Stressfaktoren?
- Trage ich dazu bei, den Stress in mir selbst und meinem Umfeld zu heilen?

Millionen Menschen werden von sich sagen, dass sie ein liebevolles Zuhause haben, während in Wahrheit stresserzeugende Verhaltensweisen bei ihnen an der Tagesordnung sind. Wir vergessen viel zu leicht, dass das familiäre Zusammenleben so stressfrei wie möglich gestaltet werden sollte. Es ist nicht dazu da, um negative Gefühle wie Ärger und Frustration, die sich im Lauf des Tages angesammelt haben, einfach abzuladen. Wir sagen es nicht gern, aber viele Menschen, die aufrichtig davon überzeugt sind, auf einem spirituellen Weg zu sein, übersehen, wie sehr sie andere durch ihr Verhalten unter Stress setzen oder zu stresserzeugendem Verhalten provozieren. Es mangelt ihnen an Bewusstheit, um die es auf dem spirituellen Weg vor allen Dingen geht.

Sobald Ihnen klargeworden ist, wie sehr Sie selbst und die Menschen in Ihrer Umgebung unter all diesen Formen chronischen Stresses zu leiden haben, werden Sie auch Wege finden wollen, den Teufelskreis zu durchbrechen, der letztlich alle Beteiligten zu Opfern macht, ob sie sich dabei in der Rolle des Opfers oder in der Rolle des Täters befinden. Es sind Rollen, die wir hinter uns lassen können und müssen. Unser eigentliches Ziel muss sein, Liebe, Wahrheit und Schönheit in uns selbst zu entdecken, um darin auch unsere Umgebung erstrahlen zu sehen. Dauerstress ist mit diesem Ziel unvereinbar, von seinen vielen anderen schädlichen Folgen ganz zu schweigen.

### Was Sie tun können, um Stress zu »heilen«

Wenn Stress ansteckend sein kann, gilt das erst recht für ursprüngliche Schönheit, die ein inneres Erstrahlen ist, das zu erleben für andere etwas Beglückendes hat. Dabei handelt es sich um eine Form spiritueller Heilung. *Heil* und *heilig* gehen auf denselben Wortstamm zurück, der wiederum mit dem englischen *whole* (vollständig, ganz) verwandt ist. Wenn wir von dem Schaden, den der Stress in uns anrichtet, geheilt sind, dann finden wir zur Ganzheit, Heilheit und Heiligkeit unseres Wesens zurück.

Um Stress zu heilen, müssen Sie aufhören, andere und sich selbst mental unter Druck zu setzen. Psychologisch zu denken ist für die meisten Menschen zunächst ungewohnt. Nehmen wir als Beispiel nochmals das Arbeitsumfeld. Wer glaubt, dass es für die Produktivität förderlich sei, ein strenges Regiment zu führen und Druck auszuüben, wo immer es geht, wird in dieser Haltung durch entsprechende Studien am Arbeitsplatz jedenfalls nicht bestätigt. Am produktivsten sind Mitarbeiter an einem Arbeitsplatz, der ihnen persönlichen Freiraum lässt, Kreativität fördert, flexible Arbeitszeiten ermöglicht, bei der Aufgabenverteilung persönliche Stärken berücksichtigt und eine Atmosphäre gegenseitigen Respekts bietet. Auf diese Weise werden grundlegende psychologische Einsichten in die Praxis umgesetzt.

Wer darauf achtet, kann aber auch ohne viel Psychologie die Anzeichen eines von Stress beherrschten Arbeitsumfeldes erkennen: Die Mitarbeiter machen insgesamt einen unzufriedenen Eindruck, vermeiden direkten Augenkontakt mit Vorgesetzten und wirken in deren Gegenwart nervös. Betreten diese den Raum, um eine Anordnung zu geben, ist die Atmosphäre spürbar angespannt. Anweisungen werden nur widerstrebend befolgt, müssen wiederholt erteilt werden, und auch dann kommt es zu Verzögerungen. Die Leistungsbereitschaft ist gering, und es gibt immer wieder Ausflüchte.

Vielleicht geht Ihnen aber erst recht ein Licht auf, wenn Sie diesen Blick auf die Arbeitsatmosphäre einmal auf Ihr Familienleben übertragen. Wenn Sie »Arbeitsumfeld« durch »häusliches Umfeld«, »Mitarbeiter« durch »Kinder« oder »Gatte/Gattin« ersetzen, wird Ihnen vielleicht auf frappierende Weise klar, wie hoch der Stresspegel in Ihrer Familie tatsächlich ist. Und das setzt sich auf der Ebene der Gesellschaft fort: rebellische Teenager, die Erwachsenen mit Misstrauen begegnen, sich jeder Aufforderung widersetzen, die Schule schleifen lassen und sich trotzig oder aufmüpfig gebärden. Auch wenn Jugendliche mit diesem Verhalten zum Teil ein Klischee bedienen mögen, wird es dadurch noch nicht normal. Es ist und bleibt ein Anzeichen von Stress. Das soll nicht heißen, dass diese Entwicklungsphase nicht ihre ganz besonderen Tücken hätte. Verschärfen wir diese Problematik aber noch, indem wir zu Hause zusätzlich Druck ausüben, schaffen wir eine Stresssituation, die nicht weniger Schaden anrichtet als der Dauerstress am Arbeitsplatz.

Im Allgemeinen kommen wir nicht weit damit, jemandem zu sagen: »Entschuldigen Sie bitte, aber Ihr Verhalten macht mir Stress.« Damit würden wir uns nur eine gereizte Reaktion einhandeln, weil sich unser Gegenüber angegriffen fühlt. Indem wir aber unser eigenes stressauslösendes Verhalten verändern, können wir den Stress heilen und den Teufelskreis ein für alle Mal durchbrechen. Das ist ein sehr wirkungsvolles Mittel in Stresssituationen, in denen wir dann erleben können, wie sich unser Kontrahent vor unseren Augen verwandelt. Es ist eine Vorgehensweise, die sich im Umgang mit den verschiedensten Menschen bewährt hat, ob am Arbeitsplatz oder im familiären Umfeld.

## Praktische Mittel zur Heilung von Stress

Zwölf Verhaltensregeln, um den auf uns selbst und andere ausgeübten Druck zu verringern:

1. Stellen Sie keine übertriebenen Anforderungen, enthalten Sie sich der Kritik und des Perfektionismus.
2. Zeigen Sie in Ihren Ansprüchen an andere mehr Verlässlichkeit und Beständigkeit.
3. Verhalten Sie sich anderen Menschen gegenüber niemals respektlos.
4. Sorgen Sie dafür, dass die Würde anderer Menschen gewahrt bleibt (zum Beispiel indem Sie Tratsch, übler Nachrede oder sexuellen Anspielungen keinen Raum geben).
5. Respektieren Sie den persönlichen Eigenraum anderer Menschen.
6. Finden Sie einen besseren Umgang mit Ihrem eigenen Stress, anstatt den Druck nach unten weiterzugeben.
7. Betreiben Sie keine Günstlingswirtschaft, durch die andere ausgegrenzt oder herabgesetzt werden.
8. Kritisieren Sie niemals jemanden im Beisein anderer, etwa am Mittagstisch.
9. Nehmen Sie an anderen Menschen persönlichen Anteil, geizen Sie nicht mit Wertschätzung und Lob.
10. Verhalten Sie sich loyal; stellen Sie Ihre Vertrauenswürdigkeit unter Beweis.
11. Hören Sie anderen aufmerksam zu und gehen Sie auf ihre Anliegen ein.
12. Zeigen Sie anderen, dass Sie ihre Erfahrung und Kompetenz zu schätzen wissen, indem Sie sie häufiger um ihr Feedback bitten.

Stellen Sie sich bei der Umsetzung dieser Regeln vor, wie Sie andere mit Ihrer inneren Schönheit anstecken. Sie werden überrascht sein, wie viel Sie mit Bewusstheit und kleinen Verhaltensänderungen in Ihrem Umfeld bewirken können. Auf diese Weise werden Sie zur Trägerin oder zum Träger des Lichts. Sie legen Zeugnis von Ihrer neuen Wirklichkeit ab, von Ihrem Entschluss, dem Weg zu folgen. Die Kluft zwischen Ihrem sozialen Selbst und Ihrem wahren Selbst schließt sich immer mehr, bis die Schönheit Ihres wahren Selbst für Sie zur Realität wird.

# Vierte Stufe:
# Das Ruhen im Sein

Wohl jede Frau kennt das Gefühl, nicht gut genug zu sein. Von Frauen wird heute so viel verlangt – wenn sie es nicht selbst tun –, dass das Gefühl der Verunsicherung noch als das geringste Problem erscheint. Vielmehr ist es häufig ein ständiger Kampf gegen drohende Angstzustände und Depressionen. Viele Frauen bewegen sich im Spannungsfeld zwischen Karriere und Familie und fragen sich, wie sie den Wunsch, erfolgreich und kompetent in ihrem Beruf zu sein, mit dem Bedürfnis nach Liebe, Wertschätzung und Anerkennung im privaten Bereich vereinbaren können. Die nagende Frage, ob sich »alles haben lässt«, beschäftigt heute Millionen von Frauen.

Unsere Gesellschaft bleibt die Antwort auf diese Frage oft genug schuldig. Uns scheint aber, dass eine mögliche Antwort darauf übersehen wird: Sie können alles haben, wenn Sie sich klarmachen, dass Sie schon *alles sind*. Das Gefühl der Leere oder des Mangels lässt sich nicht durch irgendein käufliches Produkt aus dem Supermarkt beheben. Wenn Sie aber zu Ihrer inneren Erfüllung finden, müssen Sie gar nicht mehr »alles haben«, weil an die Stelle des Habens das Sein getreten ist, die innere Zufriedenheit mit sich selbst im Hier und Jetzt, in dem es an nichts mehr fehlt.

Nehmen wir einmal an, dies sei die zutreffende Antwort. Wie erreichen Sie dann diesen Zustand vollkommener innerer Zufriedenheit? Indem Sie Ihrer spirituellen Schönheit innewerden. Und wie gelingt Ihnen das? Indem Sie die vier wichtigsten Regeln des spirituellen Weges befolgen:

- Zulassen
- Loslassen
- Annehmen
- Sein

Gewiss ist es nicht leicht, diese Regeln zu befolgen. In uns allen ist der Drang, *etwas zu tun*. Wir wollen uns mit den negativen Dingen in unserem Leben nicht abfinden. Und nicht zuletzt suggeriert uns die Gesellschaft das Ideal eines konkurrenzorientierten Aktionismus, der uns ständig auf Trab hält. Da ist es kein Wunder, dass uns die Fähigkeit – und die Weisheit – loszulassen verlorengegangen ist. Muße ist für uns gleichbedeutend mit Nichtstun. In einer tieferen Bedeutung entspricht jeder dieser Haltungen aber ein verborgenes Tun, das sich unterhalb des Anscheins von Untätigkeit abspielt:

- *Zulassen* bedeutet, nicht mehr zu kämpfen.
- *Loslassen* bedeutet, weniger verhaftet zu sein und sich dadurch weniger frustrieren zu lassen.
- *Annehmen* bedeutet, das Leben voller Dankbarkeit zu genießen.
- *Sein* bedeutet, einer höheren Macht zu vertrauen, die das Ego und sein begrenztes Verständnis übersteigt.

Wenn Sie erst einmal erfasst haben, was diese vier Begriffe auf der spirituellen Ebene zu bedeuten haben, beginnen Sie auch zu verstehen, dass Sie ein sehr viel besseres Leben führen können, sobald Sie *zulassen, loslassen, annehmen* und sich einfach dem *Sein* hingeben. In der Überschrift *Ruhen im Sein* haben wir diese vier Grundhaltungen in einer einzigen Wendung zusammenzufassen versucht.

Innerhalb einer jeden spirituellen Tradition spielt von jeher das Gottvertrauen eine große Rolle – eine Vorstellung, die nicht mehr so recht in unsere moderne Welt zu passen scheint. In früheren Epochen jedoch, als der Alltag weitgehend mit der Nahrungsbeschaffung ausgefüllt war, konnte eine Missernte oder das Ausbleiben des Jagdwildes für die Menschen katastrophale Folgen haben. Das Vertrauen in die Fürsorge einer höheren Macht war die einzige Möglichkeit, sich mit den Kräften der Natur ins Einvernehmen zu setzen. Heutzutage geschieht der weitaus größte Teil unserer täglichen Arbeit in den Büroetagen der Unternehmen, also in einer Umgebung, in der die Menschen weit mehr das Gefühl haben, das Geschehen kontrollieren zu können. Es gibt kaum noch Grund, seine Geschicke in die Hände einer höheren Macht zu legen, abgesehen vielleicht von Notsituationen und Krisenfällen, in denen wir uns auch eher auf menschliche Instanzen wie etwa die Gesetzgebung verlassen.

Das Vertrauen in das eigene Sein zu verlagern erscheint angesichts dessen recht viel verlangt und als Konzept der Lebensführung wohl auch etwas eigentümlich. Ziehen Sie aber einmal die folgenden Möglichkeiten in Betracht:

- Was, wenn es uns bestimmt ist, im Fluss des Lebens zu sein und darin auf natürliche Weise unsere Erfüllung zu finden?
- Was, wenn wir mit einer höheren Intelligenz in Verbindung stehen, die darum weiß, wie uns und unserem Wohl am besten gedient ist?
- Was, wenn unser Leben einem höheren Plan folgt?

Keine dieser Vorstellungen ist uns völlig fremd, und wir alle haben schon Sätze gehört wie »Nichts geschieht ohne Grund« oder »Gott hat mit uns einen Plan«. Der Haken an der Sache ist nur, dass der göttliche Plan, wenn es ihn gibt, für uns verborgen und unergründlich bleibt. Ganz zu schweigen davon, dass diese religiöse Betrachtungsweise der modernen, weltzugewandten Lebensweise zuwiderläuft, bei der es um Tatsachen geht, also Dinge, die wir sehen, hören oder anfassen können. Mit anderen Worten: Es besteht eine Kluft zwischen der schönen Vorstellung, dass unser Leben einen Sinn hat, der sich auf die bestmögliche Weise entfaltet, und unserer alltäglichen Erfahrung.

Vielleicht haben Sie schon mal etwas von einer Lebensauffassung gehört, bei der es darum geht, stets ja und niemals nein zu sagen. Eine solche praktisch grenzenlose Zustimmung ist eine Form bedingungslosen Zulassens, das ein enormes Vertrauen in den guten Ausgang aller Dinge voraussetzt. (Aber würden Sie zu jedem Fremden ins Auto steigen, jeder von anonymen Anrufern vorgebrachten Geldforderung Folge leisten oder jedem Ansinnen Ihres fünfjährigen Kindes nachkommen?) Nein zu sagen kann dagegen bedeuten, mit anderen in Konflikt zu geraten oder sich Chancen entgehen zu lassen. (Hätten Sie vor zwanzig Jahren nein gesagt, wenn man Ihnen damals Apple-Aktien zum niedrigsten Börsenkurs angeboten hätte?)

Die Entscheidung über Ja und Nein gehört tatsächlich zu den schwierigsten Aufgaben im Leben eines Menschen. Von dieser Entscheidung hängt ab, wen wir heiraten und welchen Beruf wir ergreifen, aber auch eine Unmenge weniger wichtiger Dinge. Aber wenn es nicht angehen kann, zu allem ja oder immer nur nein zu sagen: Worin besteht dann die Alternative? Läuft es darauf hinaus, uns irgendwie durchzulavieren und die Dinge eben von Fall zu Fall zu entscheiden?

Die meisten Menschen tun letztlich genau das. Falls es aber eine bessere Möglichkeit gibt, so wird sie vielleicht von den verschiedenen Weisheitslehren angeboten, aus deren Sicht die Seele am besten weiß, was zu tun ist. Wofür also würde sich die Seele entscheiden? Das ist eine höchst individuelle Angelegenheit. Die Seele betrachtet jede Situation mit neuen, ganz eigenen Augen. Dennoch kommen wir nicht umhin, ein gewisses Grundvertrauen in uns selbst zu entwickeln, um uns darauf verlassen zu können, dass unser wahres Selbst angesichts der Herausforderungen des Alltags auf die richtigen Lösungen kommt.

Vertrauen und Kontrolle schließen sich gegenseitig aus. Vertrauen entwickelt sich, indem wir loslassen. Wir hören auf, zu glauben, dass alles von uns selbst abhängt. In Indien gibt es eine Parabel, die ganz ohne religiöse Bezüge versinnbildlicht, wie wir in uns zur Ruhe kommen und in das eigene Sein Vertrauen haben können: Ein Kutscher lenkt ein Gespann von sechs Pferden. Es handelt sich um sehr temperamentvolle Pferde, und der Kutscher lässt die Peitsche knallen, um sie noch mehr anzutreiben. Plötzlich ertönt aus dem Inneren der Kutsche eine leise Stimme: »Halte die Kutsche an.« Zunächst traut der Mann auf dem Kutschbock seinen Ohren nicht und peitscht noch härter auf die Pferde ein. Aber wieder flüstert die Stimme in der Kutsche: »Halte die Kutsche an.« Der Kutscher ruft nun erbost aus: »Warum sollte ich anhalten? Ich weiß, wie man eine Kutsche lenkt, und es soll noch schneller gehen.« Und die Stimme antwortet ihm: »Aber mir gehört diese Kutsche, und ich sage: Halt!« Und so bleibt dem Kutscher nichts anderes übrig, als die Kutsche zum Stehen zu bringen.

Der Sinn dieses Gleichnisses erschließt sich erst, wenn man weiß, dass der Kutscher das Ego ist, die sechs Pferde die fünf Sinne und den Geist repräsentieren, während der Kutschenbesitzer das höhere Selbst darstellt. Wir führen unser Leben so, als ob das Ego das Sagen hätte, und lassen es die Kontrolle über den Geist und unsere fünf Sinne übernehmen, die den

Befehlen des Ego bereitwillig nachkommen. Wie ein Pferdegespann lassen sich unsere Sinne und der Geist in diese oder jene Richtung lenken. Wir sehen, was das Ego uns sehen lassen will, hören, was es uns hören lassen will. Und was den Geist betrifft, so ist er darauf trainiert, jeder Einflüsterung des Ego, jeder seiner Geschichten Glauben zu schenken.

Uns allen hat man die gleiche Geschichte erzählt, eine Geschichte, die von Generation zu Generation weitergegeben wird. Es ist eine Geschichte vom ständigen Daseinskampf, in dem der Mensch als ein schwaches Geschöpf den unerbittlichen Naturgewalten ausgeliefert ist. Niemand ist gegen die Gefahren und das drohende Unheil gefeit. Und weil das Leben ungerecht und die Natur blind ist, müssen wir alle kämpfen, um zu überleben.

Die Parabel vom Kutscher und den Pferden erzählt uns eine andere Geschichte, in der, allem Anschein zum Trotz, nicht das Ego darüber zu bestimmen hat, in welcher Richtung unser Leben verläuft. Die Kutsche gehört dem *Atman,* dem höheren Selbst, das wir das wahre Selbst genannt und als die in uns allen liegende Quelle von Schönheit, Intelligenz, Wahrheit und Kreativität beschrieben haben. Vom Augenblick unserer Geburt an hat es über unser Leben bestimmt, bis es vom Ego mit seiner Schauergeschichte vom ständigen Überlebenskampf entmachtet wurde. Aber solange das Ego unser Bewusstsein beherrscht, sind wir blind für den wirklichen Zusammenhang, nicht anders als der Kutscher, der vergisst, dass nicht er der Kutschenbesitzer ist.

Auf Ihrem Weg werden Sie irgendwann an den Punkt kommen, an dem Sie ausprobieren wollen, wie es ist, eine andere Geschichte zu leben. Dazu brauchen Sie nicht gegen das Ego mit seinen unablässigen Forderungen, Befürchtungen, Erinnerungen und seinen ausgedienten Prägungen anzukämpfen. Sie brauchen nichts anderes zu tun, als im Sein zur Ruhe zu kommen, was ein und dasselbe ist wie das Annehmen Ihrer spirituellen Schönheit. Hier nun ein paar praktische Regeln, wie Sie das im Alltag bewerkstelligen können.

## Die Praxis des Zulassens

So kommt Ihre spirituelle Schönheit im Alltag zum Ausdruck:

- Wenn ein Problem vor Ihnen auftaucht, dann suchen Sie in Ihrem Inneren nach einer Lösung in der Gewissheit, dass sie dort zu finden ist.
- Vertrauen Sie darauf, dass im Großen und Ganzen alles gut ausgeht, auch wenn der Verlauf in Details zu wünschen übrig lässt.
- Unternehmen Sie nichts, solange Sie aufgewühlt, verärgert, verängstigt oder unsicher sind.
- Handeln Sie aus Ihrer Mitte heraus. Wenn Sie spüren, dass Sie nicht in Ihrer Mitte sind, dann nehmen Sie sich ein wenig Zeit, um zur inneren Ruhe und Ausgeglichenheit zurückzufinden.
- Bauen Sie im Umgang mit anderen Menschen möglichst wenig inneren Widerstand auf. Bewahren Sie sich Ihre Offenheit und Toleranz gegenüber fremden Meinungen.
- Bemühen Sie sich in Ihrem Tun um einen möglichst nahtlosen Fluss.
- Treiben Sie sich nicht in die Erschöpfung, aber werden Sie auch nicht nachlässig.
- Achten Sie auf Hinweise Ihres höheren Selbst in Bezug auf den einzuschlagenden Weg. Lernen Sie, Ihrem Gefühl zu vertrauen.
- Tun Sie nichts, von dem Sie bereits wissen, dass es falsch ist.
- Betrachten Sie das Geschehen im Außen als einen Spiegel Ihres Inneren.
- Übernehmen Sie die Verantwortung für Ihre Gedanken, Worte und Handlungen, ohne sie auf andere abzuwälzen oder von anderen eine Lösung zu erwarten.

Jede dieser Haltungen können Sie in Ihrem eigenen Tempo testen. Die meisten Menschen beginnen aber erst dann damit, eine andere Geschichte zu leben, wenn sie für sich ausreichend Hoffnung auf Veränderung sehen. Die Macht der Trägheit ist groß. Wenn Sie in einer belastenden Partnerschaft stecken oder in einem Job, den Sie hassen, wenn Sie ständig mit Gefühlen der Einsamkeit oder Depressionen zu kämpfen haben, dann wäre es unrealistisch zu sagen: »Ich vertraue einfach darauf, dass alles gut wird, und überlasse mich dem Fluss des Lebens.« Dazu raten wir Ihnen natürlich nicht. Sie müssen mit Hilfe der Meditation erst wieder ausreichend in die eigene Mitte kommen und sich vom größten Stress befreien, um für neue Wege offen zu sein. Sind Sie noch nicht so weit, bedeutet das nicht, dass Ihre Lage hoffnungslos ist; es heißt lediglich, dass Sie auf Ihrem Weg eine frühere Stufe als Ausgangspunkt nehmen müssen.

Heute gibt es viele Menschen, die bereit sind, die Geschichte vom Überlebenskampf hinter sich zu lassen, und damit beginnen, für sich eine offenere, entspanntere und vertrauensvollere Lebensform zu entdecken. Ein Nachteil religiöser und spiritueller Traditionen, so schön und richtig deren Botschaften auch sein mögen, ist der Mangel an praktischer Umsetzbarkeit. Zu oft wird die böse Welt als Feind der Spiritualität angesehen, womit eine strikte Gegensätzlichkeit konstruiert wird: entweder das Streben nach weltlichem Erfolg oder ein Leben im Licht. Einen mittleren Weg scheint es hier nicht zu geben. So oder ähnlich vor die Wahl gestellt, schieben Millionen die Entscheidung, den ersehnten Weg der Spiritualität zu gehen, vor sich her aus Sorge darüber, was ihnen an weltlicher Erfüllung entgehen könnte.

Wenn Ihre äußere Lebenssituation zufriedenstellend ist, dann wird es wahrscheinlich auch Ihre innere sein. Die Mehrzahl der Menschen erlebt beide Bereiche aber als eher durchwachsen, weshalb es ihnen schwerfällt, für sich einen klaren Weg zu erkennen. Hinzu kommt die Neigung, weltliche Dinge – wie Arbeit, Familie, Politik, soziale Kontakte oder soziales Engagement – als gesonderten Bereich zu betrachten und unser Seelenleben als etwas, das nur uns selbst etwas angeht, davon abzutrennen. Hier gilt es wieder, sich der Botschaft zu öffnen, dass innen und außen niemals voneinander getrennt sind. Wenn Sie beginnen, in Ihrem tiefsten Inneren darauf zu vertrauen, dass für Ihre Sicherheit und Ihr Wohlergehen Sorge getragen ist, können beide Lebensbereiche, innen und außen, miteinander verschmelzen. In der Ganzheit liegt die Schönheit der Seele, das Wesen ursprünglicher Schönheit, und es ist an Ihnen, sie sich für immer zu eigen zu machen.

# Fünfte Stufe:
# Das wahre Selbst
# wird zum einzigen Selbst

In dieser Stufe haben wir ein Bild der ursprünglichsten Form von Schönheit, der spirituellen Schönheit, skizziert, die in der Lage ist, Ihr Leben vollständig zu verwandeln. Indem wir bei Erfahrungen ansetzen, die jeder von uns schon gemacht hat – dem Gefühl, geliebt zu sein, der Begegnung mit kindlicher Unschuld oder dem Anblick eines grandiosen Sonnenuntergangs –, öffnet sich uns die Tür zu einem neuen Leben. Weil in jedem von uns ein so großes Potenzial für Liebe, Wahrheit und Schönheit schlummert, genügt schon unsere bloße Anwesenheit auf diesem Planeten, um uns von diesen Erlebnissen getragen fühlen zu lassen. Die Entscheidung, den Weg der Spiritualität zu gehen, ist dabei eine Wahl, die uns niemals wieder genommen werden kann, denn wie die Weisheitslehren der Welt uns erklären, sind Liebe, Wahrheit und Schönheit von ewiger Natur.

Heute erwartet Sie Ihr wahres Selbst so geduldig, wie es das von jeher getan hat. Wenn Sie den Entschluss dazu fassen, können Sie den Ort aufsuchen, an dem Ihr wahres Selbst wohnt, tief in Ihrem Bewusstsein. Was geschieht dann? Sie werden verwandelt nach dem Bilde Ihres wahren Selbst. Sie erfahren etwas als tägliche Realität, das der große indische Dichter Rabindranath Tagore so ausgedrückt hat: »Liebe ist die einzige Wirklichkeit und nicht nur ein bloßes Gefühl. Sie wohnt als letzte Wahrheit im Herzen der Schöpfung.« Um zum Herzen der Schöpfung zu finden, müssen Sie Ihr eigenes Herz erforschen, das so viele Erfahrungen von Liebe und Nicht-Liebe in sich aufbewahrt.

## Das Verwandlungsversprechen

Bei unserer Reise zur ursprünglichen Schönheit geht es um nichts Geringeres als eine Transformation. In einer Zeit, in der viele Menschen sich schwer genug damit tun, in ihrem Leben Sinn und Erfüllung zu finden, scheint dieses Ziel kaum erreichbar. Für bedingungslose Liebe als letzte Wirklichkeit fehlt es in unserem Alltag an überzeugenden Beispielen, und in einer Kultur, die sich an Prominenten orientiert, wird der schöne Schein leicht als Ausdruck innerer Schönheit verstanden – oder auch missverstanden. Wie wir in diesem Buch aber immer wieder betont haben, beginnt wahre Schönheit des Äußeren mit der Schönheit des Inneren. Und sobald diese Verbindung für uns unaufhebbar geworden ist, erleben wir uns als vollkommen verwandelt.

## Die Anzeichen der Transformation

Das Erwachen des wahren Selbst:

- Vollständige Selbstakzeptanz: »Ich bin hier, und ich bin genug.«
- Selbstliebe als unwandelbarer natürlicher Zustand: »Liebe ist von jeher mein Lebensziel.«
- Ein sinnerfülltes Leben: »Ich folge freudig meiner Vision.«
- Ehrfurcht vor dem Leben: »Mir liegt die gesamte Schöpfung am Herzen.«
- Das Gefühl eines uns alle verbindenden Menschentums: »Die Menschheit ist meine Familie.«
- Nicht-wertendes Mitgefühl: »Ich akzeptiere dich so, wie du bist.«
- Das Gefühl unbegrenzter Möglichkeiten: »Meine Kreativität findet jeden Tag neue Ausdrucksformen.«
- Die Erweiterung der eigenen Identität durch die Verknüpfung des »Ich« mit dem kosmischen Bewusstsein: »Ich erkenne mich selbst in allem, was ich erblicke.«
- Die Bekundung von Liebe, Wahrheit und Schönheit im täglichen Tun: »Es gibt keinen Unterschied zwischen der Wahrheit, die ich lebe, der Schönheit, die ich erblicke, und der Liebe, die ich fühle.«

Vielleicht denken Sie nun, dass wir da ein spirituelles Wolkenkuckucksheim beschreiben, das keine Chancen hat, im Trubel des Alltags zu bestehen. Vielleicht glauben Sie auch, dass nur wenige Ausnahmegeister, denen ein unerschütterliches Urvertrauen in die Wiege gelegt ist, vom Schicksal dazu erkoren sind, ihrem wahren Selbst auf diese Weise nahezukommen. Aber auf Ihrem Weg zum wahren Selbst ist Vertrauen noch nicht einmal das, worauf es am meisten ankommt. Noch viel wichtiger dabei sind Wissen und Erfahrung. Von beidem besitzen Sie genug. Sie haben erfahren, wie schön das Leben sein kann, und nach diesem Buch wissen Sie, auf welche Weise Ihre innere Schönheit zur Entfaltung kommt. Sie halten den Schlüssel zur Verwandlung bereits in den Händen, es gibt kein mysteriöses Geheimwissen aus ferner Zeit, das noch der Entschlüsselung harrt.

Es gilt jetzt nur noch, Ihre persönliche Weiterentwicklung anzustoßen, indem Sie Ihre Aufmerksamkeit auf das richten, wovon Sie mehr in Ihrem Leben haben wollen – kurz: indem *Sie selbst die Veränderung sind, die Sie sich in Ihrem Leben wünschen.*

Die besonderen Qualitäten des wahren Selbst können uns niemals verlorengehen. Aber zu wenige Menschen sind so weit, sie in sich zu mobilisieren. Sie sind zu sehr in die Anforderungen eines betriebsamen Alltags verstrickt, der sie die Sehnsucht nach Entwicklung und persönlichem Wachstum vergessen lässt. An dieser Stelle reißt die Verbindung ab. Um sie wiederzufinden, können Sie in einer wolkenlosen Nacht vor die Tür gehen und den Anblick Abertausender von Sternen und Galaxien bestaunen. Oder genießen Sie an einem klaren Morgen den Sonnenaufgang in all seiner Prächtigkeit. Die Schönheit im Außen zu finden ist eine Möglichkeit, die uns allen offensteht. Sich nach innen zu wenden und in der Betrachtung seiner selbst in dasselbe ehrfürchtige Staunen zu geraten ist dagegen etwas, das eines inneren Entschlusses bedarf.

Im mittelalterlichen Indien gab es eine Prinzessin namens Mirabai, die auch eine mystische Dichterin war. In anrührenden Worten spricht sie von einem Leben, zu dem allein die innere Verwandlung hinführt:

*Nimm mich mit zu dem Ort, der nicht zu bereisen ist
Und an dem der Tod sich fürchtet,
Wo auf dem überfließenden See der Liebe
Schwäne sich zum anmutigen Spiel versammeln,
Dem Ort, an dem die Gläubigen sich einfinden
In ewiger Treue zu ihrem Gott.*

Mirabai lebte in einer religiösen Epoche, in einem Zeitalter des Glaubens. Aber bei dem »Ort, der nicht zu bereisen ist«, handelt es sich um ebenjenes wahre Selbst, von dem hier die Rede war. Wir können diesen Ort nicht »bereisen«, weil er nicht »in der Welt« liegt. Wenn Sie sich dem Weg verschreiben, geben Sie damit Ihr persönliches Versprechen, an einer vollständig verwandelten Wirklichkeit teilhaben zu wollen. Das ist es, was persönliche Entwicklung und allein persönliche Entwicklung vermag. Sie ermöglicht das Stattfinden einer inneren Transformation, und wenn diese eintritt, folgt die Transformation des Äußeren auf mühelose Weise nach. Erzwingen lässt sich hier nichts. Natürlich können Sie unabhängig davon Veränderungen in Ihrem Leben anstreben – wir alle tun das. Sie können versuchen, Gewicht zu verlieren, einen neuen Partner zu finden, mit dem Rauchen aufzuhören und so weiter. Solche Bestrebungen können schwierig sein, weil Sie mit alten Gewohnheiten brechen oder drastische Veränderungen vornehmen müssen, von denen Menschen in Ihrem Umfeld betroffen sind.

Bei der inneren Transformation ist das anders, weil bei ihr die gesamte Person eine Verwandlung durchmacht, nicht nur einzelne Verhaltensweisen oder Lebensbezüge. Um das Wesen dieser Transformation zu beschreiben, verwenden die spirituellen Traditionen in der ganzen Welt denselben Ausdruck: *zweite Geburt* oder *Neugeburt*. Mit dieser Neugeburt werden alle Fehler der Vergangenheit ausgelöscht und wird der Mensch in den Zustand der Unschuld zurückversetzt, an einen vollständigen Neuanfang gestellt.

Ein schönes Ideal, das in praktischer Hinsicht auch Probleme aufwerfen kann. Niemand muss alles verändern, in jedem Leben gibt es weniger gute, aber eben auch gute Seiten. Wenn Sie sich Ihre jetzige Lebenssituation anschauen, dann gibt es sicherlich etliche Aspekte, die Sie schätzen und mögen, Dinge, die erreicht zu haben Sie stolz sind, denen Jahre der Entwicklung vorausgegangen sind und die Sie zu dem wertvollen Menschen gemacht haben, der Sie jetzt sind.

Würden Sie all das für einen Neubeginn aufgeben wollen? Gewiss nicht, und das brauchen Sie auch gar nicht. Persönliche Transformation ist im Grunde ein Abbild des Prozesses, den ein Säugling seit dem Tag seiner Geburt durchläuft. Ein Baby ist nichts als es selbst, und was es am Dienstag erlebt, unterscheidet sich nicht sehr von seinen Erlebnissen am Montag.

Auf einer tieferen Ebene hingegen – auf der Ebene der Entfaltung seiner in der DNA enthaltenen Anlagen – gleicht kein Tag dem anderen. Das Kleinkind wächst und gedeiht, ohne irgendetwas dafür tun zu müssen. Heute mag es noch fasziniert sein vom Spiel mit seinen Puppen und den Förmchen im Sandkasten, und ehe man sichs versieht, gehören diese Dinge der Vergangenheit an, und es ist dabei, ein Lied zu lernen oder Lesen und Schreiben. Was hier stattfindet und sich durch das ganze Leben hindurch fortsetzt, ist Entwicklung, Entfaltung, inneres Wachstum.

Wir können daran ablesen, dass Entwicklung etwas Naturgegebenes ist. Nahezu nichts von dem, was Sie als zweijähriges Kind ausgemacht hat, ist heute noch auf ähnliche Weise vorhanden. Und was Sie heute ausmacht, lag damals im Kind noch als Same verborgen. Warum haben aber so viele Menschen das Gefühl, dass es ihnen nicht gelingen will, ihr ganzes inneres Potenzial zu entfalten? Weil wir uns als Erwachsene bewusst für unsere Weiterentwicklung *entscheiden* müssen.

In diesem Buch haben wir Ihnen viele Facetten ursprünglicher Schönheit vorgestellt, uns dabei aber die Erwähnung der allerwichtigsten bis zum Schluss aufgehoben: Erneuerung. Welchen Weg Sie auch immer einschlagen mögen: Wir möchten Sie herzlich bitten, immer und immer wieder neu zu werden, ohne jemals damit aufzuhören. Leben ist beständige Erneuerung, und Sie haben es in der Hand, das Nötige zu tun, um in Ihrer Entwicklung weiterzugehen, oder das Gegenteil, nämlich darin zu stagnieren und schließlich zum Stillstand zu kommen.

Von diesem Augenblick an steht es Ihnen frei, ebenso schön zu sein wie irgendein anderes Wesen der Schöpfung und dabei sogar die vollkommenste Rose noch zu übertreffen dank einer seltenen Gabe namens Bewusstheit. Wir möchten Sie mit Worten des persischen Dichters Rumi entlassen, der in seiner Poesie die verborgene Schönheit hinter allen Dingen besingt:

### Die offene Tür

*Hin und her gehen Menschen über die Schwelle,*
*an der zwei Welten einander berühren.*
*Die Tür steht weit offen,*
*falle nicht wieder in den Schlaf.*

# Anhang:
# Rezepte für Ihre Schönheit

Hinweis der Autoren: Wir empfehlen Ihnen, bei allen in diesem Buch vorgestellten Rezepten so viele Zutaten wie möglich aus ökologischem Anbau zu verwenden.

Hinweis der Redaktion: In den Rezepten taucht als Mengenangabe oft der Begriff »Tasse« auf. Damit ist die in den USA übliche Maßeinheit *cup* gemeint, in der Regel ein Messbecher mit 240 ml Fassungsvermögen. Sie können sich also problemlos mit einer (Kaffee-)Tasse oder einem Becher gleicher Größe behelfen.

# Salate

## Antioxidantien-Salat mit Gemüse und Kichererbsen

Für 3 bis 4 Personen
1–1½ Tassen Kichererbsen, gekocht und abgetropft
1–1½ Tassen Rucola, grob gehackt
¾ Tasse rote Paprika, in Streifen geschnitten
¾ Tasse kernlose Salatgurke, geschnitten
1 kleine gelbe Tomate, gewürfelt
1/3 Tasse Staudensellerie, geschnitten
1–1½ Esslöffel Zitronensaft, frisch gepresst
¼ Tasse natives Olivenöl extra oder Avocadoöl
1 Esslöffel frisches gehacktes Basilikum
¼ Teelöffel Meersalz oder nach Geschmack
frisch gemahlener schwarzer Pfeffer
¼ Teelöffel getrockneter Oregano

Vermengen Sie in einer mittelgroßen Schüssel Kichererbsen, Rucola und das Gemüse. Verquirlen Sie in einer zweiten Schüssel Zitronensaft, Öl, Basilikum, Meersalz, Pfeffer und Oregano. Gießen Sie das Dressing über den Salat und heben Sie es vorsichtig unter.

## Grünkohl-Quinoa-Salat mit Basilikum-Dressing

Für 2 Personen
1 Tasse Kokosmilch (eventuell fettarm)
1 Tasse Gemüsebrühe oder Wasser
1 Tasse Rote Quinoa, über Nacht eingeweicht und abgespült
1 Prise Meersalz
Grünkohlblätter, entstielt und grob gehackt

½ Tasse frische Basilikumblätter, entstielt, gewaschen, trocken getupft
½ Tasse Rucola, gewaschen und trocken getupft
1 Tasse Blattspinat, gewaschen und trocken getupft
1 kleine Knoblauchzehe
1 Esslöffel Zitronensaft, frisch gepresst
Meersalz und frisch gemahlener schwarzer Pfeffer nach Geschmack
¼ Tasse Olivenöl

*Für die Garnitur*

gewürfelte Paprika
gewürfelte Tomaten
Avocadoscheiben

Bringen Sie Kokosmilch und Gemüsebrühe in einem mittelgroßen Topf zum Kochen. Geben Sie die Quinoa und etwas Meersalz hinzu, schließen Sie den Topf und lassen Sie die Flüssigkeit etwa 15 Minuten lang bei mittlerer Hitze köcheln, bis die Quinoa weich ist. Nehmen Sie den Topf vom Herd und stellen Sie ihn zum Abkühlen beiseite.

Bereiten Sie inzwischen das Dressing vor: Geben Sie Basilikum, Rucola, Spinat, Knoblauch, Zitronensaft, Meersalz und Pfeffer in einen Mixer. Starten Sie den Mixer auf kleiner Stufe und geben Sie nach und nach das Olivenöl hinzu, bis alles gut vermischt ist.

Geben Sie die gekochte Quinoa, den gehackten Grünkohl und das Dressing in eine mittelgroße Salatschüssel und vermischen Sie alles gründlich. Schmecken Sie nach Belieben mit Salz und Pfeffer ab. Garnieren Sie den Salat zum Schluss mit Paprika- und Tomatenwürfeln sowie Avocadoscheiben.

## Grüner Schönheitssalat

### Für 1 Person

4 Blätter Romana- oder Kopfsalat, grob zerkleinert

1 Tasse Rucola, grob zerkleinert

1 Tasse Babyspinatblätter

¼ Tasse Brunnenkresse

1 Esslöffel Walnüsse, grob gehackt

¼ Tasse rote oder gelbe Paprika, gewürfelt

½ Tasse geviertelte Rote Bete, gedünstet oder gebraten

etwas natives Olivenöl extra oder Avocadoöl

1 Esslöffel Zitronensaft, frisch gepresst

1 Prise Meersalz

Geben Sie alle Zutaten in eine Salatschüssel und mischen Sie sie gut (und mit Liebe!) durch. Genießen Sie Ihren Schönheitssalat sofort.

# Suppen

## Butternut-Kürbis-Suppe indische Art

### Für 2 Personen

2 Teelöffel Kokosöl

1 Prise rote Chiliflocken

½ Tasse Zwiebeln oder Lauchstangen, klein gehackt

2 Teelöffel frischer Ingwer, geschält und gehackt

1 frische Knoblauchzehe, geschält und fein gehackt (optional)

2 bis 3 Pfund Butternut-Kürbis, geschält und in Würfel geschnitten

1 Süßkartoffel, geschält und in Würfel geschnitten

1–1½ Teelöffel Garam Masala

½ Teelöffel gemahlener Kreuzkümmel

¼ Teelöffel weißer Pfeffer

6 Tassen Gemüsebrühe

½ Tasse Kokosmilch (eventuell fettarm)

2 Teelöffel Zitronensaft, frisch gepresst

Meersalz zum Abschmecken

frischer Koriander zum Garnieren

glutenfreies Brot oder Naturreis als Beilage (optional)

Erhitzen Sie das Kokosöl auf mittlerer Stufe in eincm großen Suppentopf und fügen Sie zunächst Chiliflocken, Zwiebeln oder Lauchstangen, Ingwer und nach Wunsch Knoblauch hinzu, zuletzt Kürbis, Süßkartoffel, Garam Masala, Kreuzkümmel und weißen Pfeffer.

Braten Sie alles etwa fünf Minuten bei mittlerer Hitze leicht an. Gießen Sie dann die Gemüsebrühe hinzu, verschließen Sie den Topf mit einem Deckel und lassen Sie die Suppe etwa 30 Minuten lang bei mittlerer Hitze köcheln bzw. so lange, bis die Kürbis- und Süßkartoffelwürfel gar sind. Stellen Sie die Suppe anschließend zum Abkühlen beiseite.

Fügen Sie, wenn die Suppe abgekühlt ist, Kokosmilch und Zitronensaft hinzu. Pürieren Sie alles mit einem Pürierstab oder im Mixer, bis eine sämige Konsistenz erreicht ist.

Erwärmen Sie die Suppe vor dem Servieren, würzen Sie nach Geschmack mit Meersalz nach und garnieren Sie die Suppe mit ganzen oder gehackten frischen Korianderblättern. Reichen Sie nach Belieben glutenfreies Brot oder Naturreis dazu.

# Linsen-Grünkohl-Suppe

Für 4 Personen

1 Teelöffel Oliven- oder Kokosöl

1 Tasse Lauch, in Scheiben geschnitten

1 Tasse Staudensellerie, in Scheiben geschnitten (ca. 0,5 cm)

2 Knoblauchzehen, gepresst, oder ½ Teelöffel granulierter Knoblauch

1 Teelöffel frischer Ingwer, geschält und gehackt

1 Prise rote Chiliflocken

1 Teelöffel frischer gehackter Rosmarin

1 Tasse Karotten, gewürfelt

1 Teelöffel gemahlener Kreuzkümmel

½ Teelöffel Piment (Nelkenpfeffer)

1 Tasse braune Linsen, gewaschen, abgetropft und
am besten zuvor über Nacht eingeweicht

5 bis 6 Tassen Gemüsebrühe, bei Bedarf mehr

2 Lorbeerblätter

2 Esslöffel Tomatenmark oder ½ Tasse gewürfelte frische Tomaten

2 Tassen Grünkohl, gehackt

Meersalz und frisch gemahlener Pfeffer zum Abschmecken

2 Esslöffel frische gehackte Petersilie oder Koriander zum Garnieren

Quinoa oder Naturreis als Beilage

Erhitzen Sie das Öl auf mittlerer Stufe in einem Suppentopf. Fügen Sie Lauch, Staudensellerie, Knoblauch, Ingwer, Chiliflocken sowie Rosmarin hinzu und braten Sie alles zusammen etwa zwei Minuten lang leicht an.

Fügen Sie Karotten, Kreuzkümmel, Piment, Linsen, Gemüsebrühe und Lorbeerblätter hinzu. Kochen Sie die Suppe auf und lassen Sie sie anschließend 30 bis 35 Minuten bei schwacher Hitze köcheln, bis die Linsen weich sind. Gießen Sie bei Bedarf Gemüsebrühe nach.

Geben Sie das Tomatenmark und den Grünkohl hinzu und lassen Sie alles für etwa fünf Minuten garen. Schmecken Sie mit Meersalz und Pfeffer ab.

Nehmen Sie vor dem Servieren die Lorbeerblätter heraus. Füllen Sie die Suppe in Suppenschüsseln und garnieren Sie sie mit Petersilie oder Koriander. Reichen Sie Quinoa oder Naturreis dazu.

## Brokkoli-Mandel-Suppe

Für 4 Personen
- 1 großer Brokkoli
- 1 Teelöffel Olivenöl
- 1 Tasse Lauch oder Zwiebeln, klein geschnitten
- 2 Teelöffel Tamari-Sojasauce
- 1 Teelöffel getrockneter oder 1 Esslöffel frischer gehackter Thymian
- 1 Teelöffel getrockneter oder 1 Esslöffel frischer gehackter Majoran
- 1 Teelöffel getrockneter oder 1 Esslöffel frischer gehackter Dill
- 1 Teelöffel gemahlener Muskat
- ½ Teelöffel schwarzer Pfeffer
- 4 Tassen Gemüsebrühe
- ½ Tasse fein gehackte Mandeln oder, für einen intensiveren Geschmack, 2 Esslöffel Mandelmus
- 2 Teelöffel frisch gepresster Zitronensaft
- 2 Esslöffel frische gehackte Petersilie zum Garnieren

Zerteilen Sie den Brokkoli in einzelne Röschen. Schälen Sie den Stiel und schneiden Sie ihn in Stücke.

Erhitzen Sie das Öl bei mittlerer Hitze in einem Suppentopf. Geben Sie Lauch bzw. Zwiebeln, Sojasauce, Kräuter, Muskat sowie Pfeffer hinzu und garen Sie alles für zwei bis drei Minuten. Geben Sie dann den Brokkoli hinzu und lassen Sie alles ein paar weitere Minuten garen. Rühren Sie dabei häufig um.

Gießen Sie die Gemüsebrühe an und bringen Sie den Topfinhalt zum Kochen. Lassen Sie die Suppe köcheln, bis der Brokkoli gar, aber noch bissfest ist. Nehmen Sie die Suppe vom Herd und lassen Sie sie etwa zehn Minuten lang abkühlen.

Fügen Sie die Mandeln oder das Mandelmus hinzu und pürieren Sie das Ganze mit einem Pürierstab oder im Mixer. Erwärmen Sie die Suppe anschließend wieder auf niedriger Stufe und fügen Sie zum Schluss den Zitronensaft hinzu. Füllen Sie die Suppe in Suppenschalen und garnieren Sie sie mit der gehackten Petersilie.

# Hauptgerichte

## Gemüsepfanne »Buddha-Glück«

Für 2 Personen

1 Teelöffel plus ½ Esslöffel Kokosöl oder 2 Esslöffel Gemüsebrühe

1 Knoblauchzehe, gehackt

½ Teelöffel frischer Ingwer, gerieben

1 Prise rote Chiliflocken

2 Esslöffel Tamari-Sojasauce

1–1½ Esslöffel Reisessig

½ Esslöffel Zitronensaft, frisch gepresst

½ Esslöffel Ahornsirup oder Kokosblütenzucker

½ Teelöffel Senfpulver

¾ Tasse Gemüsebrühe

1 Esslöffel Pfeilwurzmehl (Marantastärke), in 2 Esslöffeln Wasser verrührt

½ Tasse Karotten, diagonal dünn geschnitten

½ Tasse Blumenkohlröschen

½ Tasse Brokkoli, in mundgerechte Stücke geschnitten (einschließlich des geschälten Stiels)

1 Tasse Pak Choi (chinesischer Senfkohl), diagonal dünn geschnitten

1 Tasse Weiß- oder Chinakohl, gehackt

½ Tasse rote oder grüne Paprika, in dünne Streifen geschnitten

1 Tasse Mungobohnen-Sprossen

1 Tasse Blattspinat, gehackt

½ Tasse ganze Zuckerschoten

2 Teelöffel Sesamöl (vorzugsweise ungeröstet)

gedämpfter Reis oder Udon-Nudeln als Beilage

Frühlingszwiebelringe zum Garnieren

Erhitzen Sie 1 Teelöffel Kokosöl oder 1 Esslöffel Gemüsebrühe in einer kleinen Pfanne auf mittlerer Stufe. Geben Sie Knoblauch, Ingwer sowie Chiliflocken hinzu und braten Sie alles kurz im Öl an bzw. garen Sie es kurz in der Brühe. Fügen Sie Sojasauce, Reisessig, Zitronensaft, Ahornsirup und Senfpulver hinzu. Gießen Sie unter Rühren langsam die Gemüsebrühe an und bringen Sie den Pfanneninhalt zum Kochen.

Fügen Sie, sobald die Sauce zu kochen beginnt, das in Wasser aufgelöste Pfeilwurzmehl nach und nach unter ständigem Rühren hinzu, bis die Sauce einzudicken beginnt. Nehmen Sie die Pfanne vom Herd.

Erhitzen Sie ½ Esslöffel Kokosöl oder 1 Esslöffel Gemüsebrühe im Wok oder in einer großen Pfanne. Geben Sie, in der Reihenfolge der Zutatenliste, nach und nach das Gemüse hinzu. Garen Sie alles nicht länger als fünf bis sieben Minuten, so dass das Gemüse noch knackig ist.

Gießen Sie anschließend die Sauce darüber. Nehmen Sie die Pfanne vom Herd und fügen Sie das Sesamöl hinzu, um den Geschmack abzurunden. Servieren Sie das Pfannengemüse auf gedämpftem Reis oder Udon-Nudeln und garnieren Sie alles mit Frühlingszwiebelringen.

# Cremiges Masala-Gemüsestew

## Für 2 Personen

½ Teelöffel Knoblauchpulver (optional)

1–1½ Teelöffel gemahlener Kreuzkümmel

1–1½ Teelöffel gemahlener Koriander

¼ Teelöffel gemahlenes Kurkuma

¼ Teelöffel gemahlener Kardamom

¼ Teelöffel gemahlener Piment

2 Teelöffel Kokosöl

½ Teelöffel braune Senfsaat

1 Teelöffel Bockshornkleesamen

¼ Teelöffel rote Chiliflocken

½ Tasse Lauch oder Zwiebeln, klein geschnitten

1 Esslöffel frischer Ingwer, geschält und gehackt

1–1½ Tassen Tomaten, gewürfelt

1 Tasse Staudensellerie, gewürfelt

½ Tasse Paprika, gewürfelt

1 Tasse grüne Bohnen ohne Endstücke

1 Tasse Zucchini, gewürfelt

2–2½ Tassen Gemüsebrühe

etwas Meersalz

2 Tassen Yams oder Süßkartoffeln, gewürfelt

1 Tasse Blumenkohlröschen

1 Tasse Kokosmilch (eventuell fettarm)

2 Esslöffel Naturreismehl oder Kichererbsenmehl

2 Esslöffel frischer gehackter Koriander

2 Esslöffel frisches gehacktes Basilikum

Vermischen Sie Knoblauchpulver, Kreuzkümmel, Koriander, Kurkuma, Kardamom und Piment in einer kleinen Schüssel und stellen Sie diese beiseite.

Erhitzen Sie das Kokosöl auf mittlerer Stufe in einer großen Pfanne oder einem Suppentopf. Geben Sie Senfsaat, Bockshornkleesamen und Chiliflocken dazu. Lassen Sie die Samen eine Minute lang poppen und geben Sie dann den Lauch und den Ingwer hinzu. Braten Sie alles zusammen etwa zwei Minuten leicht an.

Fügen Sie die Tomaten und die vorbereitete Gewürzmischung hinzu und lassen Sie alles bei mittlerer Hitze fünf Minuten weiterköcheln. Geben Sie dann Staudensellerie, Paprika, grüne Bohnen, Zucchini, Gemüsebrühe und etwas Meersalz hinzu. Verschließen Sie die Pfanne oder den Topf mit einem Deckel und lassen Sie alles für weitere fünf Minuten leicht kochen.

Bringen Sie in einem Topf Wasser zum Sieden und blanchieren Sie darin drei Minuten lang Yams bzw. Süßkartoffeln mit den Blumenkohlröschen. Gießen Sie das Gemüse ab und geben Sie es zum Gemüsestew.

Rühren Sie in einer Schüssel die Kokosmilch mit dem Naturreismehl glatt und geben Sie sie ebenfalls zum Stew. Kochen Sie alles auf und lassen Sie es bei schwacher Hitze weiterköcheln, bis das Gemüse weich ist. Schmecken Sie das Stew mit Meersalz ab und richten Sie es mit frischem Koriander und Basilikum an.


# Auberginen-Blumenkohl-Curry

### Für 3 bis 4 Personen
  3 Tassen Auberginen, geschält und gewürfelt (ca. 2,5 cm groß)
  2 Teelöffel Kokosöl
  1 Esslöffel Currypulver
  1 Esslöffel getrockneter Dill
  1 Teelöffel Meersalz und zusätzlich noch etwas zum Abschmecken
  3 Tassen Blumenkohlröschen
  1 Tasse Lauch, geschnitten
  2 Teelöffel frischer Ingwer, geschält und gehackt

½ Tasse Gemüsebrühe, bei Bedarf mehr

2 Teelöffel gemahlener Kreuzkümmel

2 Teelöffel gemahlener Koriander

2 Teelöffel Garam Masala

1 Prise rote Chiliflocken

2 Teelöffel Zitronensaft, frisch gepresst

¾ Tasse Kokosmilch (eventuell fettarm), bei Bedarf mehr

1 Tasse ungesüßte Mandelmilch

¼ Tasse frischer gehackter Koriander und

zusätzlich noch etwas zum Garnieren

frisch gemahlener schwarzer Pfeffer zum Abschmecken

gekochte Quinoa, Teff (Zwerghirse) oder Naturreis als Beilage

Heizen Sie den Ofen auf 175 Grad vor.

Geben Sie die Auberginenwürfel mit einem Teelöffel geschmolzenem Kokosöl, Currypulver, Dill und Meersalz in eine große Schüssel und mischen Sie alles gut durch, bis die Auberginen allseits mit dem Öl-Gewürz-Gemisch getränkt sind. Verteilen Sie die Auberginen auf einem Backbleck und geben Sie sie für 20 Minuten in den vorgeheizten Ofen.

Nehmen Sie das Backblech aus dem Ofen und stellen Sie es zum Abkühlen beiseite. Bringen Sie inzwischen in einem Topf Wasser zum Kochen und blanchieren Sie darin den Blumenkohl drei Minuten lang. Gießen Sie ihn ab und stellen Sie ihn beiseite.

Erhitzen Sie einen weiteren Teelöffel Kokosöl auf mittlerer Stufe in einem vier Liter fassenden Suppentopf. Geben Sie Lauch, Ingwer, Gemüsebrühe, Kreuzkümmel, Koriander, Garam Masala und Chiliflocken hinzu. Bringen Sie den Topfinhalt zum Kochen und lassen Sie ihn fünf Minuten bei geringer Hitze köcheln.

Fügen Sie Zitronensaft, Kokosmilch, Mandelmilch und Koriander sowie die Auberginenwürfel und den Blumenkohl hinzu und lassen Sie alles weitere vier bis fünf Minuten köcheln. Gießen Sie, falls die Flüssigkeit dabei verkocht, zusätzlich Gemüsebrühe und Kokosmilch an.

Schmecken Sie nach Belieben mit Meersalz und schwarzem Pfeffer ab. Garnieren Sie das Curry mit frischem Koriander und servieren Sie dazu Quinoa, Teff (Zwerghirse) oder Naturreis.

# Marinierte Tofu-Nori-Wraps mit Mandelsauce

Für 2 Personen

## *Für die Mandelsauce*

- ¼ Teelöffel Olivenöl oder Sesamöl
- 1 Knoblauchzehe, gehackt
- 1 Prise rote Chiliflocken
- ½ Tasse Gemüsebrühe, bei Bedarf mehr
- ½ Esslöffel Tamari-Sojasauce
- ¼ Esslöffel Kokosblutenzucker oder Ahornsirup
- 2 Esslöffel Mandelmus
- ¼ Esslöffel Sesam
- ¼ Esslöffel frische gehackte Minze oder frischer Koriander

## *Zubereitung der Sauce*

Erhitzen Sie das Öl auf mittlerer Stufe in einer Pfanne und braten Sie Knoblauch und Chiliflocken kurz darin an.

Geben Sie Gemüsebrühe, Sojasauce sowie Kokosblütenzucker bzw. Ahornsirup dazu und erhitzen Sie nochmals alles langsam. Nehmen Sie die Brühe vom Herd, geben Sie sie in den Mixer und pürieren Sie sie zusammen mit Mandelmus, Sesam und Minze. Gießen Sie zusätzlich etwas Gemüsebrühe an, falls die Sauce zu dick wird.

½ Tasse fester Bio-Tofu, in dünne Scheiben geschnitten

2 Nori-Blätter (wenn möglich ungeröstet)

2 bis 3 Esslöffel Mandelsauce

2 Esslöffel Karotte, gerieben

2 Esslöffel Zucchini, gerieben

2 Esslöffel Rotkohl, fein geschnitten

2 Esslöffel Koriander, gehackt

½ Tasse Sonnenblumensprossen

2 Blätter Lollo-rosso- oder Romanasalat

### Zubereitung der Wraps

Plazieren Sie jeweils die Hälfte der Tofustreifen in der Mitte der Nori-Blätter und verteilen Sie darüber jeweils etwa 1 Esslöffel Mandelsauce.

Belegen Sie die Nori-Blätter dann zu gleichen Teilen mit Karotten, Zucchini, Rotkohl, Koriander, Sprossen und Salatblättern. Beträufeln Sie die Gemüsefüllung zum Schluss nochmals mit etwas Mandelsauce und rollen Sie die Wraps zusammen. Fertig!

## Glutenfreie Pasta mediterrane Art

### Für 4 Personen

1 Tasse Lauch, in Röllchen geschnitten

2 Esslöffel Olivenöl

1 Tasse Artischockenhälften (mariniert oder unmariniert)

1 Tasse Spargelstücke (ca. 2,5 cm lang)

1 Tasse grüne Bohnen, längs in dünne Streifen geschnitten

1 Tasse Gemüsebrühe, bei Bedarf mehr

2 Tassen Brunnenkresse oder roter Mangold

2 Esslöffel Zitronensaft, frisch gepresst

Meersalz, frisch gemahlener schwarzer Pfeffer zum Abschmecken

2 Esslöffel frisches gehacktes Basilikum
1 Esslöffel frischer gehackter Oregano oder
1 Teelöffel getrockneter Oregano
gekochte glutenfreie Pasta nach Wahl oder
gekochte Quinoa als Beilage

Braten Sie den Lauch in dem Olivenöl bei mittlerer Hitze in einer Pfanne kurz an. Lassen Sie ihn anschließend noch eine Minute garen und geben Sie dann Artischockenhälften, Spargelstücke sowie Bohnenstreifen hinzu. Lassen Sie das Gemüse weitere zwei bis drei Minuten garen.

Gießen Sie die Gemüsebrühe an – wenn Sie die Sauce etwas dünnflüssiger mögen, entsprechend mehr. Fügen Sie Brunnenkresse oder Mangold hinzu und lassen Sie die Sauce köcheln, bis das Gemüse gar, aber noch knackig ist. Würzen Sie alles mit Zitronensaft, Salz, Pfeffer, Basilikum und Oregano.

Verteilen Sie das mediterrane Gemüse auf frisch gekochter glutenfreier Pasta oder Quinoa, heben Sie es leicht unter und servieren Sie das Gericht sofort.

## Risotto »Regenbogen«

### Für 2 Personen
2 Teelöffel Kokosöl
½ Tasse Lauch oder Schalotten, klein geschnitten
1 Esslöffel Tamari-Sojasauce
1–½ Teelöffel frisches oder ½ Teelöffel getrocknetes Basilikum
1–½ Teelöffel frischer oder ½ Teelöffel getrockneter Rosmarin
½ Tasse Arborio-Reis, gewaschen und abgetropft
2–½ Tassen heiße Gemüsebrühe, bei Bedarf mehr
¼ Tasse Karotten, dünn geschnitten
¼ Tasse Staudensellerie, dünn geschnitten

½ Tasse Zucchinistücke (ca. ½ cm dick)
½ Tasse Spinatblätter, grob zerteilt
1 Esslöffel frische gehackte Minze
2 Teelöffel Apfelessig
Meersalz, frisch gemahlener schwarzer Pfeffer zum Abschmecken
frische gehackte Petersilie oder frischer Koriander zum Garnieren

Erhitzen Sie auf mittlerer Stufe 1 Teelöffel Kokosöl in einem zwei Liter fassenden Topf. Braten Sie darin den Lauch zusammen mit der Sojasauce, dem Basilikum und dem Rosmarin kurz an, bis der Lauch glasig wird.

Geben Sie den Reis hinzu und braten Sie ihn unter ständigem Rühren mit an, bis er goldgelb ist. Drehen Sie, sobald er trocken zu werden beginnt, die Hitze herunter.

Gießen Sie unter ständigem Rühren nach und nach die heiße Gemüsebrühe an, wobei der Reis die Flüssigkeit jedes Mal ganz aufgenommen haben soll, bevor Sie weitere Gemüsebrühe nachgießen.

Das Risotto sollte weich, aber nicht breiig werden und eine sämige Konsistenz aufweisen. Lassen Sie es daher weder zu lange kochen noch den Reis dabei austrocknen. Das Einkochen nimmt insgesamt etwa 20 bis 30 Minuten in Anspruch. Probieren Sie zwischendurch, ob der Reis schon weich ist, und gießen Sie bei Bedarf mehr Gemüsebrühe nach.

Erhitzen Sie auf mittlerer Stufe einen weiteren Teelöffel Kokosöl in einer Pfanne und geben Sie Karotten, Staudensellerie sowie Zucchini hinzu. Braten Sie das Gemüse leicht an, bis die Karotten »al dente« sind. Gießen Sie bei Bedarf etwas Gemüsebrühe an, um zu verhindern, dass das Gemüse austrocknet.

Geben Sie den Spinat hinzu und garen Sie alles weiter, aber nicht zu lange, damit der Spinat nicht zerfällt. Geben Sie den Pfanneninhalt zum Risotto und heben Sie ihn mit der Minze und dem Apfelessig vorsichtig unter.

Schmecken Sie nach Belieben mit Meersalz und schwarzem Pfeffer ab und füllen Sie das Risotto in eine Servierschüssel und garnieren Sie es mit Petersilie oder Koriander.

# Nachspeisen

## Schönheits-Mandelmilchshake

### Für 1 Person

- 1 Tasse ungesüßte Mandelmilch
- 1 Esslöffel Mandelmus
- 2 Teelöffel Kokosblütenzucker oder roher Bio-Honig
- 1 Prise geriebener Muskat
- 1 Prise geriebener Kardamom
- ½ Teelöffel Chia-Samen
- 1 Teelöffel Kakao Nibs (optional)

Vermengen Sie alle Zutaten im Mixer, bis eine sämige Konsistenz erreicht ist.

## Seidige Schokoladen-Mousse

### Für 4 Personen

- 1 Esslöffel Kokosöl
- 1 Tasse dunkle geraspelte Bio-Schokolade
- 400 Gramm fettarmer Bio-Seidentofu
- ¼ Tasse Ahornsirup oder Kokosblütennektar
- 1 Teelöffel reines Vanilleextrakt
- ungesüßte Kokosraspel, gehobelte oder gestiftelte Mandeln zum Garnieren (optional)

Geben Sie das Kokosöl in eine kleine Pfanne und schmelzen Sie darin die Schokoladenraspel bei mittlerer Hitze. Rühren Sie dabei häufig um, damit die Schokolade nicht anbrennt. Nehmen Sie, sobald die Schokolade geschmolzen ist, die Pfanne vom Herd. Verquirlen Sie die flüssige Masse, bis eine sämige Konsistenz erreicht ist, und stellen Sie sie zum Abkühlen beiseite.

Geben Sie Tofu, Ahornsirup bzw. Kokosblütennektar und Vanilleextrakt in den Mixer und pürieren Sie die Zutaten etwa eine Minute lang. Stellen Sie den Mixer ab und schieben Sie mit einem Teigschaber die Masse von den Innenwänden zurück in den Messerbereich. Starten Sie den Mixer erneut und fahren Sie fort, bis eine gleichmäßige Konsistenz erreicht ist. Geben Sie die geschmolzene Schokolade hinzu und mixen Sie alles erneut.

Servieren Sie die Mousse in Dessertschalen und garnieren Sie sie nach Wunsch mit Kokosraspeln und Mandelblättchen oder -stiften.

## Himmlische Cranberry-Bällchen

### Für 6 Bällchen

- ¼ Tasse Pinienkerne
- ¼ Tasse Sonnenblumenkerne
- ¼ Tasse Mandeln
- ½ Tasse getrocknete Cranberrys
- 2 Esslöffel Ahornsirup, bei Bedarf mehr
- 1–½ Esslöffel Kokosöl
- ½ Teelöffel Vanilleextrakt
- ½ Teelöffel Muskat
- 1 Prise Meersalz
- ½ Tasse ungesüßte Kokosflocken

Idealerweise weichen Sie die Pinien- und Sonnenblumenkerne sowie die Mandeln über Nacht ein und spülen sie anschließend gut ab.

Geben Sie Pinienkerne, Sonnenblumenkerne und Mandeln in den Mixer und starten Sie ihn mehrfach kurz, bis die Kerne grob gehackt sind. Fügen Sie die Cranberrys hinzu und mixen Sie alles wiederum stoßweise in ein paar kurzen Intervallen.

Fügen Sie dann Ahornsirup, Kokosöl, Vanilleextrakt, Muskat sowie Meersalz hinzu und starten Sie den Mixer wiederum in Intervallen, bis die Masse eine zähe Konsistenz erreicht hat. Kosten Sie, ob die Masse süß genug ist, und fügen Sie gegebenenfalls noch etwas Ahornsirup hinzu.

Geben Sie die Kokosflocken in eine flache Schüssel. Formen Sie aus der Masse etwa 2,5 cm große Bällchen und rollen Sie diese in den Kokosflocken. Stellen Sie die Bällchen vor dem Verzehr mindestens 1 Stunde in den Kühlschrank, damit sie ausreichend fest werden.

Übrig gebliebene Bällchen bewahren Sie am besten luftdicht verschlossen im Kühlschrank auf.

# Danksagung

## Von Deepak Chopra

Hinter jedem Buch steht nicht nur eine Autorin oder ein Autor, sondern auch ein Verlag, und im Fall von *Entdecke deine Schönheit* hatten wir das Glück, es von einem ganz hervorragenden Verlagsteam betreut zu wissen. Allen voran sei hier unser Lektor Gary Jansen mit seiner ebenso umsichtigen wie ermutigenden Art genannt. Darüber hinaus geht mein Dank an unseren Verleger Aaron Wehner sowie an all die Mitarbeiter von Harmony Books, die in der einen oder anderen Form zum Gelingen des Buches beigetragen haben – von der Programmleitung über das Marketing und Coverdesign bis hin zur Herstellungsleitung: Diana Baroni, Tammy Blake, Julie Cepler, Lauren Cook, Christina Foxley, Jenny Carrow, Christopher Brand, Elizabeth Rendfleisch, Heather Williamson und Patricia Shaw.

Uns ist bewusst, unter welchem Druck die Verlagsbranche heutzutage steht, daher gilt mein ganz besonderer Dank zwei Personen, die eine oft schwere Entscheidung über eine Buchveröffentlichung, einschließlich der vorliegenden, zu treffen haben: Maya Mavjee, Präsidentin und Leiterin der Crown Publishing Group, und Aaron Wehner, Verlagsleiter und Vizepräsident von Harmony Books.

Ein herzliches Dankeschön auch meinen Mitarbeitern im Chopra Center for Wellbeing – Sheila Patel, Valencia Porter, Lizabeth Weiss, Wendi Cohen und Sara Harvey –, die sich in so selbstloser Weise ihrer Arbeit verschreiben.

Eines weiteren Teams sei hier gedacht, dessen Mitglieder sich Tag für Tag, Jahr um Jahr dafür einsetzen, das Mögliche wirklich werden zu lassen: Carolyn Rangel, Felicia Rangel, Gabriela Rangel und Tori Bruce. Sie alle haben einen festen Platz in meinem Herzen. Weiterhin geht mein Dank an Poonacha Machaiah, Mitbegründer von »Jiyo«, einer Plattform für ganzheitliche Gesundheit, der einem großen Teil meiner Arbeit zur Online-Präsenz verholfen hat. Das Zentrum meiner Welt ist und bleibt bei alldem meine Familie, die, je mehr sie anwächst, mir umso mehr am

Herzen liegt: Rita, Mallika, Sumant, Gotham, Candice, Krishan, Tara, Leela und Geeta.

### Von Kimberly Snyder

Mein tiefempfundener Dank gilt all jenen, die am Zustandekommen von *Entdecke deine Schönheit* mitgewirkt haben. In erster Linie möchte ich dabei unserem großartigen Lektor Gary Jansen danken, mit dem zusammenzuarbeiten eine große Freude war. Wir hätten uns keine bessere Begleitung beim Werden dieses Buches wünschen können. Danken möchte ich ebenfalls dem gesamten Team von der Crown Publishing Group und von Harmony Books: Aaron Wehner, Diana Baroni, Julie Cepler, Tammy Blake, Christina Foxley und Lauren Cook sowie allen anderen, die an der Entstehung dieses Buches mitgewirkt haben. Weiterhin geht mein Dank an das Chopra Center, das uns das Ausgangsmaterial für die Rezepte im Anhang zur Verfügung gestellt hat. Und ein besonders herzliches Dankeschön gilt meinem inspirierenden Co-Autor Deepak Chopra, dem ich für unsere Zusammenarbeit und seine Freundschaft zutiefst verbunden bin.

Zu tiefem Dank fühle ich mich auch dem begabten und brillanten John Pisani verpflichtet, der mir bei allen kreativen Projekten von jeher zur Seite steht und mich von der ersten Stunde an mit seiner liebevollen Unterstützung begleitet hat. Auch meinen beiden Beauty-Detox-Heldinnen Katelyn Hughes und Cheri Alberts sei an dieser Stelle ein herzliches Dankeschön ausgesprochen. Unermüdlich setzen sie sich mit ihrer ganzen Leidenschaft dafür ein, diese Welt ein bisschen besser zu machen. In diesem Sinne geht mein Dank ebenfalls an Dorothy Lysek und all die anderen Schönheiten der Beauty-Detox-Gemeinde. Besonderen Dank schulde ich auch meiner Literaturagentin Hannah Brown Gordon sowie Jodi Lipper und Tony Flores, die mich bei der Sichtung des Forschungsmaterials unterstützt haben. Und in allem wird für mich der wohltuende Einfluss meines »Guruji« Paramahansa Yogananda spürbar.

Zum Schluss ein ganz großer Dank an meine Familie und meine Freunde, vor allem an Forrest und Lisa Masters, die mir ihr schönes Appartement bei Rincón in Puerto Rico zur Verfügung gestellt haben, in das ich mich für einige Wochen zur Vorbereitung auf die Arbeit an diesem Buch zurückziehen konnte. Ein herzlicher Dank auch meinem kleinen Sohn Emerson, mit dem ich während der Arbeit an *Entdecke deine Schönheit* schwanger war und der mir dabei ganz neue und unerwartete Impulse der Kreativität und Inspiration geschenkt hat. Nicht zu vergessen mein Lebensgefährte Mick, der in mein Leben so unendlich viel Licht und Glück bringt. Euch allen gilt meine Liebe.

# Anmerkungen

## Erste Säule: Versorgung von innen

1   Zitiert nach: Stephanie Watson: »Healthy Aging: What Can You Control?«, http://www.webmd.com/healthy-aging/features/healthy-aging.

2   G. K. Schwalfenberg: »The Alkaline Diet: Is There Evidence That an Alkaline pH Diet Benefits Health?«, *Journal of Environmental and Public Health,* 2012 (2012): 727630, doi:10.1155/2012/727630.

3   Zitiert nach: Patrick J. Skerrett: »Is Fructose Bad for You?«, *Harvard Health Publications,* Harvard Medical School, April 26, 2011, http://www.health.harvard.edu/blog/is-fructose-bad-for-you-201104262425.

4   T. Colin Campbell/Howard Jacobson: *The Low-Carb Fraud,* Dallas 2014.

5   Ebenda, S. 54.

6   Kimberly Snyder: *Der Beauty Detox Plan: Iss dich schön, schlank und glücklich und gib deinem Körper alles, was er braucht*. München 2014.

## Zweite Säule: Versorgung von außen

1   Zitiert nach: Rob Stein: »Study Is First to Confirm That Stress Speeds Aging«, *Washington Post,* 30. November 2004, A01.

2   Zitiert nach: Suzanna Wright: »Beyond First Blush: An Up-Close Look at Natural Skin Care Products«, http://www.webmd.com/beauty/skin/beyond-first-blush-an-upclose-look-at-natural-skin-care-products.

3   »Retinyl Palmitate (Vitamin A Palmitate)«, EWG's Skin Deep Cosmetics Database, http://www.ewg.org/skindeep/ingredient/705545/RETINYL_PALMITATE_%28VITAMIN_A_PALMITATE%29/#.

4   »Final Report on the Safety Assessment of Sodium Lauryl Sulfate«, *International Journal of Toxicology,* 2, no. 7 (Dezember 1983): 127–181, doi:10.3109/10915818309142005.

## Dritte Säule: Optimaler Schönheitsschlaf

1   »Healthy Sleep: Why Do We Sleep Anyway?«, Division of Sleep Medicine, Harvard

2   Zitiert nach: »Penn Medicine Researchers Show How Lost Sleep Leads to Lost Neurons: First Report in Preclinical Study Showing Extended Wakefulness Can Result in Neuronal Injury«, Penn Medicine, 18. März 2014, http://www.uphs.upenn.edu/news/News_Releases/2014/03/veasey.

3   Ebenda.

4   Zitiert nach: »Annual Sleep in America Poll Exploring Connections with Communications Technology Use and Sleep«, National Sleep Foundation, 7. März 2011, http://sleepfoundation.org/media-center/press-release/annual-sleep-america-poll-exploring-connections-communications-technology-use-.

## Vierte Säule: Im Einklang mit der Schönheit der Natur

1   Zitiert nach: Donald Liu, Bernadette O. Fernandez, Alistair Hamilton et al.: »UVA Irradiation of Human Skin Vasodilates Arterial Vasculature and Lowers Blood Pressure Independently of Nitric Oxide Synthase«, Journal of Investigative Dermatology, 134, no. 7 (2014): 1839–1846, doi:10.1038/jid.2014.27.

2   Michael F. Holick/Mark Jenkins: Schützendes Sonnenlicht – Die heilsamen Kräfte der Sonne. Stuttgart 2005.

3   Zitiert nach: Stephanie Watson: »Skin Care Vitamins and Antioxidants«, http://www.webmd.com/vitamins-and-supplements/lifestyle-guide-11/ beauty-skin-care-vitamins-antioxidants?page=1.

4   C. Xu, J. Zhang, D. M. Mihai et al.: »Light-Harvesting Chlorophyll Pigments Enable Mammalian Mitochondria to Capture Photonic Energy and Produce ATP«, Journal of Cell Science, 127, pt. 2 (Januar 2014): 388–399, doi:10.1242/jcs.134262.

5   James L. Oschman: »Can Electrons Act as Antioxidants? A Review and Commentary«, Journal of Alternative and Complementary Medicine, 13, no. 9 (2007): 955–967, doi:10.1089/acm.2007.7048.

## Fünfte Säule: Schön durch Bewegung

1   »Run for Your Life! At a Comfortable Pace, and Not Too Far: James O'Keefe at TEDxUMKC«, TEDx Talks YouTube video, 7:51, 27. November 2012, http://goo.gl/D521F.

2   B. K. S. Iyengar: Licht auf Yoga, Hamburg 2013.

# Register